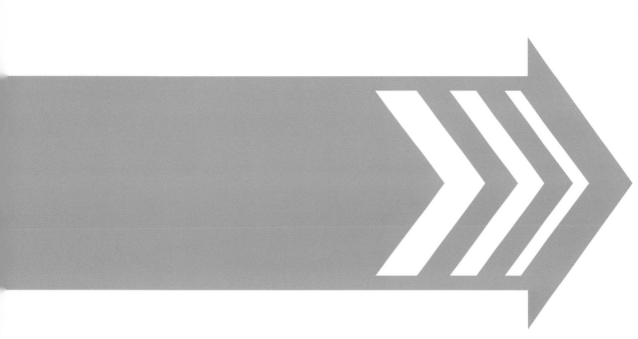

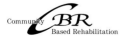

とっつきやすく，ユニークな腎臓病の入門書．君のイマジネーションは本書で鍛えられる！

松尾　清一
名古屋大学総長
元日本腎臓学会理事長

　腎臓は，全身のホメオスタシス（生体の恒常性）維持のために大変重要な役割を果たしており，腎臓に関連する基礎知識と基本的な臨床的スキルの修得は，専門領域を問わず，すべての臨床医が身につけなければならない基本的なものです．腎臓の働きは，体液や電解質の調節，血圧の調節，造血や骨・ミネラル代謝，など多岐にわたります．従って，腎機能が一定以上低下した状態では，全身に多様な症状が出現しますが，それが必ずしも腎臓に特異的な症状であるとは言えません．そのため，全身にわたる病歴や身体所見，検査データなどから科学的で論理的な解析を行い，診断や治療に結び付ける必要があります．

　腎臓は一見とっつきにくい臓器のように見えますが，その構造や働きは，実はとてもわかりやすく合理的にできています．このことを理解した人は，きっと腎臓のとりこになることでしょう．近年では，腎臓に関する様々なセミナーやワークショップが開催されていますし，また多彩な解説本や入門書も刊行され，学生や研修医にとっては勉強しやすい環境が整ってきています．

　この度，山川正人先生の書下ろしによって上梓された臨床腎臓病の入門書『腎臓ナビ』は，山川先生ご自身の腎臓病の学習の経験や実地で研修医の指導に当たったご経験から，とにかく「とっつきやすく」，そして「最後まで面白く読み通せる」というテーマを徹底追及して作られた，大変ユニークな教材です．筆者が言うところの「イマジネーション」手法を取り入れたビジュアルを加えて，具体的な概念として腎臓の働きと疾患についてわかりやすくナビゲートしようとする労作です．

　この「イマジネーション」を言い換えると，「見立て」あるいは「比喩」と言っていいかもしれません．もちろん，これらのイマジネーションは"山川正人流"であり，筆者ご自身の個性や教養も大いに反映されています．読者の皆

さんの理解が進んで，ひとり一人の流儀で自由なイマジネーションを働かせて，議論を戦わせることができるようになれば，皆さんは立派に腎臓の基本をマスターしたことになります．これこそ，山川先生の"思うつぼ"でしょう．

　これから腎臓のことを勉強しようと思っている諸君，そしてこれまで残念ながら途中で挫折してしまったけれどもう一度チャレンジしようと思っている諸君に，本書を薦めます．ボン・ボヤージュ！

これから腎臓学を学ぼうとする医学生/看護学生，臨床研修医のためのガイドブックです．

今井　裕一
愛知医科大学名誉教授
社会医療法人厚生会　多治見市民病院　病院長

　著者の山川正人先生とは，10年来のおつき合いになります．私が愛知医科大学　腎臓・リウマチ膠原病内科の教授であったときに，ある研究会でご一緒して彼の穏やかで説得力のある講演に感動しました．その後，腎臓分野の学生講義を数コマお願いし，快諾していただきました．それから約10年間，毎年続けていただきました．講義の後の学生の評価もすばらしく高いものでした．

　今回出版された「腎臓ナビ　腎臓が好きになる　総合診療のためのガイドブック」は，腎臓あるいは腎臓病を嫌いになりがちな学生/研修医を対象にしたものです．いまは高校時代に生物学を修得しなくとも医学部受験が可能で，実際に半数くらいの学生が生物学を学習せずに入学しているようです．そして医学部入学後は，解剖学に始まり生理学，生化学，病理学，薬理学と縦割りで腎臓について学修し，最終的に内科学の腎臓学にたどり着いたときには，腎臓の役割がぼやけて腎臓を嫌いになっている学生が多くなります．

　この事態を打開するには，「○○学」で細かく分断されてしまっているこれまでに得た知識をいま一度，腎臓のためあるいは患者のために，総合的に統合する必要があるのです．生きた腎臓は，腎臓学や○○学，△△学のために存在しているのではなく，日々尿を作り，体内のバランスを維持し，一人一人の命を守っているのです．本書を読むとその"腎臓君"の苦労が理解でき，共感できるようになります．そして，毎日毎日，文句も言わずにひたすら他の臓器のために働いている"腎臓君"がいとおしくなってきます．

　本書は，臨床医学から解剖学を振り返り，また，生理学や病理学から臨床を語る構成になっています．その間に，理解しやすいように著者の「秘伝」やら「コラム」などが入っており，初学者にもわかりやすく，また臨床医にとっても退屈しない仕組みになっています．古典的な医学的事実から最新の情報まで，ユーモアとわかりやすい挿絵を入れたすばらしいガイドブックです．是非ご一読ください．

腎臓(病)の学習において，
あなたはこれまでこんなふうに
思ったことはありませんか？

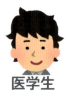
医学生

・暗記はつまらないのでやりたくない！
・尿細管のコマゴマした知識なんて，医師になったら役に立たない！
・腎臓の勉強を楽しめる方法を知りたい！
・イメージしやすい科目だけ学べばいいじゃん!?
・国試に合格する以外に，腎臓病を勉強するメリットがあれば教えてほしい！
・そもそも，腎臓病の勉強なんて嫌いだ！

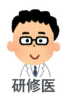
研修医

・他科のように，手技習得の目標設定ができないのでやりにくい！
・イメージしやすい科だけ研修すればいいじゃん！
・消化器志望だから，腎臓病学とは縁がない！

「腎臓はとっつきにくい」「腎臓の本は通読するのが難しい」と感じる方は多いようです．これまで腎臓病学を敬遠してきた方々にも読んでいただけるよう，本書は，「とっつきやすい」「通読したくなる」腎臓病学の本を目指しました．

本書は，そんなあなたを"腎臓を理解する"まで正しく，やさしくガイドする「ナビゲーションブック」です．

腎臓は，60兆個とも言われる細胞環境を一定に保ち，「ホメオスターシス（体液恒常性）」を維持する臓器です．そのために独特な構造を持ち，ダイナミックに仕事をしていますが，消化器や循環器のように動きが見えません．さらに，酸塩基平衡・代謝・内分泌・免疫など多くの要素が絡んできます．まるで，登場人物の多いラジオドラマを聞いているように，途中で訳がわからなくなってしまいます．

　ドラマを舞台に乗せて可視化し，登場人物の関係を際立たせるにはどうしたらよいか？筆者は試行錯誤の末に「イマジネーション」という方法論に辿り着きました．
　「イマジネーション」とは，腎臓に起きている現象を身近なものに見立てる方法です．例えば，腎不全を「落石で流出路が遮られた滝」に見立てると，ポン！と膝を打つように腎不全が理解できます．また，腎炎を西部劇に見立てるなら，白血球はさしずめギャングの親分で，補体はその子分，といった具合です．身近なものに見立てて脳にそのイメージを定着させることで，腎臓のことがとてもわかりやすくなり，臨床にも応用できるようになります．
　また，腎臓病医療を柔道に見立てると，心臓カテーテルや消化管内視鏡によるインターベンションのように，「豪快な背負い投げで一本！」はまずありません．しかし，小技（生活習慣・血圧・尿酸・脂質の改善など）を重ねて「判定勝ち」（腎不全や心血管病の予防）に持ち込むことはできます．

　本書を通じて，筆者が長年蓄積してきた「イマジネーション」手法が，皆様の腎臓病理解の一助になれば望外の喜びです．行き過ぎたデフォルメもあるかと思いますが，どうかご容赦ください．

2019年6月1日

山川　正人

目　次

➡️ **「イマジネーション」で腎臓を理解しよう！**　xix

➡️ **基礎編** **腎臓を理解するための基礎知識**
臓器間クロストークの要としての腎臓

⋙ Part 1　腎臓の構造　002

⋙ Part 2　腎臓の血管系　004

⋙ Part 3　腎臓の機能　006

⋙ Part 4　臓器間クロストーク　008

⋙ Part 5　構造と機能 Map　012

⋙ Part 6　疾患 Map（ホメオスターシスの破綻）　014

⋙ Part 7　薬剤 Map　016

　付表 1　本書で使用されている略語　018

　付表 2　主な標準値　020

➡️ **第1章** **腎臓の構造と機能**
体液管理者としての困難な役割を可能にする特殊構造

⋙ Part 1　**腎臓のいろいろな捉え方**　022
　🎏 進化論的に，腎臓の役割を考えてみましょう．
　🎏 腎臓は，リサイクル臓器でもあります．

⋙ Part 2　**腎臓の形態と画像診断**　024
　🎏 腎臓の形はそら豆とは限りません．ブドウもあります．
　🎏 腎のサイズを画像評価するには，脊椎と比較します．

目 次

▶▶▶ Part 3 腎臓の血管系と神経系　　027
- 腎血流量は毎分 1 L で，原尿の産生量は毎分 100 mL です.
- 糸球体内圧を維持するのは，輸入・輸出細動脈のバランスです.
- 輸入細動脈と輸出細動脈をひと目で区別する方法があります.

  イマジネーション　ミトコンドリアと尿細管の進化論　031

▶▶▶ Part 4 糸球体　　033
- 糸球体は特殊な毛細血管です.
- GBM は，糸球体内圧を受け止める「耐圧膜」です.
- 耐圧膜である GBM も，破れることがあります.
- スリット膜は，「カットオフ特性」によってアルブミンの漏出を防いでいます.
- ネフローゼ症候群は，スリット膜構成タンパクの異常によって起きます.
- GFR とは，「単位時間当たりの原尿の産生量」です.

▶▶▶ Part 5 傍糸球体装置と尿細管-糸球体フィードバック　　038
- 糸球体内圧を 50 mmHg に保つメカニズムは 2 つあります.
- TGF は，濾過率を上げることで糸球体濾過量を維持します.

  進化における RAS と TGF の役割　040

▶▶▶ Part 6 尿細管　　042
- エネルギーを多く消費する細胞には，ミトコンドリアが多く存在しています.
- 「糸球体は，大量のエネルギーを消費する」という図式を捨てましょう.
- 尿細管は，ATP を使って Na 濃度勾配を作り，物質輸送の準備をします.
- 尿細管には，虚血に弱い部位があります.

  イマジネーション　海に浮かぶ島　047

▶▶▶ Part 7 尿細管各部位の輸送系　　048
- 尿細管における物質輸送の原動力は，ATP によって作られた「Na 濃度勾配」です.
- 管腔側の輸送体は，セグメントごとに異なっています.
- 近位尿細管は，Na と一緒に有用な溶質を回収します.
- 銅・カドミウムなどの重金属は，近位尿細管を障害します.
- ヘンレループは，髄質に向かう間質浸透圧勾配を作り，尿の濃縮・希釈を行う準備をします.
- 太い上行脚は，Na だけでなく Ca や Mg も再吸収します.
- 遠位尿細管は，サイアザイド系とビタミン D の作用部位です.
- 遠位尿細管にある緻密斑は，Cl 濃度を傍糸球体装置に伝えます.
- 集合管は，Na^+-K^+ 交換によって Na 再吸収と K 分泌の最終調整を行います.
- 集合管における Na^+-K^+ 交換は，ALD と ANP のバランスでコントロールされます.
- サイアザイド系やループ利尿薬は低 K 血症を，K 保持性利尿薬は高 K 血症を起こします.
- 集合管における水再吸収は，バソプレシンによってコントロールされます.

  物資輸送の「母」　058

— ix —

第2章 腎臓の検査所見

目に見えない腎機能異常を発見する

Part 1 血尿 062

- 尿沈渣でこんぺい糖のような変形赤血球を見たら，糸球体性血尿です．
- 糸球体性血尿の鉄則は，「GBM が破れなければ血尿は出ない」です．
- 「尿潜血陽性」なのに，沈渣に赤血球が見られないことがあります．

Part 2 タンパク尿 065

- 血清タンパク由来の尿タンパクは，アルブミン・グロブリン・免疫グロブリン L 鎖などです．
- 多発性骨髄腫のタンパク尿は，試験紙法では検出できません．

  中世の検尿 067

Part 3 糸球体濾過量（GFR） 068

- GFR が正常であっても，腎障害が進んでいることがあります．
- 外来では，GFR を「24 時間 CCr」で測定します．
- eGFR は GFR を推定するのにとても便利ですが，ときどきハズレます．

  チャレンジ Q & A ① 071

  チャレンジ Q & A ② 073

Part 4 尿細管機能 075

- Na と水は全尿細管で再吸収されます．

  チャレンジ Q & A ③ 076

  チャレンジ Q & A ④ 077

第3章 体液バランスの異常

何重にも作動している水と塩の保持システムを理解する

Part 1 体液量の調節 080

- 体液量の調整には複数のシステムが同時に作動しています．
- 体液量調整システム同士が，ネットワークを形成しています．

Part 2 体液コンパートメント 081

- 脱水/溢水の出発点は，人体を体液コンパートメントで把握することです．
- 細胞内外の電解質濃度差を作り出すのは，細胞膜の輸送系です．
- ICF と ECF の体積比を 2：1 に保つ秘密は，コンパートメントの壁にあります．

Part 3 血漿浸透圧 084

- 各コンパートメントの浸透圧が等しいことはわかりました．ところで，浸透圧って何でしたっけ？

Part 4 血漿張度 085

- 細胞膜を透過できない「有効な溶質」が，水を移動させます．
- 高 Na 血症や高血糖では，細胞は縮んでしまいます．

— x —

目　次

🔼 水の蛇口は，集合管にあります．

チャレンジ Q & A ⑤　088

　　醤油イッキ飲みの危険性　089

　　イマジネーション　尿の濃縮と希釈　090

▶▶▶ Part 5　乏尿と多尿　091

🔼 乏尿とは，「1 日尿量が 500 mL 未満となった病態」です．

🔼 腎障害時には，尿浸透圧の変動範囲が狭くなります．

🔼 尿が濃縮されているかどうかで，乏尿の鑑別診断ができます．

　　マラソンランナーの低 Na 血症　094

▶▶▶ Part 6　脱水　096

🔼 「水と塩の保持システム」の最終標的臓器は腎臓です．

🔼 脱水症は「血漿張度」により分類します．

🔼 高張性脱水は，主に不感蒸泄によって起きます．

🔼 下痢など消化液喪失によって起きる等張性脱水は，重篤になりやすいです．

🔼 低張性脱水は，等張性脱水に対する低張液投与で起きます．

　　経口補水療法の歴史　100

▶▶▶ Part 7　浮腫と溢水　102

🔼 全身性の浮腫には，必ず Na の蓄積が伴います．

🔼 Step 1 は，「Starling の法則」のどこに異常があるかを考えます．

🔼 Step 2 は，腎で Na と水の貯留を起こす RAS と交感神経系をチェックします．

➡️ 第4章 水・Na バランスの異常
Na 濃度と ECF から体液コンパートメントの異常を把握する

▶▶▶ Part 1　水・電解質調節の概略　106

🔼 ホメオスターシス維持の基本的な仕組みは「フィードバックループ」です．

▶▶▶ Part 2　水排泄による Na 濃度の調節とその障害　107

🔼 血清 Na 濃度は，±1～2％という非常に狭い範囲に調節されています．

🔼 Na の変動が±1～2％に抑えられるのは，「視床下部－下垂体－集合管系」のレスポンスが速いからです．

🔼 低 Na 血症では，有効循環血液量の減少が ADH 分泌を刺激し，水排泄をジャマしていることが多いです．

　　出血に対する腎の反応　111

▶▶▶ Part 3　低 Na 血症　112

🔼 臨床的によく遭遇する低 Na 血症の原因は多岐にわたります．

🔼 低 Na 血症の鑑別診断には，血漿浸透圧値を用います．

🔼 「低 Na 血症＝相対的水過剰，浮腫＝体内 Na 量の増加」と言い換えましょう．

🔼 有効循環血液量減少を伴う低 Na 血症は，最もよく遭遇します．

🔼 SIADH は，意外と多い病気です．

- 「低 Na なのに高浸透圧」グループも「低 Na なのに正常浸透圧」グループも，Na 補充は不要です．
- 急性低 Na 血症と慢性低 Na 血症では，症状がまるで違います．
- 慢性低 Na 血症を治療する際には，CPM に注意が必要です．

チャレンジ Q & A ⑥　120

チャレンジ Q & A ⑦　122

チャレンジ Q & A ⑧　123

Part 4　高 Na 血症　125

- 高 Na 血症も臨床的によく遭遇し，原因は多岐にわたります．

チャレンジ Q & A ⑨　127

第5章　K バランスの異常
尿細管-副腎皮質-傍糸球体装置のクロストーク

Part 1　K の調節機構　130

- K の 98％は，細胞内に存在します．
- 皮質集合管では Na と交換に K が分泌され，ALD がこれを増強します．
- 血清 K の変動幅が大きいのは，ALD の合成に時間がかかるからです．
- カテコラミンやインスリンは，細胞内へ K をシフトさせます．
- アシドーシスは高 K 血症をきたし，高 K 血症はアシドーシスをきたします．

Part 2　高 K 血症　135

- 高 K 血症は「アシドーシス」と「ALD 作用の低下」に着目しましょう．
- 末期腎不全では残存ネフロンの代償が限界に達し，高 K 血症が出現します．
- 運動時には筋細胞周囲の K 濃度が上昇し，細動脈が拡張して酸素供給を増やします．
- 薬剤性高 K 血症のほとんどは，「ALD 作用の抑制」が原因です．
- 高 K 血症では，心室細動や呼吸筋麻痺が起きます．
- 高 K 血症の治療は，鑑別診断と同時進行で行います．

Part 3　低 K 血症　140

- 血清 K<3 mEq/L になると，筋力低下，口渇多尿，不整脈などの症状が出現します．
- 低 K 血症の鑑別診断は，尿中 K，レニン・ALD，静脈血ガスを測定しておくのがコツです．
- 下痢・嘔吐による低 K 血症は，集合管からの K 分泌増加によって増幅されます．
- 高血圧と低 K 血症の合併を見たら，一度は「アルドステロン症」を疑ってみましょう．
- 甘草は，「偽性 ALD 作用」により浮腫・高血圧・低 K 血症をきたします．
- 糖尿病性ケトアシドーシスでは，インスリン投与後の低 K 血症に注意が必要です．

目次

第6章 Ca・P バランスの異常

尿細管-副甲状腺-骨-腸管のクロストーク

Part 1 Ca・P の調節機構 148

- CaとPは，生命活動になくてはならない物質です．
- Ca の吸収を調節するビタミン D の活性化は，PTH によって促進されます．
- Ca 調節のキープレーヤーは，PTH です．
- ループ利尿薬は，Ca 排泄を増加させます．
- Pi 調節のキープレーヤーは，FGF-23 です．
- 素晴らしい P 排泄作用を持つ FGF-23 ですが，困ったことに心筋リモデリングを起こします．

Part 2 高 Ca 血症 153

- 「補正化 Ca」≧10.4 mg/dL を，高 Ca 血症と判定します．
- 高 Ca 血症の原因の多くは，原発性副甲状腺機能亢進症と悪性腫瘍です．
- 高 Ca 血症の鑑別診断では iPTH，PTHrP，ビタミン D を測定しておくのがコツです．
- 高 Ca 血症の治療は生理食塩水，ループ利尿薬，カルシトニン，ビスホスホネート薬，抗 RANKL 抗体です．

Part 3 低 Ca 血症 157

- 「補正化 Ca」<8.4 mg/dL を低 Ca 血症と判定します．
- 低 Ca 血症の治療は Ca，Mg，ビタミン D，サイアザイド系です．
  ミネラルウォーターなら安心？ 159

第7章 酸・塩基バランスの異常

尿細管の連携プレーによる水素イオンの緩衝と排泄

Part 1 酸・塩基の調節機構 162

- 生体内の主要な酸は揮発酸と不揮発酸に分けられます．
- pH 7.4 とは，H 濃度が 40 nmol/L ということです．
- 揮発酸の排泄は肺が，不揮発酸の排泄は腎臓が担当します．
- 腎臓からの不揮発酸排泄には，3 つの大きな壁があります．
- 不揮発酸の 99.5％が，NH_3 と HPO_4^{2-} にトラップされて排泄されます．

Part 2 酸・塩基バランスの解析 168

- アシデミアとは血液が酸性の「状態」，アシドーシスとはそれを引き起こす「病的プロセス」のことです．
- アシドーシス＝アシデミア，とは限りません．
- アシドーシスやアルカローシスは，「代償」によって緩和されます．
- 肺の異常は腎に代償され，腎の異常は肺に代償されます．
- 酸・塩基バランス異常を解析するために，血液ガスになじんでおきましょう．
- 解析に威力を発揮するのがアニオンギャップです．
- アシドーシスに対する腎の代償（尿中への H^+ の排泄）は，尿 AG で評価します．
- 酸・塩基バランス異常の解析は，システマチックに行います．

>>> Part 3　代謝性アシドーシス　175

- 体液中の H^+ が増えると，細胞の代謝を障害します．
- 代謝性アシドーシスの診断は，AG から出発しましょう．
- 「高 AG 代謝性アシドーシス」の原因は尿毒症，乳酸，ケトン，薬剤です．
- 乳酸アシドーシスの基本，「好気性解糖と嫌気性解糖」を押さえておきましょう．
- 運動時の乳酸アシドーシスは一過性ですが，ショック時の乳酸アシドーシスは遷延します．
- 乳酸は，ATP 消費が合成を上回っていることを示す「サロゲートマーカー」です．
- 糖尿病性ケトアシドーシスはケト酸の増加によって生じ，インスリンの投与により改善します．
- 重症の急性代謝性アシドーシスの治療には，重炭酸の補充を行います．

チャレンジ Q & A ⑩　182

チャレンジ Q & A ⑪　185

>>> Part 4　代謝性アルカローシス　188

- 代謝性アルカローシスは，原因と持続要因に分けて考えます．
- 胃液嘔吐と利尿薬は，代謝性アルカローシスの 2 大原因です．
- 代謝性アルカローシスの持続要因として重要なのは，脱水と利尿薬です．

チャレンジ Q & A ⑫　191

チャレンジ Q & A ⑬　194

第8章　輸液と利尿薬
体液コンパートメントの変化をもたらす治療法

>>> Part 1　輸液の基礎　198

- 「生理食塩水と 5％グルコースさえあれば，どんな患者にも輸液療法はできる」と言われています．
- 生理食塩水（0.9％NaCl）の Na 濃度は 154 mEq/L です．
- 維持輸液とは，水電解質の定常状態を「維持」する輸液です．
- 各種輸液製剤の組成には違いがありますが，結局は「生理食塩水と 5％グルコースの比率」です．
- 絶え間ない水の移動によって，ICF と ECF のボリューム比は常に 2：1 に保たれています．

>>> Part 2　生理食塩水・ブドウ糖で血液はどれだけ増える？　202

- 生理食塩水は 1/4 が血管内に残るので，血圧低下に即効性があります．
- 5％グルコースは 1/12 しか血管内に残らないので，血圧低下に対する効果は期待できません．

チャレンジ Q & A ⑭　204

>>> Part 3　浸透圧物質による体液コンパートメントの変動　206

- 高血糖やマンニトールは，細胞内脱水と「高浸透圧性低 Na 血症」を起こします．

>>> Part 4　利尿薬の作用部位と特徴　207

- 利尿薬の作用部位はそれぞれ異なります．
- ループ利尿薬は，Na 利尿と同時に水利尿もきたすので，利尿作用は強力です．
- サイアザイド系利尿薬は遠位曲尿細管の NCC を阻害し，マイルドな Na 利尿をきたします．

- K 保持性利尿薬は，集合管の Na チャンネルの発現を減らし，Na^+-K^+ 交換を抑制します．
- スピロノラクトンは女性化乳房をきたすことがあります．
- トルバプタンは，集合管における水の再吸収を減らします．
  ADPKD とトルバプタン　212

>>> Part 5　利尿薬による電解質異常　　213
- ループ利尿薬やサイアザイド系利尿薬が低 K 血症を起こす理由は，3 つもありあます．
- ループ利尿薬による，低 Ca 血症や低 Mg 血症にも注意しましょう．

第9章　糸球体疾患

全身性疾患を映し出す不思議な鏡

>>> Part 1　糸球体疾患の病態メカニズム　　216
- たくさんの腎病理診断名を，ザックリと分類してみましょう．
- 糸球体腎炎の Step 1 では，毛細血管壁に IC が沈着します．
- 上皮下の IC はネフローゼ症候群を起こし，内皮下やメサンギウムの IC は血尿や GFR 低下を起こします．
- 糸球体腎炎の Step 2 では，補体の活性化により MAC とケモカインが生じます．
- 糸球体腎炎の Step 3 では，ケモカインと接着分子が好中球やマクロファージを誘引し，それらが GBM を破壊します．
  半月体の謎　220

>>> Part 2　糸球体疾患の診断と治療　　221
- 糸球体疾患は，「〇〇症候群」のように病型診断します．
- 尿所見と GFR から病理診断を推測し，治療に取りかかりましょう．
- 膜性腎症は中高年に，微小変化型は若年者に発症するネフローゼ症候群です．
- 一次性膜性腎症のキーワードは，「成人・緩徐発症・血尿なし・GFR 維持」です．
- MPA は，肺や腎など多臓器障害を起こす全身疾患です．
  ネフローゼ症候群と間質線維化　226

チャレンジ Q & A ⑮　227
チャレンジ Q & A ⑯　228
チャレンジ Q & A ⑰　229
チャレンジ Q & A ⑱　231

第10章　急性腎障害（AKI）

ホメオスターシスの急激な破綻

>>> Part 1　AKI とは？　　234
- AKI とは「ホメオスターシスの破綻」です．
- AKI は，炎症性メディエーターや酸化ストレスにより多臓器障害を起こします．
- AKI は，「腎前性」「腎後性」「腎性」に分けます．
- 「腎前性」か「腎性」か，尿細管の「元気度」で鑑別します．

- FENa は，「Na の GFR を 100%としたとき，何%が尿に排泄されるか」を示します．

Part 2　腎前性 AKI　　241
- 腎前性 AKI は，有効循環血液量の減少や血管の収縮/拡張のバランスが崩れて発症します．

Part 3　腎性 AKI　　243
- 腎性 AKI の病因は，「4 つの病変の首座」に分けて推理します．
- 「3 つのフィルター」により，腎性 AKI 患者を「4 つの病変の首座」に分けます．
  - イマジネーション　TMA（Thrombotic microangiopathy）　247

Part 4　腎性 AKI のメカニズム　　248
- ①血管障害による AKI は，腎臓の血管内皮が強く障害されることにより発症します．
- ②糸球体障害による AKI は，糸球体毛細血管が破壊されることにより発症します．
- ③尿細管障害では，虚血や薬剤によって尿細管上皮が障害されます．
- 敗血症性 AKI では，腎虚血に加えて PAMPs や DAMPs が自然免疫系を賦活するので，重篤になります．
- ミオグロビン尿症では，炎症惹起物質も放出されて多臓器不全をきたします．
- ④間質障害による AKI は，間質毛細血管が障害されることにより発症します．
  - イマジネーション　H 難度のバランス技　255

Part 5　癌患者に発症する AKI　　256
- 癌患者の AKI は，腎前性・腎性・腎後性の原因が複合するので難治性になります．
  - ミオグロビン尿症と多臓器不全　257

チャレンジ Q & A ⑲　258

チャレンジ Q & A ⑳　261

チャレンジ Q & A ㉑　265
  - 悪性高血圧はなぜ"悪性"か？　268

第 11 章　慢性腎臓病（CKD）
ホメオスターシスを維持する腎の代償を引き出す

Part 1　CKD のコンセプト　　272
- 腎機能低下とは，「ネフロン数の減少＋ネフロンの代償」です．
- 日本の透析患者数は 32 万人を超え，原疾患は DN がトップです．
- CKD は，「心血管イベントと末期腎不全を予防するために作られた概念」です．
- ヒートマップにより，患者さんのリスクや治療目標が一目瞭然です．
  - イマジネーション　CKD のコンセプト　276

Part 2　血圧とタンパク尿　　277
- まずは，CKD の管理目標を把握しておきましょう！
- タンパク尿は，「糸球体高血圧」を反映します．
- CKD に対する降圧薬は，「糸球体高血圧」を是正する ACE 阻害薬と ARB を第一選択とします．
  - RAS 阻害薬の腎保護効果　281

Part 3 　腎性貧血　282

- 腎性貧血では，血清 EPO 濃度「正常」は「異常」です．
- 腎性貧血の積極的な治療は「間質の線維化」を抑制し，腎障害の進行を抑制します．
  炎症による ESA 低反応性貧血のメカニズム　286

Part 4 　CKD–MBD　287

- CKD–MBD とは，「骨病変と心血管病変の同時進行」という概念です．
- CKD–MBD の治療は 3 つの血液指標により行います．
  FGF–23 とクロトー遺伝子　290

Part 5 　食事療法・生活指導　291

- CKD 患者に薦める「十分な水分摂取」ってどれくらいですか？
- CKD 患者では Na の排泄能が低下しているため，食塩制限が基本です．
- CKD のタンパク制限は栄養障害のリスクを伴うので，必要な患者さんだけに指導します．

Part 6 　CKD の悪化要因　295

- 代謝性アシドーシスの改善が骨や筋肉を保持し，CKD の進行を抑制します．
- アミノ酸由来の尿毒素を活性炭で除去すると，腎機能低下を抑制できます．
- NSAIDs による腎障害の特徴は，サイレントに進行する GFR の低下です．

第 12 章 糖尿病性腎症（DN）
同時多発的に起きる腎病変の暴走にブレーキをかける

Part 1 　DN の臨床経過　300

- DN は「同時多発性」疾患です．
- DKD は，DN よりも広い概念です．
- DKD 病期分類と CKD ヒートマップを重ね合わせると，わかりやすくなります．

Part 2 　Point of no return の謎　304

- 顕性タンパク尿期には，血糖コントロール良好でも腎不全は進行します．
- 「微量アルブミン尿」は，早期腎症のバイオマーカーです．
- 顕性腎症になると，タンパク尿増加と GFR 低下が同時に進行します．
  イマジネーション　腸管と尿細管は兄弟？　307

Part 3 　腎腫大の謎　308

- 糸球体高血圧と微小炎症と酸化ストレスが腎腫大をもたらします．
- 腎症は，細動脈・糸球体毛細血管・メサンギウム・尿細管などに「同時多発」します．
- 腎腫大の主因の 1 つは，間質の線維性増殖です．

Part 4 　DN の治療　311

- 第 2 期までに良好な血糖コントロールを達成しないと，"暴走列車"を止められません．

第13章 尿毒症と腎代替療法
敏感なアンテナを持つ人々との接し方

▶▶▶ Part 1　尿毒症　314
- BUN やクレアチニンは，真の尿毒素の「指標」です．
- インドキシル硫酸などの「真の尿毒素」が腎機能を低下させ，心血管病を誘発します．

▶▶▶ Part 2　腎代替療法開始までの流れ　316
- 適切な時期に十分な情報提供をすることが，患者さん・医療者双方の負担を減らします．
- 腎代替療法は，腎移植・腹膜透析・血液透析の3つです．
- GFR<15 mL/分/1.73 m^2 になった時点で，腎代替療法の準備に入ります．

▶▶▶ Part 3　HD　319
- 末期腎不全患者の97%がHDを導入しています．
- 在宅HDは保険適用され，また大容量の血液濾過透析も急速に普及しつつあります．
   尿毒素の探求と透析法改良の歴史　321

▶▶▶ Part 4　PD　322
- PD は，浸透圧較差により水を除去します．
- PD は，順調であっても5年程度でHDへの移行を検討します．

▶▶▶ Part 5　腎移植　324
- 腎移植は，すべての腎機能を回復させることができる治療法です．
- 親子間や夫婦間の不適合移植も，免疫抑制療法の進歩により可能となりました．
   イマジネーション　"敏感なアンテナ"を持つ人々　326

参考図書一覧 328

索　引 333

「イマジネーション」で腎臓を理解しよう！

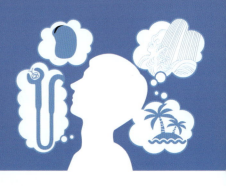

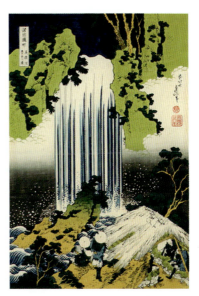

葛飾北斎筆
「諸国瀧廻り
美濃ノ国養老の瀧」

（提供：すみだ北斎美術館）

　筆者の故郷，岐阜県大垣市は俳聖　松尾芭蕉の「奥の細道」の終点で，隣の養老町には名勝「養老の滝」があります．その滝つぼの脇には由来が書いてあります．要約すると──

　『むかしむかし，孝行息子が山中で美しい滝を見つけました．滝の水をひょうたんに汲んで帰り，病気の父に飲ませると，あーら不思議，水は薫り高い美酒に変わり，父親の病気はたちまち癒えました』

　奈良時代，滝を訪れた第44代元正天皇（女帝）がこの伝説を聞いて感動し，「明日から元号を養老とする！」と改元しました．昔は，飢饉や疫病が続いたとき，「ゲン直し」にしばしば改元したそうです．やがて，ひょうたんは富や子孫繁栄の象徴となり，千成瓢箪（せんなりびょうたん）は，羽柴秀吉の馬印にもなりましたとさ──めでたし，めでたし．

　筆者は，この滝に子供の頃から慣れ親しんできました．
　あるとき，「手をかざして見るだけじゃつまらない」と股の間から逆さまに見ると，滝が下から上へ上がっていきます！　今度は，視線を上から下へ動かしてみると──雨粒ほど

と思っていた水の粒が，実はピンポン玉ほどもありました．ピンポン玉が，群れをなして滝つぼに次から次へと落ちてくるのです！

そして，滝の水が何分で入れ替わるか考えてみました．一種の思考実験です．水が落下するのに 2.5 秒．滝つぼの水面に浮かぶモミジの葉の動きから，滝全体の水が完全に入れ替わる時間をおよそ 5 分と計算しました．そのとき，ハッとヒラメキました．

というのは，5 分を 10 万倍すると約 1 年（50 万÷60÷24＝347.2 日）になりますね．またアイソトープ実験から，人体の構成元素は 1 年も経てば骨も含めてすべて入れ替わってしまうそうです．つまり，水の流れを 10 万倍スローモーションにすれば，人体の物質の流れに近づきます．「そうだ，"人間は歩く滝だ"とそのとき思ったのです．そして，ついに（？）『人間の滝モデル』に到達したのでした．

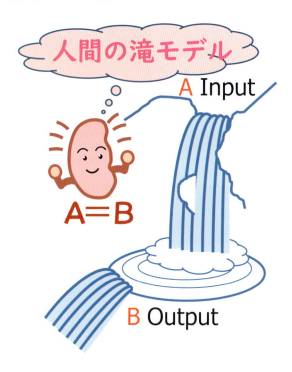

この『人間の滝モデル』で，人体の物質の流れが説明できます．Input＝Output のとき，滝（人間）の姿は変わりません．つまり，動的平衡は保たれています．しかし，がけ崩れが起こって川がせき止められたとしたら，この平衡はたちまち崩れてしまいます．このがけ崩れにより川がせき止められた状態は，腎不全と同じです．急性腎不全は，敗血症性ショックや血管炎などの巨石によって流出路が突然ふさがれるイメージです．また慢性腎不全は，糖尿病や糸球体腎炎，腎硬化症などの小石が徐々に積み重なっていって，流出路がふさがれていくイメージです．

この『人間の滝モデル』は，腎不全の治療にも応用できます．滝を元の状態に戻すには，落石をどけたり，水の流れを別に作ったりしなければなりません．落石をどかすことは，腎臓病学で見れば糸球体高血圧・酸化ストレスなどの「悪化要因」をなくすことですし，新しい水の流れは透析や腎臓移植などの腎代替療法と言えます．

滝を生命として見る発想は，芭蕉や葛飾北斎や伊藤若冲の「混然一体」の世界と相通ずるものがあります．北斎の「養老の滝」には滝と人間が混然一体に描かれていますし，芭蕉の「閑さや岩にしみ入る蝉の声」は岩・蝉・人間が混然一体で，若冲の「動植綵絵（どうしょくさいえ）」も混然一体の世界です．

私たちは，この「混然一体」の芸術に触れるとき，不思議な安らぎを感じます．自然豊かな日本では，古来より万物に「神」が宿ると考えます．だから，日本の芸術や文化は「混然一体」なのかなと考えたりします．

人体という小宇宙においても，臓器や細胞が「混然一体」に協調しています．そう言えば，最近の腎臓病学でホットなテーマは，「クロストーク」です．「クロストーク」とは，電話での混線（いまのデジタル時代にはもう存在しないですね）や，ステレオの録音・再生機器において，左右の音が混ざり合うことを言います．腎臓病学での「クロストーク」とは，「相互に影響し合ったり，連携して調節することを言います．マクロ的には「腎臓と諸臓器のクロストーク」，ミクロ的には「糸球体・尿細管・血管のクロストーク」です．

本書では，これらのクロストークにもスポットライトを当てました．

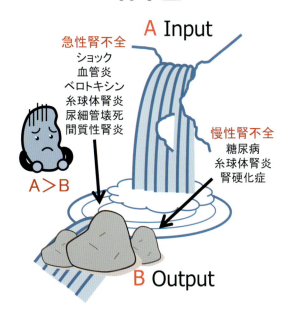

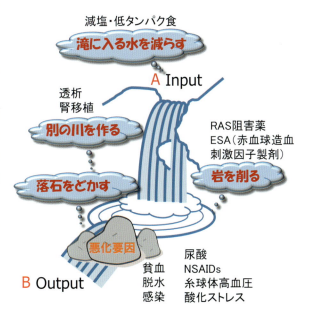

基礎編

腎臓を理解する
ための基礎知識

臓器間クロストークの要としての腎臓

基礎編　腎臓を理解するための基礎知識

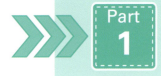
腎臓の構造

➡ 腎臓の構造が複雑・精緻である理由
　腎臓のなかには，ネフロン（糸球体と尿細管）や間質毛細血管網というミクロの器官がぎっしりと詰まり，様々な役割分担をしながら尿を生成しています．ちょうど，長い消化管をミクロの器官にギューッと凝縮したようなもので，腎臓の構造が複雑・精緻であるのも当然と言えます．

➡ 腎臓のマクロ構造
　腎臓を長軸に沿って切ると，腎実質と腎洞が見えます．腎実質は，外表面に近い"皮質"と，腎洞に突き出す"髄質"とに肉眼で区分できます．髄質は十数個の円錐状の塊に分かれており，その形から腎錐体と呼ばれ，腎洞に突き出す先端部は"腎乳頭"と呼ばれます．腎錐体とその周囲の皮質領域は"腎葉"と呼ばれ，腎臓の肉眼的な構成単位です（p24参照）．

➡ 腎臓のミクロ構造
　腎葉の実質である皮質と髄質を顕微鏡で覗いてみましょう．
　皮質には，糸球体や尿細管のうねうねと曲がりくねった部分が集まっています．そのため，皮質の断面を顕微鏡で観察すると，糸球体は"尿細管の海に浮かんだ島"（p47参照）のように見えます．髄質は，外層の外帯と内帯，および内層に区分されます．

➡ 糸球体
　糸球体という名称は"毛細血管の糸球"のように見える外観に由来します．糸球体の周囲を"ボウマン嚢"という袋が包み，濾過された尿を受け止めて尿細管に送ります．糸球体とボウマン嚢を合わせて"腎小体（マルピギー小体）"と呼びます．腎小体は地球のように球状で，血管が出入りするほうを血管極，近位尿細管につながるほうを尿細管極と呼びます．糸球体毛細血管の構造と機能については，第1章で詳述します．

➡ 尿細管
　ボウマン嚢に接続する尿細管は，近位尿細管の屈曲部を経たのち，直線的に髄質中に進入して往復し，再び遠位尿細管の屈曲部を経たのち，直線的に髄質中に進入して合流しながら乳頭の先端で終わります．この往復部分が"ヘンレループ"であり，乳頭の先端までの直線部が"集合管"です．これらの尿細管セグメントの構造と機能については，第1章で詳述します．

➡ 傍糸球体装置

　遠位曲尿細管は，糸球体の血管極において輸入・輸出細動脈に接触します．この接触部位には一群の細胞塊があり，"傍糸球体装置"と呼ばれます．傍糸球体装置は以下の細胞群から成り，これらが協力していくつかの機能を発揮しています．
① 遠位尿細管の緻密斑（macula densa）細胞
② 輸入細動脈の平滑筋細胞
③ 輸入細動脈の顆粒細胞
④ 輸出細動脈の平滑筋細胞
⑤ 両細動脈と緻密斑に挟まれた糸球体外メサンギウム細胞

1. 傍糸球体装置の第一の機能は"尿細管-糸球体フィードバック（TGF）"です．
　これは，遠位尿細管を通る尿の Cl 濃度によって糸球体濾過量を調節するシステムです．尿細管糸球体フィードバックの詳細については，第1章で詳述します．

2. 傍糸球体装置の第二の機能は"レニンの分泌"です．
　レニンは，短期的にも中長期的にも血圧を上昇させます（後述）．

　以上のようなネフロンの複雑な構造を模式図で示しておきます．この図は本書の随所に登場しますので，各構成要素の位置関係を把握しておいてください．

ネフロンナビ

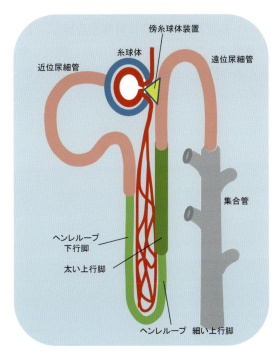

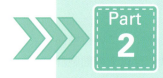

基礎編　腎臓を理解するための基礎知識

腎臓の血管系

➡ 腎臓の血管系

　腎臓は"血管の塊"と言ってもよいほど血管に富んだ臓器で，心拍出量の実に20％が腎臓に流入します．しかし，腎臓がその構成細胞を養うために大量の血液を必要としているわけではなく，尿生成という機能のために大量の血液を必要としているのです．

1. 腎臓の血管系の第一の特徴は，糸球体毛細血管内圧の維持にあります．

　腎臓の血管系は，糸球体濾過に必要な大量の血液と，濾過エネルギーとなる高い糸球体内圧（通常の毛細血管よりも2〜3倍高い約50 mmHg）を供給しています．糸球体内圧を一定に保つために重要なのが，輸入細動脈と輸出細動脈です．これらは1 mmにも満たない非常に短い血管ですが，血管抵抗を大きく変化させる機能を持っており，たとえ全身血圧が大きく変動しても，糸球体内圧を常に50 mmHg前後に制御することができます．輸入細動脈と輸出細動脈の協調については，第1章で詳述します．

2. 腎臓の血管系の第二の特徴は，髄質の循環にあります．

　皮質糸球体から出た輸出細動脈は，枝分かれして毛細血管網を形成し，尿細管周囲を灌流します．一方，傍髄質（皮質深部）糸球体から出た輸出細動脈は下行直血管になり，尿細管と平行に髄質に向かい，髄質深部の尿細管周囲を灌流し，上行直血管となって皮髄境界近くで小葉間静脈に注ぎます．これは，酸素分圧の低い髄質に酸素を供給すると同時に，対向流増幅系を形成するための特殊な血管系です（右図には直血管は記入してありません）．

腎臓の血管系

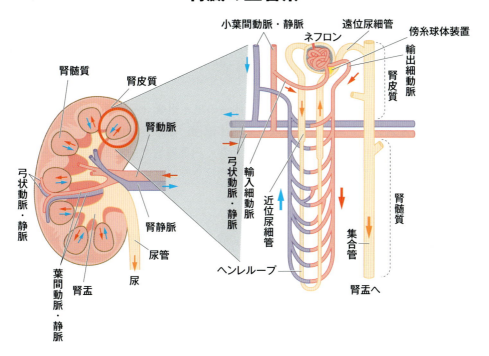

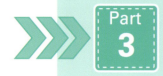

基礎編 腎臓を理解するための基礎知識

Part 3 腎臓の機能

➡ 外部環境と内部環境

　陸棲動物は，体表からの水分蒸発のため，常に体液浸透圧増加の危機にさらされています．一方，海棲動物は，海水からのイオンの浸入による体液浸透圧増加の危機に，また淡水の動物は，水の浸入による体液浸透圧低下の危機にさらされています．

　このように，地球上の動物を取り巻く外部環境は様々ですが，その内部環境である体液組成は驚くほど似ています．例えば，淡水魚も海水魚も地上の哺乳動物も，細胞外液（ECF）の Na 濃度は 140〜180 mEq/L の範囲にあることがわかっています．その理由は，これらの動物が持っている腎臓が細胞外液の Na 濃度を調節しているからなのです．

➡ 体液のホメオスターシスの維持

　腎臓は，上記の Na 濃度のみならず，広く体液の量と組成（電解質，浸透圧，pH など）の恒常性（ホメオスターシス）を尿生成（糸球体濾過，尿細管の再吸収と分泌）によって維持しています．すなわち腎臓は，細胞を取り巻く内部環境であるホメオスターシスを維持する唯一無二の臓器であり，腎臓なくして動物は生存できないのです．

➡ 腎臓の 5 つの機能

　腎臓の主な機能は，①水・電解質の調節　②酸・塩基平衡の調節　③タンパク質代謝産物の排出　④ホルモン分泌とビタミン D 活性化　⑤糖新生　の 5 つに集約されます．

1．水・電解質の調節

　ECF の浸透圧は，脳下垂体後葉から分泌される抗利尿ホルモン（ADH）により 280 mOsm/kg H_2O 前後にコントロールされています．そして，ECF の浸透圧の大部分は Na（と対になる陰イオン）によって決まるので，ECF は体内総 Na 量によって決まることになります．そして，その体内総 Na 量は，腎・副腎・心の臓器連関（クロストーク）により，具体的にはアルドステロン（ALD）と心房性 Na 利尿ペプチド（ANP）が尿細管に作用することによって調整されています（第 3 章，第 4 章で詳述）．

　K，Ca，P などの電解質もまた，腎・副腎・骨・腸などのクロストークによって調節されています（第 5 章，第 6 章で詳述）．

2．酸・塩基平衡の調節

　血漿 pH を正常域に維持するために，腎臓は重炭酸-二酸化炭素緩衝系を維持しています．また，不揮発酸を排泄するために近位尿細管がアンモニアを産生し，遠位〜皮質集合管が分泌した水素イオン（H^+）をトラップして，アンモニウムイオン（NH_4^+）として尿中に排泄しています（第 7 章で詳述）．

Part 3　腎臓の機能

3．タンパク代謝産物の排出

　主なタンパク（窒素）代謝産物は尿素で，ほぼ1日のタンパク摂取量（タンパク異化率）に匹敵する尿素が腎臓から排出されます．また，糸球体で濾過された尿素の約50％が髄質集合管で再吸収されて髄質の浸透圧を上げ，尿の濃縮（水再吸収）に利用されます．

　また，インドキシル硫酸などのタンパク代謝産物は，線維化促進因子や酸化ストレスを介して慢性腎臓病（CKD）の進行や心血管病（CVD）を誘導する「真の尿毒素」と考えられています．腎臓は，これらの尿毒素を排泄しています（第11章，第13章で詳述）．

4．ホルモン（レニン，エリスロポエチン）分泌とビタミンD活性化

　傍糸球体装置から分泌されるレニンは，"レニン-アンジオテンシン-アルドステロン（RAS）"を介して血圧や体液量を調節します．レニンは顆粒細胞から放出されるタンパク分解酵素で，血漿中にあるアンジオテンシノーゲンを分解してアンジオテンシンI（ATI）というアミノ酸10個のペプチドを生成します．このATIは血管内皮細胞（特に肺）が持つ転換酵素（ACE）によって速やかに分解され，アミノ酸8個から成るアンジオテンシンII（ATII）に生成されます．ATIIは，全身の血管平滑筋を強力に収縮させ，急速に血圧を上昇させます．

　また，ATIIが副腎皮質に作用して放出されるALDは，集合管上皮細胞に作用してNa^+-K^+交換（Naの再吸収とKの分泌）を増強することにより，循環血液量が増えて中長期的に血圧が上昇します．このように，レニンは短期的にも中長期的にも血圧を上昇させます．

　傍糸球体装置からのレニン放出は，脱水症や腎血管性高血圧のような腎血流量が低下する病態で顕著に見られますが，交感神経系もまた，傍糸球体装置に作用してレニン放出を引き起こすことは，高血圧の成因を考えるうえで重要です．

　髄質外層間質の腎線維芽細胞から分泌される"エリスロポエチン"（EPO）は，骨髄に作用して赤血球造血を刺激します（第11章で詳述）．

　近位尿細管は，副甲状腺ホルモン（PTH）の刺激を受けてビタミンDを活性化し，腸管からのCa吸収を亢進させます（第6章，第11章で詳述）．

5．糖新生

　飢餓状態が続くと，肝臓だけでなく腎臓においても糖新生が行われます．そのため高度腎機能障害患者では，血糖降下薬による低血糖が遷延しやすくなります．

　以上のように，腎臓は様々な機能を通じて，体液のホメオスターシスを維持しているわけですが，その機能は前述のような"腎臓の特殊な構造"によって発揮されています．しかし，腎臓単独ではこれらの機能を発揮することはできません．

　そこで次項では，腎臓がいかにして他臓器と協力して機能を発揮しているか，すなわち「臓器間クロストーク」について考えてみましょう．

基礎編　腎臓を理解するための基礎知識

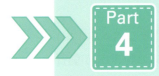

臓器間クロストーク

➡ 人体は巨大な情報ネットワーク

つい最近まで，人体のイメージと言えば，「脳が全体の司令塔であり，他の臓器がその命令に従う」というものでした．ところが，最新の科学によって「体中の臓器や細胞が互いに直接情報をやりとりすることで，私たちの体は成り立っている」という驚きの事実が明らかになりました．そして，この臓器や細胞同士の会話（クロストーク）の解明が，今や医学の重要な潮流になり，病気の治療法をも大きく変えようとしているのです．

➡ 細胞や臓器同士のクロストーク

ノーベル医学・生理学賞を受賞した山中伸弥さんとタモリさんの司会で放映された，NHKスペシャル「シリーズ人体」（2017〜2018年）のテーマは，「人体は巨大な情報ネットワークである」というものでした．

この人体の情報ネットワークを理解するために，インターネットそっくりの世界が体のなかに広がっているとイメージしてみましょう．体のなかに数十兆個ある細胞がツイッターでつぶやくようにそれぞれメッセージを発信し，それをまた別の細胞や臓器が受け取って行動を起こし始める——これが細胞や臓器同士の会話（クロストーク）です．そして，メッセージとは細胞が放出するミクロの物質（ホルモンやサイトカイン）であり，その情報回線は総延長10万キロとも言われる血管網です．

このように，細胞や臓器同士を結ぶ巨大で複雑な情報ネットワークがわたしたちの体のなかに広がっているわけです．いやはや，気の遠くなるような光景ですね．

➡ 腎臓が関係するクロストーク

ここで，腎臓が関係するクロストークの例を挙げてみましょう．

例えば，心臓や血管が発する「しんどい」というメッセージに対して，腎臓は「Naと水を排泄しよう」と呼応します．このメッセージを伝えるのは，交感神経系やRAS，ANPです．

また，腎臓が発する「酸素が足りないよ！」というメッセージに対しては，骨髄が「赤血球を作ろう！」と呼応します．この場合のメッセンジャーはEPOです．また，骨が発する「リンが溜まってきたよ〜〜」というメッセージに対しては，腎臓が「リンを排泄しよう」と呼応します．この場合のメッセンジャーは線維芽細胞増殖因子23（FGF-23）です．

こんな会話が聴診器を通して聞こえてきたら，さぞかし楽しいでしょうね．これらのクロストークの詳細については，本書の各章で述べていきます．

Part 4 臓器間クロストーク

腎臓が関係する臓器間クロストーク

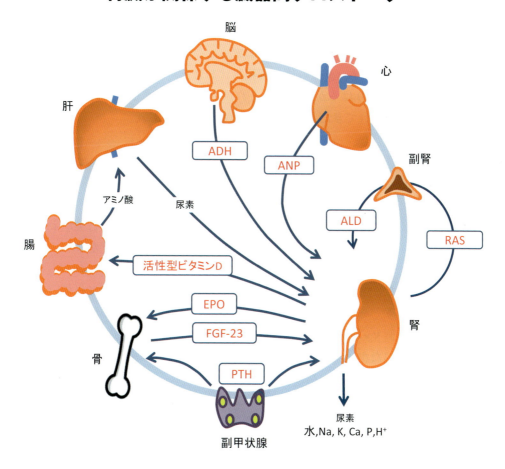

ADH：抗利尿ホルモン、ALD：アルドステロン、ANP：心房性Na利尿ペプチド、EPO：エリスロポエチン、FGF-23：線維芽細胞増殖因子、PTH：副甲状腺ホルモン、RAS：レニン-アンジオテンシン-アルドステロン

基礎編　腎臓を理解するための基礎知識

➡ クロストークの暴走

しかし，いったんこのクロストークが暴走し始めると，私たちの体は異常をきたします．

例えば，急性腎障害（AKI）における多臓器不全や，自己免疫疾患における免疫の暴走は，まるで昨今の"ネット炎上"にそっくりです．もとの情報の真偽とは関係なく「外敵侵入！」のメッセージだけが飛び回り，これに驚いた全身の細胞がさらにメッセージを発するため"ネット炎上"（サイトカインストーム）が起きてしまいます．その結果，白血球が凶暴化して，周囲の細胞や組織を活性酸素やライソゾーム酵素で敵味方なく攻撃し始め，あちこちに壊滅的な破壊をもたらします．これが多臓器不全です．

いやはや，これもまた背すじがゾクゾクするような怖い光景ですね．これらのネット炎上の詳細については，第10章で詳しく述べます．

以上のように，インターネットと人体の情報ネットワークは驚くほど似ています．いや，インターネットの登場よりはるか昔から，それ以上に高度に進化した情報ネットワークが，進化の過程で形成されてきたと言えるのではないでしょうか．

➡ 腎臓は"体液の管理者"としてホメオスターシスを維持する

それでは次に，臓器や細胞同士のクロストークにおける"腎臓の立ち位置"について考えてみましょう．

私たちを取り巻く「外部環境」に対して，身体の「内部環境」という言葉がよく使われますよね．ここで，この「内部環境」とはいったい何を指すのでしょうか？

え!?　「そう改まって聞かれると困るよ」ですって？

では，体のなかにある数十兆個の細胞が，すべて"ECFによって培養されている"とイメージしてみましょう．そうすると，ECFの量や組成，すなわち「内部環境」が一定に保たれていることが，個々の細胞活動にとって"死活的に"重要であることがわかります．つまり，Part 3で述べたホメオスターシスが維持されているからこそ，この数十兆個の細胞はそれぞれ活動し，クロストークできるわけです．

そしてそのキープレーヤーが腎臓であり，腎臓は，ホメオスターシスを維持するためのクロストークにおいて，中心的な役割を果たしています．すなわち，体液量や電解質や酸塩基などのホメオスターシスを維持する"体液の管理者"というのが腎臓の立ち位置なのです．前記の"腎臓が関係するクロストークの例"は，腎臓が行う体液管理の一端に過ぎません．

腎臓が体液の管理者という"立ち位置"を守らずにフラフラしていると，個々の細胞を取り巻く内部環境が変動し（昨今の異常気象に似ていますね），細胞や臓器が適切にクロストークすることができなくなります．その意味で，腎臓は"体内のネットワークの要"とも言える臓器なのです．

思わず「腎臓君，シッカリ守れよー！」と応援したくなります．体液の管理者としての腎臓の役割については，本書の各章で述べていきます．

— 10 —

➡ 体液の管理法

　では，腎臓はどのようにして体液を管理しているのでしょうか？　ややこしい話は抜きにして端的に言うと，最小単位である**ネフロン（糸球体と尿細管）と，それを取り巻く毛細血管網の巧妙な連携**によって体液を管理しているのです．あるいは，糸球体濾過と尿細管における分泌と再吸収によって体液を管理しているという言い方もできます．

　体液管理法の詳細については，本書の各章で述べます．

　さあ，いかがですか．「人体は細胞や臓器同士のクロストークから成る巨大な情報ネットワーク」．そして，そのクロストークを支える「体液管理者としての腎臓」——ワクワクするようなイメージが，皆さんの脳裏に湧き上がってきたでしょうか？

　え!?「まだ湧かないよ！」ですって？　ま，そりゃそうですよね．

　そのために，本書では随所にイラストを配し，臓器間クロストークによる体液管理の実際をイメージできるように工夫しました．続く第1章から読み進めていただき，少しでも「腎臓」とそれを取り巻く「**臓器間クロストーク**」が読者諸氏の身近なものになったとしたら，著者の望外の喜びです．

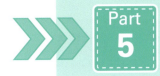

構造と機能 Map

　以下の各マップは，本書を通読していただいた後で，まとめとして利用していただくためのものですので，ここではザッと目を通していただければ結構です．
　ネフロンの構造と機能を図にまとめました．
　糸球体はタンパク以外の溶質と水をいったん全部捨て，尿細管が有用な物質を再吸収します．尿細管の各セグメントで再吸収する物質が異なることが，尿細管の構造を複雑にしています．
1) Na の再吸収は近位尿細管で最も多く，ヘンレループ，遠位尿細管，集合管の順に続きます．近位尿細管は，グルコース・アミノ酸・P・HCO_3^- などの溶質を，Na と共役して再吸収します．ヘンレループの Na 再吸収は，髄質に向かう間質の浸透圧勾配を作ります．近位〜遠位までの Na 再吸収はホルモンによる調節を受けませんが，集合管の Na 再吸収だけは，ALD と ANP のコントロールを受けます（ALD と ANP は拮抗）．
2) K は，ヘンレループまでにいったんすべて回収され，改めて遠位尿細管以降で ALD のコントロールを受けて分泌されます．
3) 水は，遠位尿細管までにほとんどが Na と共に再吸収され，最後の数％が集合管で ADH のコントロール下に再吸収されます．
4) H^+ は，集合管から分泌され，近位尿細管で分泌されたアンモニアにトラップされて，NH_4^+ として尿中に捨てられます．
5) 尿素は，内髄質集合管にて大量（濾過量の 50％）に再吸収され，髄質の高浸透圧の形成に貢献します．
　傍糸球体装置は遠位尿細管が糸球体血管極に接する部位にあり，内腔の Cl 濃度を感知してレニンを分泌します．

Part 5　構造と機能 Map

構造と機能マップ

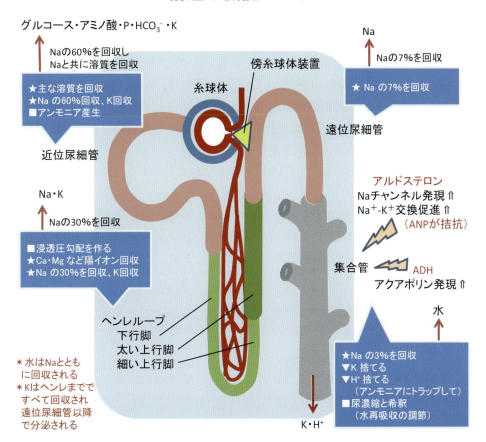

▼：捨てる　★：再利用　■：その他の機能

Part 6 疾患 Map（ホメオスターシスの破綻）

　様々な腎疾患で傷害されるネフロン部位と臨床症状をまとめました．前掲の「構造と機能 Map」と対比しながら見てください．

1) 糸球体の傷害は糸球体腎炎，糖尿病性腎症，血管炎（MPA・SLE）などで起き，GFR を低下させ，血尿やタンパク尿を生じさせます．

2) 近位尿細管の傷害は，グルコース・アミノ酸・P・HCO_3^- などの溶質再吸収障害を引き起こし，その結果，様々な臨床症状を呈します．

3) 近位尿細管髄質部とヘンレループ太い上行脚の傷害は，AKI で起こりやすく，その理由は，これらの部位が比較的低酸素下で重労働（溶質の能動輸送量が多い）をしていることに由来します．ATP 消費量（酸素消費量）が多いので，腎血管の収縮（虚血）の影響を受けやすく，尿細管上皮細胞の脱落を生じます．

4) 遠位尿細管〜集合管の傷害は，H^+ を分泌できないことにより遠位型尿細管性アシドーシスを呈します．

5) 集合管の傷害は，尿崩症を引き起こします．また原発性アルドステロン症や抗利尿ホルモン不適合症候群(SIADH)は，集合管の機能異常による電解質異常を引き起こします．

6) 間質の病変は広範な尿細管機能障害を引き起こします．急性間質性腎炎（AIN），痛風腎，腎盂腎炎，糖尿病性腎症などがその原因となります．

Part 6 疾患 Map

腎臓と疾患マップ
（ホメオスターシスの破綻）

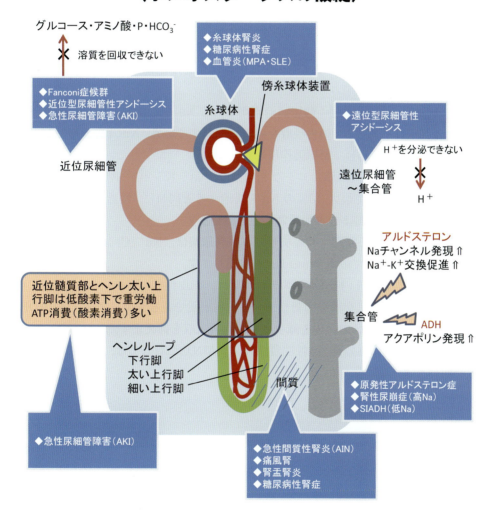

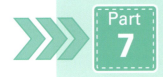

薬剤 Map

　様々な腎疾患で使われる薬剤と作用部位をまとめました．

1) 糸球体に作用する薬剤：血管炎や糸球体腎炎に対しては，抗炎症作用を有するステロイド薬や免疫抑制薬を使います．また CKD では，原疾患にかかわらず，代償反応として糸球体高血圧が生じ，結果的に腎障害の進行を早めてしまうことから，これを是正する RAS 阻害薬（ACE 阻害薬/ARB）を投与します．非ステロイド抗炎症薬（NSAIDs）の副作用として，輸入動脈を収縮させて腎の虚血線維化を進行させることを，熟知しておく必要があります．

2) 近位尿細管に作用する薬剤：糖尿病治療薬である Na・グルコース共輸送体（SGLT）-2 阻害薬は，グルコースと Na の再吸収を同時に抑制する結果，NaCl 排泄増加が傍糸球体装置を介して RAS を抑制し，腎保護作用を有します．

3) ヘンレループに作用する薬剤：ループ利尿薬は，Na^+-K^+-$2Cl^-$ 共輸送体（NKCC2）を阻害して，濾過量に対して最大 30％の Na を排泄すると同時に，浸透圧勾配を消して水再吸収も抑え，強力な Na および水利尿効果を発揮します．

4) 遠位尿細管に作用する薬剤：サイアザイド系利尿薬は，Na^+-Cl^- 共輸送体（NCC）を阻害して，濾過量に対して最大 7％の Na を排泄します．

5) 集合管に作用する薬剤：抗アルドステロン薬は，上皮性 Na チャンネル（ENaC）の活性を低下させて，Na^+-K^+ 交換を抑制します．水利尿薬であるトルバプタンは，ADH 受容体を阻害してアクアポリンの発現を減少させ，水再吸収を抑えます．

6) 尿細管間質に作用する薬剤：急性間質性腎炎（AIN）に対しては，ステロイド薬や免疫抑制薬を使います．

Part 7　薬剤 Map

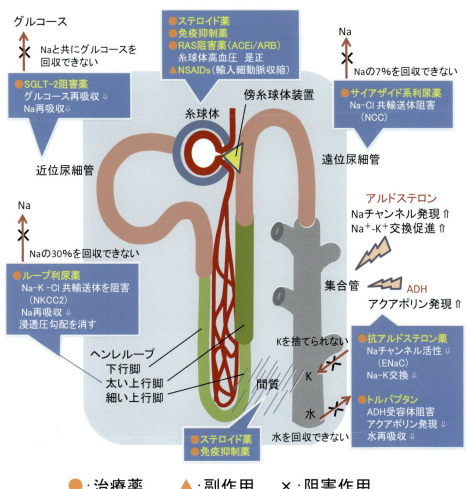

各種薬剤の作用マップ

付表 1　本書で使用されている略語

ACE（inhibitor）	angiotensin-converting enzyme	アンジオテンシン変換酵素（阻害薬）
ADH	antidiureatic hormone	抗利尿ホルモン
ADP	adenosine（5'-）diphosphate	アデノシン（5'-）二リン酸
ADPKD	autosomal dominant polycystic kidney disease	常染色体優性多発性嚢胞腎
AG	anion gap	アニオンギャップ
AGE	advanced glycation endproducts	終末糖化生成物
AIN	acute interstitial nephritis	急性間質性腎炎
AKI	acute kidney injury	急性腎障害
ALD	aldosterone	アルドステロン
AMPK	AMP-activated protein kinase	AMP 活性化プロテインキナーゼ
ANCA	antineutrophil cytoplasmic autoantibody	抗好中球細胞質抗体
ANP	atrial natriuretic peptide	心房性 Na 利尿ペプチド
ARB	angiotensin II receptor blocker	アンジオテンシン II 受容体拮抗薬
ARDS	acute respiratory distress syndrome	急性肺障害
ARF	acute renal failure	急性腎不全
AT II	angiotensin II	アンジオテンシン II
ATN	acute tubular necrosis	急性尿細管壊死
ATP	adenosine（5'-）triphosphate	アデノシン（5'-）三リン酸
BNP	brain natriuretic peptide	脳性 Na 利尿ペプチド
BUN	blood urea nitrogen	血液尿素窒素
CAPD	continuous ambulatory peritoneal dislysis	連続携行式腹膜透析
CCr	creatinine clearance	クレアチニンクリアランス
CKD	chronic kidney disease	慢性腎臓病
CKD-MBD	CKD-meneral and bone disorder	慢性腎臓病に伴う骨・ミネラル代謝異常
CPM	central pontine myelinolysis	橋中心髄鞘崩壊症
Cr	creatinine	クレアチニン
CVD	cardiovascular disease	心血管病
DAMPs	damage-associated molecular patterns	―
DIC	diffuse intravascular coagulation	広汎性血管内凝固（症候群）
DKD	diabetic kidney disease	糖尿病性腎臓病
DN	diabetic nephropathy	糖尿病性腎症
ECF	extracellular fluid	細胞外液（量）
ENaC	epithelial Na^+ channel	上皮性 Na チャンネル
EPO	erythropoietin	エリスロポエチン
ESA	erythropoietic stimulating agents	エリスロポエチン製剤
FECa	fractional excretion of Ca	尿中 Ca 分画排泄
FENa	fractional excretion of soium	尿中 Na 分画排泄
FGF	fibroblast growth factor	線維芽細胞増殖因子
FHH	familial hypocalciuric hypercalcemia	家族性低 Ca 尿症性高 Ca 血症
GBM	glomerular basement membrane	糸球体基底膜
GFR	glomerular filtration rate	糸球体濾過量
HD	hemodialysis	血液透析
HDF	hemodiafiltration	血液濾過透析
HHM	humoral hypercalcemia of malignancy	悪性体液性高 Ca 血症
HMGB 1	high-mobility group box 1	（炎症惹起物質）
HUS	hemolytic uremic syndrome	溶血性尿毒症症候群
IC	immune complex	免疫複合体
ICF	intracellular fluid	細胞内液（量）
iPTH	intact PTH	副甲状腺ホルモンの完全分子
KDIGO	Kidney Disease Improving Global Outcomes	国際的腎臓病ガイドライン機構
LDH	lactate dehydrogenase	乳酸脱水酵素
LOH	late onset hypogonadism	加齢性腺機能低下

MAC	membrane attack complex	膜攻撃複合体
MEN	multiple endocrine neoplasia	多発性内分泌腫瘍症
MPA	microscopic polyangiitis	顕微鏡的多発血管炎
MPGN	membranoproliferative glomerulonephritis	膜性増殖性糸球体腎炎
NCC	Na^+-Cl^- cotransporter	Na^+-Cl^-共輸送体
NKCC2	Na^+-K^+-$2Cl^-$ cotransporter	Na^+-K^+-$2Cl^-$共輸送体
NPT	Na-phosphate cotransporter	Na-リン酸共輸送体
NSHPT	neonatal severe parathyroidism	新生児重度副甲状腺機能亢進症
NSAIDs	nonsteroidal antiinflammatory agents	非ステロイド抗炎症薬
ORS	oral rehydration solution	経口補水液
ORT	oral rehydration therapy	経口補水療法
PAMPs	pathogen-associated molecular patterns	―
PD	peritoneal dialysis	腹膜透析
PG	prostaglandin	プロスタグランディン
PLA_2R	phospholipase A_2 receptor	ホスホリパーゼA_2受容体
PTH	parathyroid hormone	副甲状腺ホルモン
PTHrP	parathyroid hormone-related peptide (protein)	PTH 関連ペプチド（タンパク）
RANK	receptor activator of NF-kappa B	破骨細胞分化因子受容体
RANKL（TNFSF11）	receptor activator of NF-kappa B ligand	破骨細胞分化因子
RAS	renin-angiotensin（-aldosterone）system	レニン-アンジオテンシン（-アルドステロン）系
ROD	renal osteodystrophy	腎性骨異栄養症
ROS	reactive oxygen species	活性酸素種
RPGN	rapidly progressive glomerulonephritis	急速進行性糸球体腎炎
RTA	renal tubular acidosis	近位尿細管性アシドーシス
SGLT	sodium glucose transporter	Na-グルコース共輸送体
SIADH	syndrome of inappropriate secretion of antidiuretic hormone	抗利尿ホルモン不適合分泌症候群 バゾプレシン分泌過剰症
SLE	systemic lupus erythematosus	全身性エリテマトーデス
TBM	tubular basement membrane	尿細管基底膜
TBW	total body water	総水分量
TCA	tricarboxylic acid cycle	トリカルボン酸サイクル
TGF	tubuloglomerular feedback	尿細管-糸球体フィードバック
TMA	thrombotic microangiopathy	血栓性微小血管障害
TTKG	trans tubular K gradient	―
TTP	thrombotic thrombocytopenic purpura	血栓性血小板減少性紫斑病

基礎編　腎臓を理解するための基礎知識

付表 2　主な標準値

【血液】		【尿】	
Na：	137〜143（140）mEq/L	尿 K 排泄量：	60〜80 mmol/日
K：	3.6〜4.9（4.0）mEq/L	尿アルブミン排泄量：	＜30 mg/日
Cl：	101〜109 mEq/L	尿タンパク：	≦150 mg/日
Ca：	9.0〜10.5 mg/dL	尿浸透圧：	200〜1,200 mOsm/kg H_2O
無機リン（Pi）			（等張尿：300 mOsm/kg H_2O）
成人：	2.5〜4.5 mg/dL	尿比重：	1.005〜1.030
小児：	4.0〜7.0 mg/dL		（等張尿：1.010）
TP：	6.7〜8.3 g/dL	【細胞内液・外液の組成】	
Alb：	3.8〜5.3（4.0）g/dL	細胞内液 Na：	25 mEq/L
BUN：	8〜20 mg/dL	（ICF）　K：	150 mEq/L
血清 Cr		細胞外液 Na：	145 mEq/L
男性：	0.65〜1.09 mg/dL	（ECF）　K：	4.5 mEq/L
女性：	0.46〜0.82 mg/dL		
尿酸（UA）		【原子量】	
男性：	4.0〜7.0 mg/dL	Na 原子量：	23
女性：	3.0〜5.5 mg/dL	Cl 原子量：	35.5
		C 原子量：	12
血液ガス		O 原子量：	16
pH：	7.4（H^+濃度　40 nmol/L）		
HCO_3^-：	22〜28（24）mmol/L	【分子量】	
PCO_2：	38〜46（40）mmHg	食塩（NaCl）：	58.5
アニオンギャップ（AG）：12		＊食塩 1 g＝Na 17 mmol に相当	
		重炭酸 Na（$NaHCO_3$）：84	
血漿浸透圧	290 mOsm/kg H_2O	ブドウ糖（$C_6H_{12}O_6$）：180	
WBC			
男性：	3,900〜9,800/μL		
女性：	3,500〜9,100/μL		
Hb			
男性：	13.5〜17.6 g/dL		
女性：	11.3〜15.2 g/dL		
グルコース：	60〜100 mg/dL		
総コレステロール：	120〜220 mg/dL		

第1章

腎臓の構造と機能

体液管理者としての困難な役割を
可能にする特殊構造

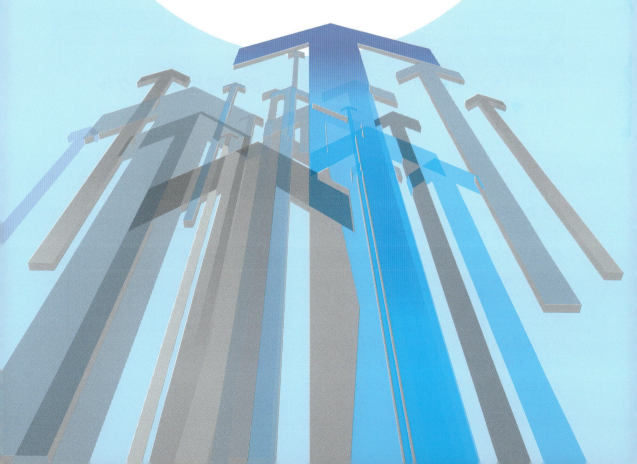

第1章　腎臓の構造と機能

Part 1　腎臓のいろいろな捉え方

進化論的に，腎臓の役割を考えてみましょう．

➡ 進化における腎臓の登場

　生命が，海から川，川から陸地へと生息領域を広げてゆく過程で，劇的な変化が起こりました．それは，海に豊富にあって陸地にないモノ，水とナトリウム（Na）を体内に確保する「ある仕組み」を得たことです．その「ある仕組み」とは？　そう，腎臓です．

　進化の過程では，環境の変化に対する様々な適応が生じます．ヘンレループ，傍糸球体装置など，腎臓の複雑な仕組みは，進化論的な観点からは「主として水と Na を体内に確保するための適応」と見ることができます．

　その腎臓の機能としてまっ先に「老廃物の排泄」が挙げられますが，これを別の視点から見れば，「必要な物質をリサイクルしている」とも言えます．細胞内のミクロのリサイクルは「オートファジー」や「プロテアソーム」が，身体全体のマクロのリサイクルは腎臓が担っているわけです．

腎臓は，リサイクル臓器でもあります．

➡ 腎臓のリサイクルシステム

　唐突ですが，皆さんの町内ではゴミは分別収集ですか？　あたり前ですって？　そうですよね．

　「分別収集方式」は，「分別」を各家庭に分担してもらうため，低いコストで純度の高い原料をリサイクルすることができます．それに引き換え「工場選別方式」は，選別のために多くの設備や人手を必要としますから，どうしても多大なエネルギーを要します．

　ここで質問です．腎臓は，老廃物の排泄と同時に必要な物質をリサイクルしているのですが，さて①「分別収集方式」と②「工場選別方式」のどちらだと思いますか？　実は，腎臓のリサイクルは意

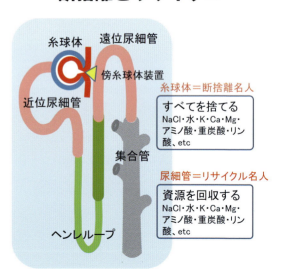

断捨離とリサイクル

糸球体＝断捨離名人
すべてを捨てる
NaCl・水・K・Ca・Mg・アミノ酸・重炭酸・リン酸、etc

尿細管＝リサイクル名人
資源を回収する
NaCl・水・K・Ca・Mg・アミノ酸・重炭酸・リン酸、etc

外にも「工場選別方式」なのです．

　糸球体を流れる血漿には，水・電解質・アミノ酸・重炭酸など，再利用できるものがいっぱい含まれていますが，糸球体はこれらをまとめて"断捨離"してしまいます．これが原尿です．すなわち，糸球体は太古の昔から"断捨離名人"なのです．

　そして，糸球体の次に位置する尿細管では原尿から必要な物を回収します．私たちが，リサイクル原料として喉から手が出るくらい欲しいのは，そう，水とNaですよね．それに重炭酸，リン（P），カルシウム（Ca），アミノ酸も欲しい．でも，水素イオン（酸）や尿毒素は要りませんね．腎臓は，欲しい物質だけを尿細管内側（管腔側）の輸送体でNaと一緒に回収します．これをNa共役輸送と言います．

　リサイクル率は物質によって異なりますが，水やNaのリサイクル率は実に99％にも及びます．ですから，糸球体が"断捨離名人"なら，尿細管は"リサイクル名人"と言えます．

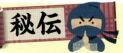

各セグメントの役割

・糸球体は"断捨離名人"で，タンパク以外の溶質をいったん全部捨てる．
・尿細管は"リサイクル名人"で，再利用できる資源を回収する（Na共役輸送）．水・Naのリサイクル率は99％にも達する．
・ついでに，傍糸球体装置は「脱水状態でも糸球体濾過を保つ装置」と理解しよう．

第1章 腎臓の構造と機能

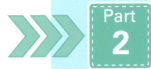

腎臓の形態と画像診断

> 腎臓の形はそら豆とは限りません．ブドウもあります．

➡ 腎葉は胎生期にできる

昔から腎臓の形は"そら豆型"と相場が決まっていますが，胎児に関しては当てはまりません．むしろ，"ブドウの房"と言ったほうがピッタリです．赤で囲んだ部分が胎児の腎葉です．腎葉は，馬蹄形の皮質，それに囲まれた扇状の髄質，そして髄質の先端から突き出た腎乳頭から成っています．

腎臓の発生過程をみると，血管がいくつか集まって腎芽が生じ，それを囲んでボウマン嚢が生じます．そして，毛細血管を伴った尿細管が長く伸びて，尿細管を形成します．それらが集合体を形成したものが腎葉です．その腎葉が10〜12個集まってブドウの房状になり，個々の腎葉の容積が増大するにつれて表面が平滑になって，ついには"そら豆"になります．胎児では，まだ表面の凹凸が残っている状態です．

腎臓病を理解するには，基本構造である腎葉をブドウの粒としてイメージするのがコツです．

ブドウがそら豆になる

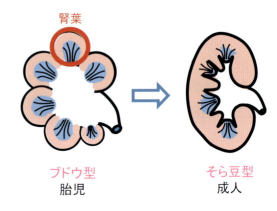

ブドウ型　　　　　そら豆型
胎児　　　　　　　成人

腎葉の境界

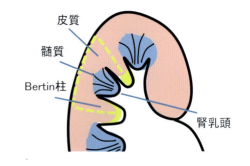

➡ 単乳頭腎と多乳頭腎

ところで，マウスなど小動物に見られる単乳頭腎では，皮質に囲まれた腎乳頭が1つしかなく，乳頭先端は腎盂に突出してピラミッド型を呈しています．つまり，腎葉は1つしかありません．これに対してヒトなど大型哺乳類の腎臓は，10〜12個の腎葉から成る多乳頭腎です．多乳頭腎では，腎葉と腎葉の境界線がBertin柱の中央にあります．Bertin柱とは，腎臓の皮質が内部の髄質に入り込んだ部分を言います．

Part 2　腎臓の形態と画像診断

腎乳頭と Bertin 柱を間違えないようにしましょう．

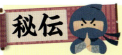

腎葉の構成

・腎葉は，皮質・髄質・腎乳頭で構成される．

腎のサイズを画像評価するには，脊椎と比較します．

腎の画像を評価することにより，ある程度，診断を絞り込むことができます．

腎臓の画像は，次のチェックポイントに沿って評価しましょう．

1：腎のサイズは？

体格によって腎のサイズは異なるので，椎体＋椎弓の面積と比較するとよい．
- ☑腎の長径≒脊椎3椎体分
- ☑横断面積≒椎体＋椎弓を囲む楕円の面積

2：腎実質の腫大や萎縮は？

皮質の厚み≒1 cm で，皮質＋髄質の厚み≒3〜4 cm．
- ☑腎実質の腫大 ⇒ 糖尿病？　アミロイドーシス？　急性間質性腎炎？
- ☑腎実質の萎縮 ⇒ 腎硬化症？　糸球体腎炎？

3：左右差は？
- ☑1側の萎縮 ⇒ 腎動脈狭窄？　慢性腎盂腎炎？　先天異常？

4：表面の凹凸不整は？
- ☑表面の凹凸不整 ⇒ 腎硬化症？　慢性腎盂腎炎？

5：腎盂の拡大は？
- ☑腎盂の拡大 ⇒ 水腎症？
  （腎盂周囲脂肪が多い場合，腎盂が拡大しているように見えるので要注意）

6：腎動脈の石灰化は？
- ☑腎動脈の石灰化 ⇒ 腎硬化症？　腎血管性高血圧？
- ☑腎動脈石灰化の見方：腎静脈は下大静脈から直角に分岐し，腎動脈はそれより頭側から斜め尾側方向に分岐する．斜め尾側方向に石灰化があれば，腎動脈の石灰化と考えてよい（腎静脈の石灰化はまれ）．

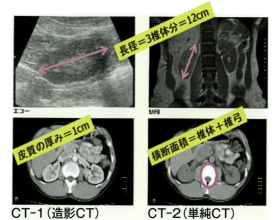

腎臓の画像診断

7：腎実質の石灰化は？
　　☑腎実質の石灰化 ⇒ 腎尿細管性アシドーシス（遠位型）？

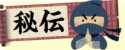

腎の画像診断

・腎サイズは，脊椎（椎体＋椎弓）と比較して評価する．
・腎サイズ，左右差，凹凸不整，腎盂拡大，腎動脈石灰化などの画像所見で，診断を絞り込む．

第1章　腎臓の構造と機能

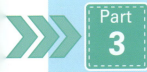 腎臓の血管系と神経系

 腎血流量は毎分1Lで，原尿の産生量は毎分100 mLです．

➡ 腎血流量と腎の微小血管系

　腎臓は，血管に富んだ臓器です．単位重量当たりの血流量は諸臓器中最も多く，心拍出量の約20％，すなわち**毎分1Lもの血液（血漿なら400 mL）**が流入します．その血液が濾過されて**毎分100 mLの原尿**ができます．1日に作られる原尿の量は，**体重50 kgの人で約140 L**（細胞外液＝体重の20％＝10 Lの14倍，または血漿＝体重の5％＝2.5 Lの57倍）にもなります．そして，原尿の99％は尿細管で再吸収されることになります．

　腹部大動脈から分かれた腎動脈は腎門部で分岐し，**葉間動脈**になります．皮質と髄質の境界で，直角に分岐して**弓状動脈**，さらに直角に分岐して**小葉間動脈**となり，皮質内を放射状に上昇します．小葉間動脈からは非常に短い**輸入細動脈**が直角に分岐して，リンゴの実のように順序よく並んでいる**糸球体**に血液を供給します．

　糸球体のほとんどは皮質にありますが，少数は髄質にもあり，髄質のほうが内圧が高いため，糸球体高血圧（後述）をきたしやすくなります．

　糸球体を出た血液は非常に短い**輸出細動脈**を経て，すぐに**間質の毛細血管網**となって，同じネフロンの尿細管に酸素と栄養を供給します．糸球体腎炎や血管炎で糸球体がつぶれ

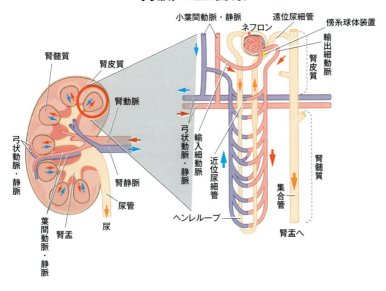

腎臓の血管系

第1章　腎臓の構造と機能

ると，ネフロン全体が虚血に陥り，尿細管萎縮や間質線維化をきたします．逆に，尿細管間質性腎炎では間質毛細血管が押しつぶされ，逆行性に糸球体の血流も停止します．

このことは，急性腎障害（acute kidney injury：AKI）のメカニズムと予後を理解するうえで重要になってきます．

また前掲の図にはありませんが，皮質毛細血管網から分岐してまっすぐ髄質に向かう「直血管」があり，その役割は，①酸素濃度の低い髄質に酸素を供給することと，②対向流増幅系を形成することです．

秘伝　腎の微小血管系

- 糸球体を出た血液は，毛細血管網を経て，同じネフロンの尿細管に酸素と栄養を供給する．
- 直血管は，髄質に酸素を供給すると同時に，対向流増幅系を形成する．

糸球体内圧を維持するのは，輸入・輸出細動脈のバランスです．

➡ 腎に対する交感神経の作用

輸入・輸出細動脈に沿って交感神経線維が分布していて，動脈を収縮させたり，傍糸球体装置を刺激してレニンを分泌させたりします．そのため，肉体的・精神的ストレスによる交感神経系の持続的緊張は，レニン・アンジオテンシン・アルドステロン系（RAS）を介して高血圧を増悪させます．

➡ 腎血管の圧変化

右図は，腎動脈系の平均動脈圧の変化を示したグラフです．糸球体（❹）の前後の圧変化がとても大きいことに注目しましょう．これは，長さ1 mmにも満たない非常に短い輸入・輸出細動脈が実は大きな圧調節能力を持っていることを意味しています．

全身血圧が高いときには，輸入細動脈が収縮して糸球体内圧を50 mmHgまで下げ，血圧が低いときには輸入細動脈が拡張し輸出細動脈が収縮して，糸球体内圧を50 mmHgに保ちます．このよう

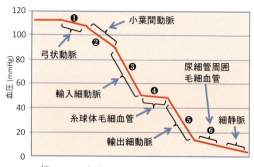

腎血管の圧変化

（Brenner & Rector's The Kidney. 9ed, Saunders, 2011を参考に作図）

《腎動脈系の圧変化》
- 弓状動脈❶と小葉間動脈❷の平均圧は，腎動脈本幹とほぼ同じ．
- 輸入細動脈❸で50 mmHgまで急降下．
- 糸球体内圧❹は入口から出口まで50 mmHgに保たれる（血流量に対して濾過量が小さいため）．
- 輸出細動脈❺で再び大きく下がり，尿細管間質の毛細血管❻で，一般の毛細血管内圧になる．

に，「輸入・輸出細動脈の協調（クロストーク）」が，糸球体内圧を 50 mmHg に維持しています．

ちなみに，糸球体内圧は一般の毛細血管内圧（爪床では 15〜32 mmHg）の 2 倍以上です．

➡ 糸球体高血圧

慢性腎臓病でネフロン数が減少してくると，単一ネフロン当たりの糸球体濾過量（Single nephron GFR）が増加することでその減少を代償します．Single nephron GFR が増えるのは，RAS が作動して輸入・輸出細動脈のトーヌスが変化し，糸球体高血圧をきたすからです．

糸球体高血圧は，短期的にはネフロン数の減少を代償しますが，長期的にはメサンギウム増殖や間質線維化を惹起して腎機能を悪化させてしまいます．なので，糸球体高血圧を改善する RAS 阻害薬〔アンジオテンシン II 受容体拮抗薬（ARB），アンジオテンシン変換酵素（ACE）阻害薬〕や Na・グルコース共輸送体（Sodium glucose transporter：SGLT)-2 阻害薬は，腎保護作用を有します．

秘伝　糸球体高血圧と輸入・輸出細動脈

- 輸入・輸細出動脈のバランスが，糸球体内圧を 50 mmHg に維持している．
- ネフロン数の減少に対する代償として，RAS が亢進して糸球体高血圧が生じる．
- 糸球体高血圧は GFR を維持するが，長期的には腎機能を悪化させる．

➡ 輸入細動脈と輸出細動脈をひと目で区別する方法があります．

➡ 輸出細動脈か輸入細動脈か

図は，ボーマン嚢の前後の血管をシルエットで表したものです．さて，輸出細動脈は❶と❷のどちらでしょうか？

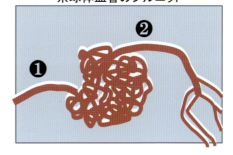

どちらが輸出細動脈？

糸球体血管のシルエット

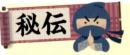

輸入細動脈と輸出細動脈の違い

・血管の枝分かれに注目！
❷の血管は，枝分かれしていることから，尿細管間質を灌流する輸出細動脈であることがわかる．
❶の血管は，枝分かれしていないので輸入細動脈．

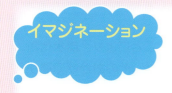

ミトコンドリアと尿細管の進化論

光合成生物の登場

　生物は，地球誕生の6億年後（約40億年前），海で誕生したと言われています．

　最初に誕生したのは，葉緑体を持つ植物バクテリア（シアノバクテリア）です．光合成によって二酸化炭素と水から炭水化物を作り，副産物として酸素を放出しました．

　そして，次第に海水の酸素濃度が上がってきた5億年前，私たちの祖先は，「あるモノ」を取り込んで，エネルギー産生を飛躍的に高めることに成功しました．

ミトコンドリア登場

　「あるモノ」とは？・・・そう，ミトコンドリアです．

　ミトコンドリアは，葉緑体とは真逆に，炭水化物を CO_2 と H_2O に分解してエネルギーを取り出します．つまり，炭水化物の結合エネルギーを，ATPのリン酸結合エネルギーに変換するのです．そのために，ミトコンドリアは解糖系（TCAサイクル）と電子伝達系という2系列の酵素群を持っています．

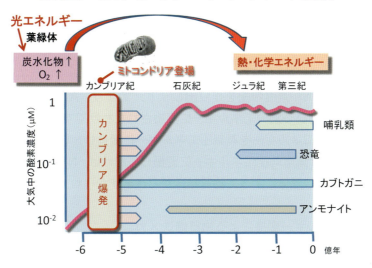

進化におけるミトコンドリアの役割

解糖系と酸素

　ミトコンドリア内では，TCAサイクルの最終産物であるニコチンアミドアデニンジヌクレオチド（NADH）から，電子と H^+ が電子伝達系に受け渡され，その過程でATPが産生されます．ここで重要なのは，最終的に酸素が H^+ と電子を受けとることにより，電子

伝達系が淀みなく動き続けることです（好気的解糖）．

　酸素濃度の上昇した環境でミトコンドリアの取り込みに成功したことにより，炭水化物のエネルギーを ATP として取り出すことができるようになりました．そのおかげで種が爆発的に増える「カンブリア大爆発」が起こったと考えられています．

　私たち動物の祖先は，ATP を使って神経伝達や筋収縮や物質輸送を行い，活発に動き回って他の生命体を捕食する「動物性プランクトン」となり，やがて「多細胞動物」へと進化してゆきます．

ミトコンドリアイブ仮説

　ミトコンドリア遺伝子は，母から子へと受け継がれます．なぜなら，精子の頭部にはミトコンドリアがなく，父親のミトコンドリアは受精卵に入れないからです．つまり，ミトコンドリア DNA の変異を解析することで，母系の祖先のルーツを知ることができるのです．ミトコンドリア遺伝子は 13 個しかないので，遺伝子の自動解析ができなかった時代には研究対象としてうってつけでした．

　ミトコンドリア遺伝子研究の結果，人類の共通の祖先は，中央アフリカの一部族に源を発するという驚くべき研究成果が発表されたのでした．1987 年に Cann らによって発表されたこの仮説は，「ミトコンドリアイブ」仮説と呼ばれました．そして，それを揶揄するように，黒人のアダムとイブの絵が Newsweek 誌の表紙を飾ったのでした．ちょうど，1859 年にチャールズ・ダーウィンが「種の起源」を出版したときのように・・・

ATP から Na 濃度勾配へのエネルギー変換

　進化論はこれくらいにして，話を腎臓に戻しましょう．

　尿細管は，ミトコンドリアが解糖系と電子伝達系によって生み出した ATP を Na^+-K^+ ATPase に供給して，Na 濃度勾配を作り出します．つまり，ATP のリン酸結合エネルギーが，Na 濃度勾配という別のエネルギーに変換されたわけです．

　これは，ちょうど熱エネルギーを蒸気圧エネルギーに変換し，機関車のピストンを動かすようなものです．Na 濃度勾配エネルギーに変換しておけば，Na 共輸送体でも Na チャンネルでも，いろいろな媒体によって物質輸送ができますからね．

　このような，「エネルギー変換による物質輸送メカニズム」が，そもそも私たちの遠い祖先が進化の過程で獲得したものであることに思い至ると，何か敬虔な気持ちになります．

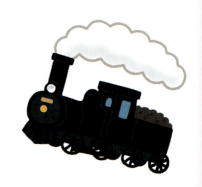

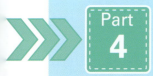

第1章 腎臓の構造と機能

Part 4 糸球体

▶ 糸球体は特殊な毛細血管です．

➡ 糸球体毛細血管壁のフィルター

糸球体毛細血管壁には，3層のフィルターがあります．3層のフィルターとは，内皮細胞，基底膜（GBM），そしてその外側にある上皮細胞（足細胞）です．足細胞は，多数の突起をタコの足のように伸ばしていて，この突起を絡み合わせながら糸球体の表面全体を覆っています．隣り合う足突起の間は，スリット膜と呼ばれるフィルター様の分子構造物でつながれています．最近の研究により，このスリット膜のバリア機能障害がタンパク尿の発症にかかわっていることが明らかになっています．

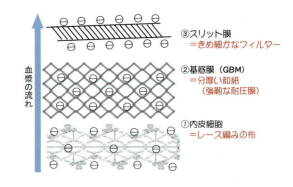

内皮細胞には，大きな窓（fenestra）が無数に開いています．いわばレース編みの布のようなもので，血球は通しませんが，血漿（タンパクを含む）は自由に通します．

もしこの「窓」がなければ，血漿は細胞膜を透過するか，内皮細胞間隙を通るしかありません．しかし，細胞膜はチャンネルやトランスポーターを介さずには水やイオンを通しませんし，内皮細胞間隙は狭いので大量の物質は通れません．つまり，「窓」があるからこそ大量の糸球体濾過が可能になるのです．

▶ GBM は，糸球体内圧を受け止める「耐圧膜」です．

➡ GBM の耐圧性と陰性荷電

内皮細胞の「窓」を通った大量の血漿は，第2のフィルターである GBM へと入ってゆきます．

GBM は厚さ 300 nm の丈夫な膜で，Ⅳ型コラーゲン・ラミニンなどの線維が絡み合って，分厚い和紙のような構造をしています．これらの成分は，上皮細胞により合成補給されます．GBM には陰性荷電のヘパラン硫酸が結合しており，同じ陰性荷電のアルブミンを反発します．これを「チャージバリア」と言います．

しかし，何と言っても GBM の最大の特徴は，50 mmHg もの糸球体内圧を受け止める，

第1章 腎臓の構造と機能

耐圧膜だということです．これに対して内皮や上皮は1層の細胞ですから，耐圧性はほぼゼロです．

3層フィルターのうちGBMだけが耐圧膜であることを理解すると，血尿の本当の意味に気づきます（後述）．

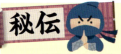

GBMの特性

- 糸球体上皮細胞で産生され，IV型コラーゲン α3・α4・α5 鎖から成る．
- 「分厚い和紙」のような構造で，高い糸球体内圧を受け止める「耐圧膜」．
- 陰性荷電したヘパラン硫酸により，アルブミンを反発する「チャージバリア」機能もある．

耐圧膜であるGBMも，破れることがあります．

➡ 糸球体性血尿はGBMの破れを意味する

GBMが破れると，内皮細胞や上皮細胞は，圧負荷（引っ張り力）に耐えられず，堤防が決壊するように穴が開き，血液がボウマン腔に漏れます．これが「糸球体性血尿」です．ただし急性尿細管間質性腎炎でも，尿細管基底膜の破れから血液が流入して血尿を生じることがあります．

GBMの破れが高度なときは，血液に刺激されたボウマン囊上皮細胞やマクロファージが対岸に増殖し，「半月体」を形成して糸球体を押しつぶすので，急速に腎機能が低下します（半月体形成性腎炎）．

こうした「GBMが破れる病気」には以下のものがあります．

- Goodpasture病：IV型コラーゲンが「抗基底膜抗体」の標的になり，炎症によってGBMが決壊します．
- Alport症候群：IV型コラーゲンの変異によって起きる遺伝性の結合組織病です（多くはX連鎖優性）．
- 良性家族性血尿：微小血尿として偶然発見される病気（Chance hematuria）です．大多数は「thin membrane disease」というGBMの形成不全で，一部はAlport症候群の保因者です．
- 糸球体腎炎：最も多いのはIgA腎症で，アジア人では糸球体腎炎の約7割を占めます．発熱直後の肉眼的血尿が特徴的です．20年以上かけてゆっくり進行するので，かつては「予後比較的良好」と考えられていましたが，今では透析導入の主要な原疾患の1つであることがわかっています．

Part 4 糸球体

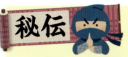 **血尿は GBM の破れ**

- 血尿は，耐圧膜である GBM の破れを意味する．
- GBM の主成分であるIV型コラーゲンは Goodpasture 病の標的抗原であり，その変異は Alport 症候群を引き起こす．
- IgA 腎症などの糸球体腎炎では，炎症によって GBM が破壊され，血尿/タンパク尿を生じる．
- 破れが多いと半月体形成性腎炎になり，急速に腎機能が低下する．

 スリット膜は，「カットオフ特性」によってアルブミンの漏出を防いでいます．

➡ 上皮細胞のスリット膜

　上皮細胞（足細胞）の足突起間には，スリット膜という**デリケートなカットフィルター**があります．これは，隣り合う足突起から突き出たネフリン分子が結合し，整然と櫛の歯状に並んだ構造物です．ネフリンは**膜貫通型の細胞接着分子**で，ネフリン分子の細胞内部には多くのタンパクが結合し，細胞内骨格（アクチンフィラメント）につながっています．

　スリット膜は，アルブミンをほとんど通さず，小さな溶質は自由に通すという，特殊な**カットオフ特性**を持っています．

　実は，スリットの間隙はアルブミンよりわずかに大きいのですが，マイナス荷電を持つ綿毛状の**糖衣（glycocalyx）**に覆われているので，同じマイナス荷電のアルブミンを反発して通しません．つまり，スリット膜は，スリットの「サイズバリア」と陰性荷電による「チャージバリア」の両方の機能を有していることになります．これが素晴らしいカットオフ特性の秘密なのです．

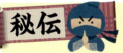 **glycocalyx**

- スリット膜や内皮細胞表面は，glycocalyx の綿毛に覆われている．
- 主成分はシアログリコプロテインで，陰性荷電のシアル酸が水分子の陽性荷電と結合し，親水性の表面を形成する（淡水魚のヌルヌルはそのため）．
- glycocalyx は，白血球や血小板の働きを調整する多くの酵素を持っている．

ネフローゼ症候群は，スリット膜構成タンパクの異常によって起きます．

➡ ネフローゼ症候群

「フィンランド型先天性ネフローゼ症候群」という遺伝病の研究から，スリット膜を構成する種々のタンパクの異常によってネフローゼ症候群が発症するというメカニズムが解明されました．

ネフローゼ症候群とは，尿に大量のタンパク（3.5 g/日以上）が漏れ出し，低アルブミン血症（3.0 mg/dL 未満）により高度の浮腫をきたす病気です．

ネフローゼレベルのタンパク尿は，スリット膜構成タンパクの異常，すなわち上皮細胞（足細胞）の高度障害を意味します．

➡ 糖尿病性腎症と糸球体腎炎

進行した糖尿病性腎症（DN）では，炎症や酸化ストレスによって上皮細胞が障害され，しばしばネフローゼレベルのタンパク尿を生じます．一方，糸球体腎炎では，主に膜性腎症と微小変化型ネフローゼ症候群で，上皮細胞の強い障害によりネフローゼレベルのタンパク尿を生じます．また，IgA 腎症など他の糸球体腎炎でも，炎症が（半月体を伴う）高度な場合は，ネフローゼレベルのタンパク尿をきたすことがあります．

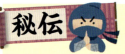 ネフローゼはスリット膜の異常

- ネフローゼレベルのタンパク尿は，スリット膜の異常，すなわち上皮細胞の高度障害を意味する．
- 進行した糖尿病性腎症，膜性腎症，微小変化型ネフローゼ症候群が代表的．

 GFR とは，「単位時間当たりの原尿の産生量」です．

➡ 原尿と GFR

コーヒーがペーパーフィルターで濾過されるように，血液が濾過されてボウマン腔にしみ出てくる最初の液のことを原尿と言います．「原尿」とは言うものの，その組成は，ほぼ「血漿からタンパクを除いたもの」です．

「単位時間当たりの原尿の産生量」を糸球体濾過量（GFR）と言います．GFR は，腎臓で再吸収も分泌も受けないイヌリンクリアランスで正確に測定できますが，臨床では簡便な「内因性クレアチニンクリアランス（CCr）」で代用します．

CCr とは，単位時間当たり尿中に排泄されるクレアチニンが，血清何リットル分に相当するかという概念です．

【CCr の計算】
- 24 時間 CCr（L/日）＝蓄尿中 Cr 排泄量（mg/日）/血清 Cr 濃度（mg/dL）÷10
- CCr（mL/分）＝24 時間 CCr（L/日）÷24（時間）÷60（分）×1,000

　上の計算式ではわかりにくいのですが，実は CCr＝100（mL/分）とは，1分間に 100 mL の原尿が作られることを意味します．これを理解するために，腎血流量，腎血漿流量，原尿産生量（糸球体濾過量），終末尿量の関係を見ておくことにしましょう．

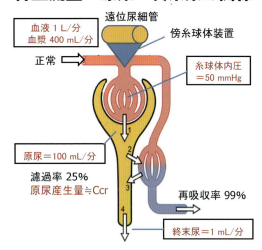

（Wikipedia．Podocyte より引用改変）

秘伝　GFR と CCr の関係

- 原尿とは，血液が濾過されてボウマン腔にしみ出てくる最初の液．
- 「単位時間当たりの原尿の産生量」を GFR と呼び，CCr で測定する．
- 腎臓には，毎分 1 L の血液（血漿 400 mL）が流入する．
- そのうち 100 mL（25%）が糸球体で濾過されて原尿になるので，原尿産生量は 100 mL/分（140 L/日）．
- このうち，99% が再吸収され，終末尿 1 mL/分（1.4 L/日）となる．

第1章 腎臓の構造と機能

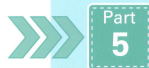

傍糸球体装置と尿細管-糸球体フィードバック

糸球体内圧を 50 mmHg に保つメカニズムは 2 つあります.

➡ 糸球体内圧が高過ぎることによる弊害

　糸球体内圧が低いと十分な血液濾過ができません．かといって，糸球体内圧が高過ぎると，伸展刺激によってメサンギウム細胞が増殖したり，上皮細胞が障害されてタンパク尿を生じます．そこで，輸入・輸出細動脈は絶妙なバランスで糸球体内圧を 50 mmHg に保っているのです．そのメカニズムは次の 2 つです．

▽第 1 段階＝筋原反応

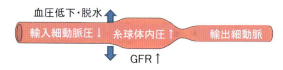

　「筋原反応」とは聞きなれない言葉ですが，臓器血流調節の共通メカニズムで，例えば脳動脈なども「筋原反応」により脳血流を自己調節しています．

　腎臓の場合は，輸入細動脈圧が上がると，筋原反応により自律的に収縮し，糸球体内圧の上昇を抑えます．逆に圧が下がると拡張して糸球体内圧の低下を防ぎます．すなわち筋原反応は，糸球体内圧の変動を秒単位で緩衝しているのです．

▽第 2 段階
＝尿細管-糸球体フィードバック

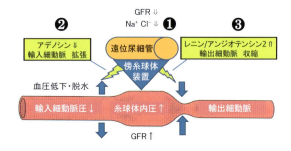

　筋原反応にやや遅れて，「尿細管-糸球体フィードバック」（TGF）が作動します．これは読んで字のごとく，「尿細管が糸球体濾過量を調節する」クロストーク機構です．

　傍糸球体装置が尿細管液の Cl 濃度を感知し，輸入・輸出細動脈のトーヌスを調節します．このようにして，TGF は糸球体内圧の変動を分単位で緩衝しています．

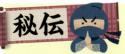 **糸球体内圧の維持機構**

- 第1段階：筋原反応は，糸球体内圧の変動を秒単位で調節する．
  輸入細動脈圧が上がって平滑筋が伸展されると，細胞内シグナル伝達が変化し，Ca^{2+}が流入して平滑筋が収縮する．
  輸入細動脈圧が下がると，逆反応で拡張する．
- 第2段階：TGFは，糸球体内圧の変動を分単位で調整する．
  ①GFRが下がると，遠位尿細管内のCl濃度の低下を傍糸球体装置が感知する．
  ②アデノシン分泌が減少して輸入細動脈が拡張する．
  ③RASが亢進して輸出細動脈が収縮する．
  ＊これらのメディエーターは，ローカルホルモンとして，組織液中を素早く移動して血管平滑筋に到達する．

TGFは，濾過率を上げることで糸球体濾過量を維持します．

➡ 糸球体内圧低下時の反応

　脱水や出血によって腎血流量（糸球体内圧）が低下しても，TGFが糸球体内圧を維持し，GFRを維持してくれます．

　平常時は，腎血漿流量400 mL/分に対して100 mL/分の原尿を産生するので，濾過率は25％ですね．ところが，脱水や出血で腎血漿流量が半分の200 mL/分に落ちた場合，濾過率が25％のままでは50 mL/分の原尿しか産生できません．しかし，濾過率を50％に上げることができれば，100 mL/分の原尿を維持することができますよね．これがTGFの役割です．

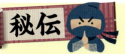 **濾過率の限界**

- 濾過率を上げるのにも限界がある．血液濃縮によって糸球体が目詰まりを起こすから．
- 平時の濾過率が25％程度と控えめなのは，緊急時に濾過率を50％に上げても目詰まりしないよう，余力を残しているとも言える．
- 腎血流量1 L/分（血漿流量400 mL）は一見多過ぎるように感じるが，以上の観点から見ると非常に合理的である．

進化における
RAS と TGF の役割

体液量減少に対する適応

私たちの祖先は，海から陸地へと生存圏を拡大してきました．水や Na の乏しい環境で，脱水や出血という循環血液量減少の危機に常に曝されながら適応（進化）を続けているうちに，交感神経や傍糸球体装置を獲得したと想像されます．

交感神経と傍糸球体装置の役割

腎臓は，有効循環血液量減少時に「❶糸球体濾過量（GFR）を維持しながら，❷Na と水を逃がさない」という巧妙な仕組みを持っています．その中心的役割を担うのが傍糸球体装置であり，重要なメディエーターがアンジオテンシンⅡ（ATⅡ）です．

❶GFR を維持する仕組み（図左側）

具体的には，体液量が減少すると，頸動脈洞・心房・肺動脈などのストレッチレセプターが弛緩し，脳の交感神経中枢にシグナルが送られます．交感神経刺激は腎臓に届き，傍糸球体装置の「レニン分泌細胞」にある β アドレナリン受容体を介してレニンを分泌させます（脳腎連関）．

レニンによって局所で生じた ATⅡ が，ローカルホルモンとして，輸出細動脈を収縮させて糸球体内圧を上げ，GFR を維持します．この糸球体内圧を上げる仕組みが尿細管-糸球体フィードバック（TGF）です．しかし，この TGF だけでは Na と水を逃してしまいます．

❷Na と水を逃がさない仕組み（図右側）

そこで，ATⅡ が近位尿細管の Na^+-H^+ 交換を促進して，Na 再吸収を促進します．

さらに，ATⅡ はアルドステロン（ALD）を介して遠位へ皮質集合管の Na^+-K^+ 交換を促進して，Na 再吸収を促進します．

このように，❶❷ 2 つの糸が ATⅡ を介してクロストークし，GFR と体液量を共に維持しているのです（体液のホメオスターシス）．

体液量減少に対する腎の反応

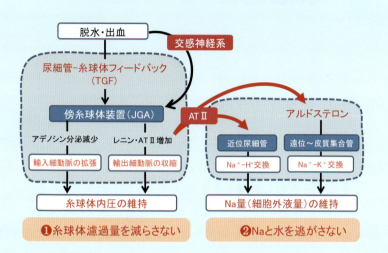

第1章　腎臓の構造と機能

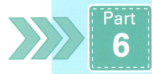

Part 6　尿細管

 エネルギーを多く消費する細胞には，ミトコンドリアが多く存在しています．

➡ ネフロン各部位のエネルギー消費量

「ネフロンでエネルギーを最も消費する細胞は？」と問われたら，「そりゃ，なんといっても1日140Lもの血液濾過を行っている糸球体の細胞に決まってるでしょ!!」と答えたくなりますよね．でも，それって正しいでしょうか？　ちょっと尿細管にも目を向けてみましょう．

尿細管セグメントによって上皮細胞の形態は多様ですが，①細胞の厚みやミトコンドリアの量は細胞のエネルギー消費量が多いことを示し，②微絨毛や嵌入は表面積を増やし，物質輸送が盛んであることを示しています．ということは，「尿細管のほうがエネルギー使っているかも!?」ですって？

では，組織学の講義を思い出しながら各セグメントごとに見ていきましょう．

▽ 近位尿細管

細胞の丈が高く，ATPを産生するミトコンドリアがギッシリ詰まっていることから，エネルギー産生（消費）が盛んであることがわかります．また，管腔側には微絨毛が密生し，血管側も多数の嵌入によって表面積を増やしていることから，物質輸送が盛んなことが推測できます．

そう，推察どおり近位尿細管はNa濃度勾配をNa能動輸送により作り出し，Na共輸送体により多くの溶質をドンドン再吸収しているのです．

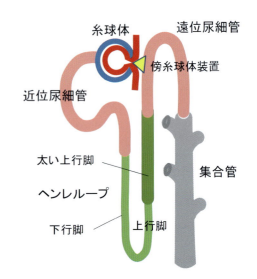

ネフロンナビ

▽ ヘンレループの下行脚

細胞が扁平でミトコンドリア・微絨毛・嵌入が少なく，エネルギー産生（消費）も物質輸送も盛んではありません．ヘンレループの下行脚は，NaチャンネルによってNaを受

— 42 —

動輸送する部位なので，あまりエネルギーを消費しません．そして，上行脚と協力して髄質に向かう浸透圧勾配を作ります．このことが細胞形態に表れています．

▽ヘンレループの上行脚

再び細胞が分厚くなり，豊富なミトコンドリア・微絨毛・嵌入を有することからエネルギー産生（消費）や物質輸送が盛んなことが推測できます．それもそのはず，上行脚は，Naの能動輸送により髄質に向かう浸透圧勾配を作るという大仕事をしています．

▽遠位尿細管

近位と同じく，細胞の丈が高く，ミトコンドリアが多いものの，微絨毛・嵌入は近位ほど多くありません．Naを再吸収するほか，ビタミンDのコントロール下でCaの再吸収を微調整します．また緻密斑を有し，Cl濃度情報を傍糸球体装置に伝えます．

▽集合管

ミトコンドリアが多いものの，微絨毛・嵌入は近位ほど多くありません．

アルドステロン・心房性Na利尿ペプチド（ANP）のコントロール下でNaの再吸収を微調整します（Na^+-K^+交換）．また，抗利尿ホルモン（ADH）であるバソプレシンのコントロール下で水の再吸収を最終調整します．

 「糸球体は，大量のエネルギーを消費する」という図式を捨てましょう．

➡ 糸球体の細胞にはミトコンドリアが少ない

では，糸球体はどうでしょう？　実は，糸球体の各細胞（内皮・上皮・メサンギウム）内にはミトコンドリアはまばらにしか存在しておらず，エネルギー消費は尿細管よりも少ないことがわかります．

私たちは，つい「糸球体は大量の濾過をするのだから，大量のエネルギーを消費する」と考えがちですが，まずこの図式を捨てる必要がありそうです．

種明かしをすると，糸球体濾過のエネルギーは血圧です．周知のように，血圧は心臓によって生み出されるものであって，糸球体が生み出しているわけではありません．つまり，糸球体の各細胞は構造を維持するだけですから，ATP消費量は少なくて済むわけです．それがミトコンドリア量に表れているのです．

しかし，「構造を維持するだけ」とはいっても，それは並大抵のことではありません．上皮細胞がスリット膜やGBMを維持するためには，スリット膜の構成成分であるネフリン，GBMの構成成分であるIV型コラーゲンなどのタンパクや陰性荷電物質を，常に合成補給しなければならないからです．しかし，そのためのATP消費量は，尿細管に比べれば少ないのです．

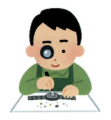

糸球体を人間に例えれば,「ご飯をあまり食べずとも,黙々と細かな手仕事に励む時計工さん」といったところでしょうか.

秘伝 糸球体のエネルギー消費

- 血液濾過のためのエネルギーは,心臓によって生み出される血圧である.
- 糸球体の構造を維持するために必要なATP消費量は,尿細管に比べればわずか.
- 糸球体は,「食べずとも黙々と細かな手仕事に励む時計工さん」.

尿細管は,ATPを使ってNa濃度勾配を作り,物質輸送の準備をします.

➡ 尿細管はどんぶり飯で荷を運ぶ運送屋さん

一方,尿細管は大量の荷物を運搬する力仕事をしています.特に糸球体のすぐ後ろに控えている近位尿細管は,原尿中の有用な物質(グルコース,アミノ酸,重炭酸など)をせっせと拾い上げるという力仕事を休みなくしているから大変です.なので,エネルギー源である大量のATPを作り出すため,近位尿細管のミトコンドリアの密度は高く,表面積を増やすために微絨毛や嵌入が多くなっているのです.

尿細管はさしずめ,「どんぶり飯をかき込んで,アラヨッ! と重い荷を運ぶ運送屋さん」です.

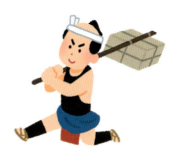

秘伝 尿細管のエネルギー消費

- 尿細管は,物質輸送のために多量のエネルギー(ATP)と酸素を消費する.
- 尿細管は,「大量物流を担う運送屋さん」.

➡ Na濃度勾配による物質輸送

尿細管のミトコンドリアが作った大量のATPは,再吸収や分泌など能動輸送のエネルギーとして使われます.この能動輸送には,一次と二次があります.

▽一次能動輸送

血管側のNa$^+$-K$^+$ポンプ(Na$^+$-K$^+$ATPase)が細胞外(血管側)にNaを汲みだして,常に細胞内Na濃度を下げています.つまりNa$^+$-K$^+$ATPaseは,ATPに蓄えられたリン酸結合エネルギーをNa濃度差という別のエネルギー形態に変換しているわけです.

Part 6 尿細管

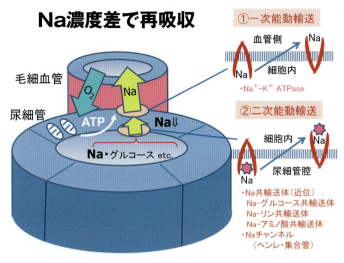

①ATPのエネルギーでNaを汲み出すNa⁺-K⁺ATPase．つまり血管側では，Naを汲み出して細胞内外のNa濃度差を作る．

②NaチャンネルやNaと一緒にグルコースやアミノ酸を輸送する共輸送体．いずれも，Na濃度差でもって受動輸送を行う．

▽二次能動輸送

　細胞内外のNa濃度勾配（細胞内＜細胞外）を利用して，管腔側から血管側に溶質を輸送します．近位尿細管はNa共役輸送で様々な溶質を回収し，ヘンレループや集合管はチャンネル輸送によってNaを回収します．いずれもNa濃度勾配を利用するため，これらを二次能動輸送と言います．

➡ 間質の酸素濃度

　マイクロパンクチャーや凍結切片法を用いた研究により，間質液や毛細血管の酸素分圧は，皮質から髄質に向けて低下してゆくことがわかりました．このように，髄質に向かうにつれて酸素分圧が下がってゆくのは，尿細管のミトコンドリアがATP産生のために大

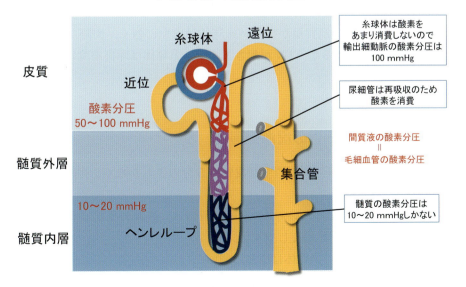

— 45 —

量の酸素を消費するからです．

秘伝　間質の酸素分圧

- 輸出細動脈の酸素分圧は 100 mmHg．
- 尿細管が酸素を消費するため，間質液および間質毛細血管の酸素分圧は髄質に向かって 10〜20 mmHg まで下がってゆく．

尿細管には，虚血に弱い部位があります．

➡ 酸素の需給バランスの悪い部位が虚血に弱い

　尿細管の酸素消費により，尿細管間質液の酸素分圧は皮質から髄質に向かって低下してゆきます（皮質 50〜100 mmHg に対して，髄質は 10〜20 mmHg）．つまり，髄質は平時から低酸素状態に曝されているのです．

　ところが，ショックによって起きる急性尿細管壊死（acute tubular necrosis：ATN）で障害を受けやすいのは，酸素分圧が比較的高い髄質外層に位置する近位尿細管やヘンレループの太い上行脚なのです．どうしてでしょう？

　前項でミトコンドリアの量から，①近位尿細管，②遠位尿細管，③ヘンレループの太い上行脚の酸素消費量が多いことを確認しましたよね．このうち，②は酸素分圧が高い皮質にあるので問題ありません．ところが①の髄質部と③は，酸素分圧が中程度に低い髄質外層に位置しますが，酸素消費量が多いため酸欠をきたします．つまり，「酸素の需給バランス」が悪いため虚血障害を受けやすいのです．

　低酸素は細胞内酸化ストレスを亢進させ，壊死やアポトーシスを招きます（第10章「急性腎障害（AKI）」を参照）．

　一方，尿細管よりも酸素消費量が少ない糸球体は虚血に強く，実際，腎移植の際にドナー腎の阻血時間が長くなると ATN が起きますが，糸球体は障害を受けにくいことがわかっています．

秘伝　尿細管の虚血障害

- 尿細管間質液の酸素分圧は，髄質では皮質の5分の1しかなく，平時でも低酸素状態である．
- 近位尿細管髄質部やヘンレループの太い上行脚は，酸素の受給バランスが悪いので，虚血に弱く，ATN を起こしやすい．
- 尿細管は虚血に弱いが，糸球体は虚血に強い．

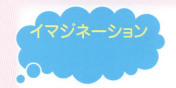

海に浮かぶ島

ふいに沖縄の海が現れた

　ある日，顕微鏡に目を当てがい，薄紫色に染まった腎組織を眺めながら，夏休みに行った八重山の風景を思い出していました．

　石垣島の小さな空港，竹富島の牛車に揺られながら聞いた島唄，小浜島の薫風．西表島の原生林をボートで漕ぎ上がったときの船頭さんが，バスの運転手さんだったなんて──．再び接眼レンズに目を近づけたとき，ふいに目の前に沖縄の海が現れました．

糸球体は海，尿細管は島

　腎組織を風景に例えると「海に浮かぶ島々」がピッタリ．広い海は尿細管で，島は糸球体です．

　皮質（腎臓の表面から1 cmまで）には島が多いのですが，これより深い髄質には海が茫洋と広がり，島はほとんど見えなくなります．

　海はなぜ圧倒的に広いのでしょうか？　それは，尿細管が再吸収という膨大な仕事をこなすために，「長さ」が必要だからです．

　糸球体の直径は200 μm，尿細管の全長は50 mm，つまり尿細管は糸球体の直径の250倍も長いのです．長い尿細管はクネクネと折れ曲がっていて，それを顕微鏡でみると，尿細管の断面が一面に広がった「海」に見えるというわけです．

すべてを捨て，必要なものを拾う

　腎臓のリサイクル法は分別収集ではなく，「いったんすべてを捨て，必要なものを拾う」工場選別方式です．リサイクル率は，物質によって差がありますが，水やNaのリサイクル率は99％にも及びます．尿細管は，いわばミクロの選別工場なのです．どうです，すごいでしょう．

　えっ，「私たちが分別収集でガンバってるのに，許せない！」ですって？

　まあまあ，美しい海に浮かぶ島を眺め，コーヒーでも飲みながら，工場選別方式を発達させてきた生命の不思議をゆっくり味わいましょうよ．

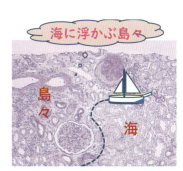

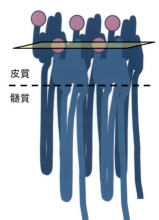

どうして海は広い？

糸球体　尿細管
200 μm　50 mm＝50,000 μm
　　　　（糸球体の直径の250倍）

ながーい尿細管が，折りたたまれているからさ！

第1章　腎臓の構造と機能

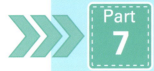

尿細管各部位の輸送系

➡ 尿細管における物質輸送の原動力は，ATPによって作られた「Na濃度勾配」です．

➡ 尿細管輸送の基本メカニズム

　尿細管における物質輸送は，Na濃度勾配に沿ってNaが管腔⇒細胞内へと移動することで行われます．その濃度勾配を作り出すNa^+-K^+ポンプ（Na^+-K^+ ATPase）は，どのセグメントにおいても血管側にあります．一方，管腔側にはセグメントごとに異なる輸送体があり，各セグメントの特性を決定しています．

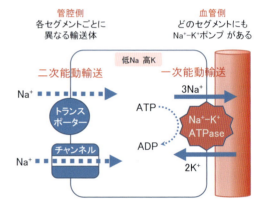

尿細管輸送の基本メカニズム

 一次能動輸送と二次能動輸送

- まず，血管側のNa^+-K^+ ATPaseが，ATPのエネルギーによりNaを細胞内から細胞外へ汲み出して，Na濃度勾配を作る（一次能動輸送）．
- 次に，管腔側の多様な輸送体（トランスポーターやチャンネル）が，Na濃度勾配を利用して特定の物質を輸送する（二次能動輸送）．

➡ 管腔側の輸送体は，セグメントごとに異なっています．

➡ 尿細管のNa再吸収と利尿薬の作用部位

　管腔側の輸送体の違いによって，尿細管セグメントの特性（役割分担）が決まります．このことは，尿細管疾患や利尿薬と密接な関係があるので，ザックリ把握しておきましょう．

▽近位尿細管

　糸球体で濾過されたNaの60％をNa共輸送体によって回収します．それに伴って有用な溶質（グルコース，重炭酸，アミノ酸，クエン酸，リン酸など）を，再吸収します．

▽ヘンレループの太い上行脚

　管腔側のNaチャンネル（NKCC2）を介して濾過されたNaの35〜40％を再吸収し，髄質へ向かう浸透圧勾配を作ります．ループ利尿薬はNKCC2を阻害します．

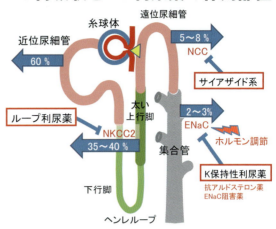

▽遠位尿細管

　管腔側のNaチャンネル（NCC）によってNaの5〜8％を回収します．サイアザイド系利尿薬はNCCを阻害します．

▽遠位〜皮質集合管

　Naの回収量は2〜3％と少量ですが，他の部位とは異なり，回収率がホルモンによって調節されます．すなわち，ALDとANPは，上皮性Naチャンネル（ENaC）やKチャンネルの発現量を変化させて，NaとKの排泄を最終調整します．またこのセグメントは，「Na^+-H^+交換輸送」によって酸を排泄する重要な場所です．K保持性利尿薬はENaCの発現を減らしたり，直接ENaCを阻害します．

 近位尿細管における再吸収

・近位尿細管は，各溶質を別々の輸送系により再吸収する．
・それらはすべてNa共役輸送であるため，近位尿細管で再吸収されるNa量は濾過量の60％にも及ぶ．

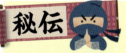 近位尿細管は，Naと一緒に有用な溶質を回収します．

➡ Na共役輸送

　近位尿細管は，グルコース，重炭酸，アミノ酸，クエン酸，リン酸などを，それぞれ異なる輸送系により再吸収します．重要なことは，それらはすべてNaと関連して輸送されることです．これを「Na共役輸送」と言います．つまり，Na濃度勾配を駆動力として共輸送体を動かすわけです．

　共輸送体の数が多いため，近位尿細管で再吸収されるNa量は濾過量の60％にも及び，

他のセグメントをはるかに凌駕します．

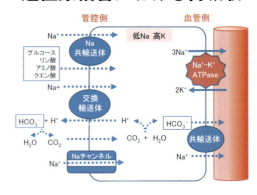

▽グルコース

濾過されたグルコースは，近位尿細管管腔側の Na-グルコース共輸送体 (SGLT) によって，ほぼ 100％再吸収されます．高血糖では**糖再吸収閾値を超えて排泄される**ので，尿糖陽性となります (糖尿病)．また，SGLT の機能異常があると，正常血糖でも尿糖陽性になります (腎性糖尿)．

▽アミノ酸・クエン酸

それぞれ特異的な Na 共輸送体により，ほぼ 100％が再吸収されます．

▽無機リン

無機リン (Pi) に特異的な Na-リン酸共輸送体 (NPT) 2 によって再吸収され，その発現が，副甲状腺ホルモン (PTH) や線維芽細胞成長因子 (FGF) 23 によってコントロールされます．

▽重炭酸

重炭酸 (HCO_3) は，近位尿細管の Na^+-H^+ 交換輸送体により再吸収されます．HCO_3^- の再吸収障害は，近位尿細管性アシドーシスをきたします．

▽水の再吸収

近位尿細管における水の再吸収は **Na に付随して起きる**ので，回収される水の量は，Na と同じく濾過量の 60％にも及びます．

銅・カドミウムなどの重金属は，近位尿細管を障害します．

➡ Fanconi 症候群とイタイイタイ病

銅・カドミウムなどの重金属は近位尿細管を障害します．その結果，各種溶質 (Na，重炭酸，グルコース，リン酸，アミノ酸，尿酸など) の再吸収が障害され，尿中に排泄されます．重炭酸の再吸収低下による近位尿細管性アシドーシス (renal tubular acidosis：RTA) のほか，低リン血症・腎性糖尿・アミノ酸尿・低尿酸血症などをきたします (Fanconi 症候群)．

1955 年頃に富山県で多発した「イタイイタイ病」は，岐阜県の神岡鉱山から流出したカドミウムが，神通川を通じて下流域の水田に流入し，その米を食べた住民に発症した公害病です．多発骨折 (代謝性アシドーシスによる骨溶解と，低リン血症による骨軟化症) による痛みを訴えることから，この病名は由来しています．

秘伝　四大公害病

- イタイイタイ病（カドミウム）⇒ 近位尿細管障害（Fanconi症候群），水俣病（有機水銀），新潟水俣病（有機水銀），四日市喘息（二酸化硫黄）

ヘンレループは，髄質に向かう間質浸透圧勾配を作り，尿の濃縮・希釈を行う準備をします．

➡ 対向流増幅メカニズムが浸透圧勾配を作る

　ヘンレループの役割は，「対向流増幅メカニズム」によって皮質から髄質に向かう間質浸透圧勾配を作り，集合管で尿の濃縮を行う準備をすることです．

　濾過された水の約97％は，近位～遠位尿細管でNaに付随して再吸収され，残りの2～3％が，集合管でADHの調節下で再吸収されます．ただし，この部分では水はNaに付随して再吸収されるのではなく，浸透圧較差によって再吸収されます．そこで，髄質の高浸透圧が必要になるわけです（p90参照）．AKI回復期では，対向流増幅メカニズムが回復せず，尿濃縮力が低下しているので多尿となるのです（多尿期）．

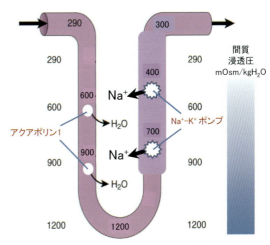

対向流増幅メカニズムによる浸透圧勾配の形成

(Comprehensive Clinical Nephrology. 6ed, Elsevir, 2018を参考に作図)

秘伝　ヘンレループの秘密

- 上行脚と下行脚では尿流が逆．
- 上行脚と下行脚では水とNaの透過性が異なる．
  上行脚はNaを輸送するが，アクアポリン1を発現していないため水を通さない．一方，下行脚はNaを輸送しないが，アクアポリン1を介して水を再吸収する．以上の「対向流増幅メカニズム」により髄質に向かう浸透圧勾配ができ，集合管における尿の濃縮の準備が整う．

太い上行脚は，NaだけでなくCaやMgも再吸収します．

➡ ヘンレループの太い上行脚におけるCaとMgの再吸収

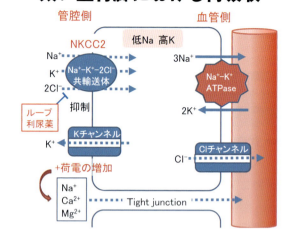

太い上行脚における再吸収

ヘンレループの太い上行脚では，管腔側のNa⁺-K⁺-2Cl⁻共輸送体（NKCC2）が，Na⁺-K⁺-2Cl⁻を共輸送します．この際，Kはチャネルを通って管腔に戻り，電気的中性を保つために，CaやMgなどの陽イオンが細胞間隙から再吸収されます．

ループ利尿薬は，このNKCC2を阻害してNaとKの排泄を増加させると同時に，上記メカニズムを抑制して，CaやMgなどの陽イオンの再吸収を阻害するため，低Ca血症や低Mg血症が起きやすくなります．そこでこの現象を応用して，高Ca血症の治療としてループ利尿薬を投与します．

ここで注意しておきたいのは，ヘンレループの太い上行脚は，Caの主たる再吸収部位なのですが，この部位でのCa再吸収はPTHによる調節を受けないということです．PTHは結合尿細管に作用してCaの再吸収を促進します（第6章「Ca・Pバランスの異常」参照）．

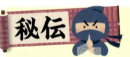 ### ヘンレループの太い上行脚とCa・Mg

- ヘンレループの太い上行脚では，NaとKに加えて，CaやMgも再吸収される．
- ループ利尿薬は，この過程を抑制するので低Ca血症や低Mg血症を起こしやすい．

遠位尿細管は，サイアザイド系とビタミンDの作用部位です．

➡ 遠位尿細管でのNa・Caの輸送

遠位尿細管では，管腔側のNa⁺-Cl⁻共輸送体（NCC）がNaとClの共輸送を行います．サイアザイド系利尿薬は，この輸送体のCl結合部位に結合し，Na利尿を起こします．

一方，細胞内Caは血管側のCa⁺-Na⁺交換輸送体によって細胞外へ搬出されるので，管腔側のCaが濃度勾配に沿って2種類のCa輸送体を介し受動的に再吸収されます．この際，活性型ビタミンDは管腔側のCa輸送体の発現を増強し，Ca再吸収を増加させます．すなわち遠位尿細管は，ビタミンDの調節下にCaを再吸収しているのです．サイアザイド系利尿薬は，NCCを阻害することにより細胞内のNa濃度を下げ，上記Ca⁺-Na⁺交換

を促進し，間接的に Ca 再吸収を増加させます．

遠位尿細管における再吸収

秘伝　サイアザイド系利尿薬とビタミン D の作用点

- サイアザイド系利尿薬は，NCC を阻害して Na 利尿を起こす．また，間接的に Ca 再吸収を増加させる．
- 活性型ビタミン D は，管腔側の Ca 輸送体の発現を増強し，Ca 再吸収を増加させる．

遠位尿細管にある緻密斑は，Cl 濃度を傍糸球体装置に伝えます．

➡ 緻密斑の役割

　遠位尿細管が糸球体血管極に接する部位には緻密斑があります．緻密斑は，ヘンレループと同じ NKCC2 を有しているので，尿細管管腔の Cl 濃度情報は緻密斑を介して傍糸球体装置に伝わります．この機構を TGF と言います．

秘伝　ループ利尿薬の二重の RAS 活性化作用

- ループ利尿薬は「ヘンレループの NKCC2」を阻害し，脱水を介して RAS を活性化する．
- ループ利尿薬は「緻密斑の NKCC2」をも阻害する．これにより Cl 濃度が低下したと錯覚させて，RAS を活性化する．

集合管は，Na^+-K^+交換によって
Na再吸収とK分泌の最終調節を行います．

➡ NaとK排泄の最終調節

Naの再吸収には，尿細管セグメントによりそれぞれ特徴があります．近位〜遠位尿細管は，Naを手当たり次第に（ホルモン調節を受けず，97%）回収します．残りの2〜3%は，集合管でホルモン（ALDとANP）の調節を受けて再吸収され，それによって体内Na量の最終調節を行います．その際，管腔内のNaが濃度勾配に沿ってNaチャンネル（ENaC）を通って細胞内に入り，電気的中性を保つように，Kチャンネルを通ってKが排泄されます（Na^+-K^+交換）．

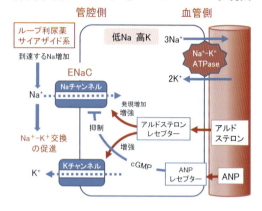

集合管における Na^+-K^+交換

ALDはENaCの発現を増強してNa再吸収を促進し，一方のANPは発現を抑制してNa排泄を促進するという，真逆の関係にあります．ANPのNa排泄作用は，うっ血性心不全の治療に用いられます．

ここで，ANPの作用について少し補捉しておきましょう．ANPは心房から分泌され，上記集合管でのNa再吸収抑制作用以外にも，①全身血管拡張，②輸入細動脈拡張と輸出細動脈収縮によるGFR上昇，③レニン分泌抑制・アルドステロン分泌抑制など，多彩な作用を持っています．

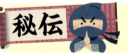 集合管における Na^+-K^+交換

- 濾過されたNaの2〜3%は，ALDとANPの調節下でK分泌と交換に再吸収される．
- ALDはENaCの発現を増強してNa再吸収（Na^+-K^+交換）を促進し，ANPは発現を抑制してNa排泄を促進する．

Part 7　尿細管各部位の輸送系

 集合管における Na⁺-K⁺ 交換は，ALD と ANP のバランスでコントロールされます．

➡ 循環血液量を反映する 2 つのホルモン

ALD と ANP が，循環血液量を反映して分泌されるホルモンであることに注目して，次のようにイメージしてみましょう．

① 集合管は，循環血液量を反映する「2 つの声（ALD と ANP）」を聴いて反応する．
② 「2 つの声」のバランスが集合管の Na チャンネル（ENaC）の発現量を変化させ，Na⁺-K⁺ 交換によって循環血液量を調節する．

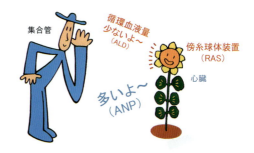

2つの声を聴いて循環血液量を把握する

 サイアザイド系やループ利尿薬は低 K 血症を，K 保持性利尿薬は高 K 血症を起こします．

➡ アルドステロン受容体阻害薬との違い

集合管より上流に作用するループ利尿薬やサイアザイド系利尿薬は，集合管に到達する Na 量を増やすので，Na⁺-K⁺ 交換量が増えて低 K 血症を起こします．一方，アルドステロン受容体阻害薬などの K 保持性利尿薬は，Na⁺-K⁺ 交換を抑制するので高 K 血症になります．

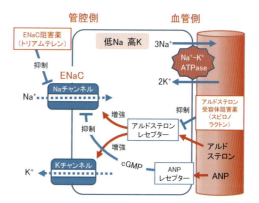

K保持性利尿薬の作用（遠位〜皮質集合管）

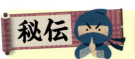 **Na⁺-K⁺ への利尿薬の影響**

- ループ利尿薬やサイアザイド系利尿薬は，集合管の Na⁺-K⁺ 交換を増やすので，低 K 血症になる．
- K 保持性利尿薬は，Na⁺-K⁺ 交換を阻害するので高 K 血症になる．

集合管における水再吸収は，バソプレシンによってコントロールされます．

➡ 浸透圧勾配

集合管は，前述の Na^+-K^+ 交換に加えて，水の再吸収という大切な仕事もしています．すなわち，糸球体で濾過された水のうち集合管に到達した最後の2～3％の再吸収を調整して，血漿浸透圧を一定に保っているのです．

この微調整は，下垂体後葉から分泌される ADH（バソプレシン）が，管腔側の水チャンネル（アクアポリン2）の発現量を調節することで行われます．水は，アクアポリン2を介して，ヘンレループが用意してくれた浸透圧勾配に沿って再吸収されます．

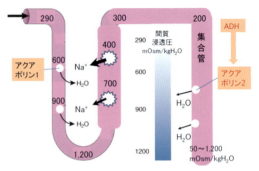

ADHとアクアポリン2による水再吸収の調節

（Comprehensive Clinical Nephrology. 6ed, Elsevir, 2018 を参考に作図）

秘伝　集合管における水再吸収

- ヘンレループが浸透圧勾配を作る．
- ADHが集合管に作用するとアクアポリン2が発現し，水が再吸収される．
- 集合管は，水再吸収の最後の2～3％を調整して血漿浸透圧を一定に保つ．

➡ ADHによる鋭敏な浸透圧調節

血漿浸透圧が低下（低 Na 血症）すると，下垂体から ADH が分泌され，集合管のバソプレシンが V_2 受容体に結合します．すると，細胞質内に格納されていたアクアポリン2が，細胞膜上に素早く再配置（リクルート）され，浸透圧勾配に沿って水が再吸収される結果，血漿浸透圧は低下します．

この一連の反応は分単位で起きるので，±1～2％という非常に狭い範囲に血清 Na 濃度を調節できるわけです．

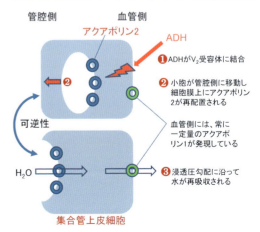

ADHによるアクアポリンの再配置

Part 7　尿細管各部位の輸送系

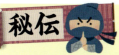

Na濃度調節の秘密

- ADHとアクアポリン2の素早いレスポンスにより，血漿浸透圧（Na濃度）は±1〜2％に調節される．
- 対照的に，Kの変動幅は±10〜20％と大きい．

第1章のまとめとして，尿細管における物質輸送の全体像を2つの図表で示します．

尿細管再吸収と分泌

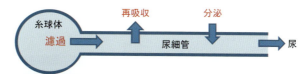

物質	糸球体濾過	再吸収と分泌	尿排泄
①水、Na	100%	⇒99％再吸収、集合管で分泌	≒1％（≒摂取量）
②ブドウ糖、アミノ酸	100%	⇒近位で100％再吸収	≒0
③K	100%	⇒近位〜ループで再吸収、集合管で分泌	≒摂取量
④Cr	100%	⇒再吸収なし、近位で少量分泌	≒100＋α％
⑤尿素	100%	⇒集合管で再吸収	≒50〜60％
⑥アンモニア	100％（微量）	⇒近位で分泌、再吸収なし	≒H^+分泌量
⑦アルブミン	微量	⇒近位で再吸収	≒0
⑧Ca、Pi	100%	⇒Piは近位、Caはループ上行脚〜遠位で再吸収	≒摂取量

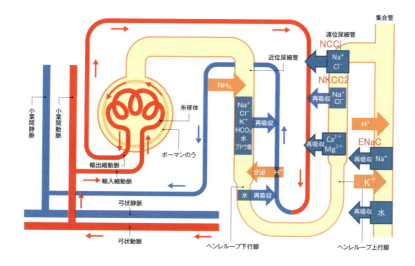

物質輸送の「母」

　私たちの遠い祖先は，ミトコンドリアを取り込んだことでATPを利用できるようになりました．そのATPを利用して神経/筋活動を行い，他の生物を捕食し消化する「動物性プランクトン」，さらに「多細胞動物」へと進化してきました．これらの細胞活動の基本メカニズムについて考えてみましょう．

Na濃度勾配の形成

　すべての細胞は，その細胞膜上にNa$^+$-K$^+$ ATPase（3Na$^+$-2K$^+$交換ポンプ）を発現しており，それにより細胞内外のNa濃度勾配が形成されます．

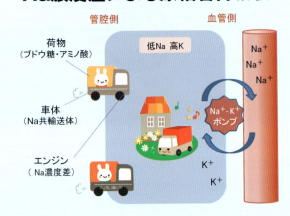

　ポンプの仕組みはこうです．まず細胞内のNaがポンプの中に入ります．次にポンプがATPによってリン酸化されて形態変化し，Naを細胞外に搬出します．入れ代わってKがポンプの中に入り，再度形態変化してKを細胞内に搬入するのです．

Na濃度勾配の利用

　各臓器細胞が「Na濃度勾配」をフルに活用している実例を挙げてみましょう．
　すでに見てきたように，尿細管は「Na濃度勾配」を利用してNa・水・グルコース・アミノ酸などを再吸収して体内のホメオスターシスを維持します．また，神経/筋活動にも「Na濃度勾配」が使われます．
　神経は，電位依存性Naチャンネルを開いてNaの急速な流入により電流を発生させることで情報を伝達します．また筋肉では，神経終末からの伝達物質によってNaチャンネルが開き，Naに続いてCaが流入し，トロポニンが外れてアクチン・ミオシンのスライディング（筋収縮）が起きます．
　消化器でも，やはり「Na濃度勾配」が使われます．
　小腸はSGLT（Na-グルコース共輸送体）によってグルコースを吸収しますが，これは近位尿細管でのグルコース再吸収と全く同じ原理です．また大腸は，集合管と同じようにアクアポリンを介して水を吸収しています（ただし，ADHによる調節は受けません）．

　ミクロの尿細管とマクロの大腸の水再吸収が同じ原理だなんて，実に興味深いですね．

物質輸送の母

このように，尿細管・神経/筋・消化器など，すべての臓器細胞は「Na 濃度勾配」を使って活動しています．形態は異なっても原理的に変わるところはありません．「Na$^+$-K$^+$ ATPase」が ATP のエネルギーを Na 濃度勾配に変換してくれるおかげで，私たちの生命活動が営まれているのです．

そこで提案ですが，「Na$^+$-K$^+$ ATPase」を「物質輸送の母」と呼ぶことにしませんか？いや，元を正せば，太陽光⇒炭水化物（葉緑体）⇒ATP（ミトコンドリア）⇒Na 濃度勾配と，エネルギーが形を変えているのだから，やはり太陽こそが「母」ですよね．

第2章

腎臓の検査所見

目に見えない腎機能異常を発見する

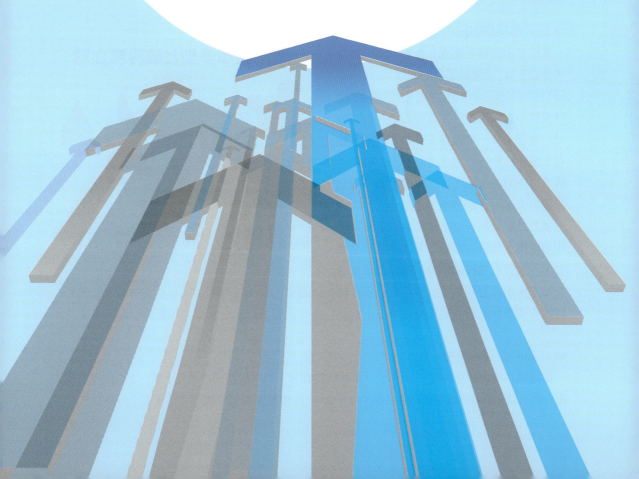

第 2 章　腎臓の検査所見

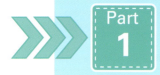

血尿

 尿沈渣でこんぺい糖のような変形赤血球を見たら，糸球体性血尿です．

➡ 肉眼的血尿と顕微鏡的血尿

　血尿とは，強拡大 1 視野に 2〜5 個以上の赤血球が見られることを言い，その程度により，肉眼的血尿（macrohematuria）と顕微鏡的血尿（microhematuria）に分けられます（『Harrison 内科学』より）．

　肉眼的血尿の色調にはピンク，ワインレッドなどがあり，また凝血塊が混じることもあります．ワインレッド色の血尿は「糸球体性血尿」（IgA 腎症など）でよく見られ，赤血球のヘム鉄が尿細管を通過する間に酸化するためです．また，ピンク色の血尿や凝血塊が混じる場合には，腎盂から膀胱までの出血，すなわち「泌尿器科的血尿」を疑います．

　顕微鏡的血尿とは，見た目は正常ですが尿潜血が陽性で，沈渣に赤血球を認めることを言います．

➡ 泌尿器科的血尿の除外

　沈渣で赤血球を確認したら，まず行うべきことは，「泌尿器科的血尿」（尿路結石や悪性腫瘍）の除外です．出血部位は，腎実質から尿道までどこでもあり得るので，腹部エコーや腹部 CT などの画像検査を最初にやっておきましょう．特に高齢者の肉眼的血尿では，尿細胞診や前立腺癌のチェックが必須です．

　また，尿路結石があっても，それが血尿の原因とは限らないことに注意が必要です．尿管内を移動中の結石は血尿をき

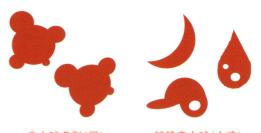

尿赤血球多型と破砕赤血球

赤血球多型（尿）　　　破砕赤血球（血液）
こんぺい糖のように，　三日月・水滴・ヘルメット型
細胞膜の一部が膨らんだ形　引きちぎられた形

たしますが，腎杯にくっついている小結石は通常，血尿の原因にはなりません．ただし，腎盂の鋳型状結石は感染を伴うことが多いので，粘膜出血を起こす可能性があります．

➡ 内科的血尿の特徴

　泌尿器科的血尿を否定できれば，「糸球体性血尿」の可能性が高まります．さらに赤血球多型があれば，その可能性はさらに高くなります（位相差顕微鏡で観察するとよくわかります）．

Part 1 血尿

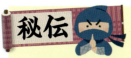 **血尿の赤血球多型**

・破砕赤血球とは異なり，こんぺい糖のように，細胞膜の一部が膨れるのが特徴．

 糸球体性血尿の鉄則は，「GBMが破れなければ血尿は出ない」です．

➡ **糸球体性血尿とはGBMの破れ**

糸球体性血尿の患者を前にしたときに思い出してほしいのは，「GBMが破れなければ血尿は出ない」という鉄則です．すなわち，内皮細胞や上皮細胞の障害だけでは決して血尿は出ず，強靭な耐圧膜であるGBMが破れて初めて血尿が出るのです．GBMが破れる疾患には図のようなものがあります．

GBMの破壊なくして血尿なし

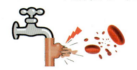

①GBM形成不全
・良性家族性血尿（Thin membrane disease）
②炎症によるGBM破壊
・慢性糸球体腎炎
・顕微鏡的多発血管炎（MPA）
③糸球体内圧亢進によるGBM破壊
・悪性高血圧など

 「尿潜血陽性」なのに，沈渣に赤血球が見られないことがあります．

➡ **尿潜血は鉄を検出する**

便ヒトヘモグロビンと同じように，尿試験紙もヘムタンパクに反応するのでしょうか？

いいえ，実は，尿試験紙はヘムタンパクではなく鉄に反応するのです（鉄の偽性ペルオキシダーゼ活性を検出）．なので，ヘモグロビンだけでなくミオグロビンにも反応するし，微生物のペルオキシダーゼによっても偽陽性になります．逆に，試験紙のペルオキシダーゼ反応を阻害するビタミンCを多く摂ると，偽陰性になります．

検尿の偽陰性・偽陽性

パラメーター	偽陰性の原因	偽陽性の原因
ヘモグロビン	アスコルビン酸 検査の遅延 濃縮尿 ホルムアルデヒド	ミオグロビン 微生物ペルオキシダーゼ 酸化物質 塩酸
グルコース	アスコルビン酸 細菌	酸化物質 塩酸
アルブミン	免疫グロブリンL鎖 尿細管性タンパク グロブリン 着色尿	尿pH＞9.0 アンモニウム系洗浄剤 クロルヘキシジン Polyvinylpyrrolidone

（Comprehensive Clinical Nephrology. 6ed, Elsevir, 2018を参考に作成）

第 2 章　腎臓の検査所見

　そんなわけですから，試験紙法で「尿潜血陽性」であっても，沈渣で赤血球を確認するまでは早計な判断は禁物です．沈渣で赤血球がなければ，ミオグロビン尿や尿路感染の可能性を検討しましょう．

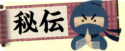 **糸球体性血尿**

- 尿試験紙は，鉄の偽性ペルオキシダーゼ活性を検出する．
- ミオグロビンや微生物のペルオキシダーゼによって偽陽性に，ビタミンCの多量摂取では偽陰性になる．
- 沈渣で赤血球を確認するまでは，「血尿あり」と判定してはならない．

第 2 章　腎臓の検査所見

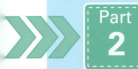

タンパク尿

 血清タンパク由来の尿タンパクは，アルブミン・グロブリン・免疫グロブリンL鎖などです．

➡ 尿タンパクとタンパク尿

「尿タンパク」は，健常人でも微量に排泄されています（血清タンパク由来と尿細管由来タンパクが50％ずつ）．それに対して「タンパク尿」とは，「タンパクが生理的レベルを越えて尿中に排泄される病的状態」を意味します．

血清タンパク由来で最も多いのがアルブミン（分子量6万）で，20 mg/日程度です．

ネフローゼ症候群では，上皮細胞間のスリット膜が壊れ，血清タンパク（アルブミンやグロブリンなど）が様々な割合で漏れてきます．例えば，「微小変化型ネフローゼ症候群」では主にアルブミンが，「糖尿病性腎症」では分子量の大きなグロブリンも漏れてきます．

また，Fanconi症候群のような近位尿細管障害では，アルブミンの再吸収が低下して尿中に漏れます．多発性骨髄腫では，異常産生された免疫グロブリンL鎖が糸球体で濾過されて尿中に漏出します．

一方，尿細管由来で最も多いのが，ヘンレループの上行脚から30～50 mg/日分泌されるTamm-Horsfallタンパクで，円柱の基質となり，尿路の細菌の除去などの働きがあるとされます．

そのほか，様々な尿細管由来のタンパクが，バイオマーカーとしてAKIの診断に活用されています（第10章「急性腎不全」参照）．

 多発性骨髄腫のタンパク尿は，試験紙法では検出できません．

➡ 尿タンパクの検出法

尿タンパクの検出法には，試験紙法とスルホサリチル酸法（スルホ法）があります．

試験紙法は，アルブミンに対して高い特異度と感度を示し，グロブリンやミオグロビンには反応しません．なので，試験紙法（＋）ならば尿アルブミン＞20 mg/dLを意味します．

一方，スルホ法は，タンパク全般をスルホサリチル酸で沈澱させて定量するもので，すべての尿タンパクを少量～大量まで広く定量できます．

➡ タンパク尿の乖離

この2つの検出法が一致するかどうかが，診断に役立つことがあります．例えば，微小

変化型ネフローゼ症候群では，主としてアルブミンが尿中に排泄されるので，両者の結果が合致します．一方，多発性骨髄腫では，主として免疫グロブリンL鎖が尿中に排泄されるので，試験紙法（－）なのに，スルホ法では尿タンパク＞1gというように，両者の結果に乖離が生じます．このように，2つの検査法の乖離に着目して，診断の糸口をつかみましょう．

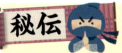

多発性骨髄腫

- 試験紙法とスルホ法が乖離する場合，多発性骨髄腫を疑う．
- 多発性骨髄腫ではL鎖が尿中に排泄され，試験紙法（－），スルホ法＞1gとなる．

中世の検尿

　中世においては，病気の経過が尿に表れると考えられていたようで，尿の色や香りによって王様の体調を推測するのが，医師の重要な仕事でした．

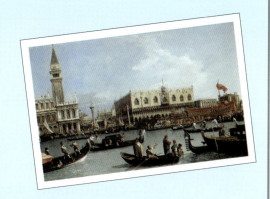

　中世のベネチアで出版された医学書には，検尿する医師と尿所見のチャートが載っています．医師の前には紅白タイツを着た道化師（？）と子供が立っていて，黄色の液体の入ったガラス容器をそれぞれ手にしています．道化師が捧げ持っているのは王様の尿，子供が持っているのは王妃の尿でしょうか．

　困惑顔で顔を寄せ合う重臣たち．

――「ウーン，この色と匂いから察するに，今日の王様は気分が滅入っておられるようじゃ」とでも，話しているのかもしれませんね．この後，別室で味見をしたりするのでしょうか？

　当時の検尿は，医師によって行われる「アート（芸術）」で，尿所見と病気の経過を対比させた複雑なチャートが使われていました．尿の色を円上で21に分け，その外側の4隅には「気分」との類似性がラテン語で記載されています．右下隅には「Melancolicus（憂鬱）」の文字が読み取れます．

　今日では，このような尿と病気の神秘的な関係は否定されていますが，腎臓病の診断における検尿の重要性は，さらに増しています．

　そう言えば，先日，徳川将軍の大奥での生活を紹介するテレビ番組がありました．

　将軍専用の便器の下には引き出しが付いており，排泄物がその引き出しに落ちる仕掛けになっていました．排泄のたびに，係りの者がうやうやしく観察し，クンクンと匂いを嗅ぎ，ちょっとでも異常があれば，御殿医衆のカンファランスに回されたのでしょう．

　いやはやどこの国にも"ご苦労なお役目"があったんですねえ．

第2章　腎臓の検査所見

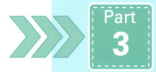

糸球体濾過量（GFR）

GFRが正常であっても，腎障害が進んでいることがあります．

➡ GFRの生理的変動

糸球体濾過量（GFR）は，個々のネフロンのGFR（Single nephron GFR）の総和です．正常値は，男性で約130（女性で約120）mL/分/1.73 m^{2}ですが，年齢・性別・体格・身体活動・食事・薬物などの生理的条件によってかなりの差があり，また加齢や妊娠に伴っても変動します．

【GFRの変動】
- 加齢に伴って減少し，減少率は40歳以上で0.75 mL/分/年．
- 妊娠中に約50％増加し，出産後に速やかに元に戻る．
- 日内変動があり，深夜は午後よりも10％低下する．

➡ ネフロンの減少に対する代償

よく，「GFRの低下はネフロン数の減少」と言われますよね．でも，実は少し違います．

というのは，糸球体内圧の上昇や糸球体の肥大により「Single nephron GFR」が増加し，ネフロン数の低下を代償するからです．なので，慢性腎臓病では「GFRが正常であっても，すでに腎障害が起きている可能性」に常に注意を払う必要があります．

例えば，糖尿病性腎症第2期（微量アルブミン尿期）には，糸球体高血圧によってGFRは正常範囲またはそれ以上に保たれています．しかし，この時期にはすでに典型的な糖尿病性腎症（DN）の病理所見が見られ，この時期に積極的に治療しないと腎障害はどんどん進行してしまいます（第12章「糖尿病性腎症」参照）．

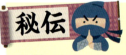 **ネフロンの減少に対する代償**

- Single nephron GFRが増加してネフロン数の減少を代償する．
- GFRが正常またはそれ以上でも，腎障害が起きている可能性がある〔糖尿病性腎臓病（DKD）第2期〕．

外来では，GFRを「24時間CCr」で測定します．

➡ GFRの計算法

GFRは，正確にはイヌリンクリアランスで測定します．再吸収や分泌を受けないイヌリンを静注して尿中排泄量を測定するもので，正確ですが手間がかかります．

そこで実臨床では，蓄尿で24時間クレアチニンクリアランス（24h CCr, L/日）を測定して代用します．これを24（時間）で割り，さらに60（分）で割ると，CCr（mL/分）になります．

24時間CCr＝尿Cr排泄量（尿Cr濃度×1日尿量）/血清Cr濃度

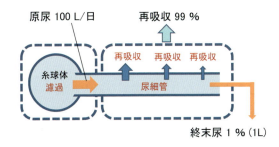

原尿・尿細管再吸収・終末尿の関係

 24h CCrの利点

- 24h CCrは，24時間当たりの「原尿」産生量に等しい．
- 例えば，1日尿量1Lで，24h CCr＝100 L/日であれば，「1日100 Lの原尿が作られ，99%が尿細管で再吸収され1%が終末尿として排泄された」ことが即座に理解できる．

eGFRはGFRを推定するのにとても便利ですが，ときどきハズレます．

➡ eGFRの原理

血清Cr値から腎機能を推定するeGFR（推算糸球体濾過量）の普及によって，腎臓病の管理が格段に容易になりました．

eGFRの原理は，年齢・性別から尿Cr排泄量（筋肉に正相関）を推定し，それを血清Cr値で割ってCCrを推定するというものです．実際には，多数の日本人のデータ（年齢・性別で層別化）から，血清Crとイヌリンクリアランス（真のGFR）の相関を推算式で表します．

eGFR（mL/分/1.73 m^2）＝194×血清Cr$^{-1.094}$×年齢$^{-0.287}$

＊女性は筋肉量が少ないため，上式×0.739

➡ eGFR の注意点

　Cr は，筋肉中のクレアチンリン酸に由来しますが，一部は食事中の肉にも由来します．筋肉量の多い人や，肉をたくさん食べる人では尿 Cr 排泄量が（血清 Cr 値も）高くなります．すなわち，筋肉量が増えると上式において血清 Cr が上がり，eGFR は低く算出されます．だからと言って，筋肉量の多い人の真の GFR が低下したわけではありませんよね．逆に筋肉量が減ると，eGFR は高くなりますが，真の GFR が上昇したわけではありません．つまり，eGFR は，標準的な筋肉量の人についてのみ成立する推算式であり，筋肉量が平均より多い人や少ない人では，真の GFR とのずれが大きくなります．

　例えば，リウマチや脳梗塞後遺症などで筋肉量の少ない人では，eGFR は「真の GFR」よりも大きくなり，腎機能を過大評価する可能性があります．逆に，スポーツ選手など筋肉量の多い人では，eGFR は「真の GFR」よりも小さくなるので，腎機能を過小評価する可能性があります．

　このような場合は，より実態を反映する 24 時間 CCr を測定するか，筋肉量の影響を受けにくい血清シスタチン C（cys C）から，GFR cys C を推算します．

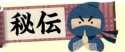

eGFR 使用上の注意

- 筋肉量の少ない人は eGFR が「真の GFR」よりも大きくなり，腎機能を過大評価する可能性がある．
- 筋肉量の多い人は eGFR が「真の GFR」よりも小さくなり，腎機能を過小評価する可能性がある．

Part 3 　糸球体濾過量（GFR）

チャレンジQ&A ①

学校検尿で血尿・タンパク尿を指摘されていた 15 歳女性が，むくみを訴えて来院した．以前，咽頭炎直後に肉眼的血尿を認めたことがあるが，治療は受けていない．

理学所見：血圧 150/90 mmHg，下腿浮腫（＋）
検査値：BUN 25 mg/dL，Cr 2.0 mg/dL，eGFR 30.9 mL/分/1.73 m^2
検　尿：潜血（3＋），尿タンパク（3＋），赤血球＞100/HPF，赤血球多型あり，細胞円柱（＋）

Clinical Question

❶この症例の臨床病型は？
❷腎臓にはどんな病理変化が予想されるか？
❸どのような治療が勧められるか？

　高度血尿/タンパク尿があり，腎機能はかなり低下しているので，臨床病型は急速進行性糸球体腎炎（RPGN）と診断される（A❶）．

　今一度，高度血尿の意味を押さえておこう．赤血球＞100 とは，カウントできないほど多いという意味である．ここで，「耐圧膜である GBM が破れなければ血尿は出ない」という鉄則を思い出そう．GBM に多数の穴を開けるのは，——ズバリ，マクロファージや好中球である．

　激しい糸球体腎炎や血管炎では，糸球体壁にマクロファージ・好中球が浸潤する．これらが脱顆粒すると，多くの酵素（ミエロペルオキシダーゼ，エラスターゼ，プロテアーゼなど）を放出して GBM に穴を開け，高度血尿/タンパク尿をきたす（A❷）．

　症例の腎生検では，メサンギウム領域に IgA の沈着と細胞増殖を，またボウマン嚢に多数の半月体を認め，「IgA 腎症による半月体形成性腎炎」と診断した．

　半月体形成性腎炎は，活動性の高い糸球体腎炎や血管炎（顕微鏡的多発血管炎・ループス腎炎など）に多く見られ，急速に腎機能が低下するので，ステロイドや免疫抑制薬による強力な治療が必要である（A❸）．

　症例は，ステロイドパルス療法と免疫抑制薬により尿所見と eGFR が改善した．しかし，なお血尿・タンパク尿が持続したため，「扁桃腺摘出術＋ステロイドパルス療法」を施行したところ，3 年後に血尿・タンパク尿は消失し，腎機能も正常化した．

第2章 腎臓の検査所見

Answer

❶高度血尿/タンパク尿とeGFRの低下より，臨床病型は急速進行性糸球体腎炎（RPGN）と診断する．

❷広汎な半月体の形成（半月体形成腎炎）が予想される．

❸ステロイドや免疫抑制薬による強力な治療を行う．

秘伝　高度血尿/タンパク尿のイメージ

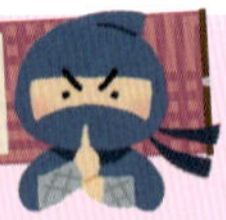

・高度血尿/タンパク尿は，マクロファージ/好中球が浸潤し，GBMにたくさん穴が開いているイメージ．

・高度血尿/タンパク尿は半月体形成性腎炎の病理像を呈し，腎機能が急速に低下するので，ステロイドや免疫抑制薬による強力な治療が必要．

Part 3　糸球体濾過量（GFR）

チャレンジQ&A ②

20年来のリウマチで体動困難な50代女性が，車椅子で診察室に入ってきた．腰にピリピリした痛みを訴え，手足は細く手指に高度な変形があった．腰背部に帯状疱疹を認めた．

検査値：1か月前の検査では eGFR＝60 mL/分/1.73 m²，以前撮った CT にて軽度の腎萎縮を認めた．
検　尿：タンパク（－），潜血（－）．
臨床経過：抗ウイルス薬（バラシクロビル）の添付文書には，「CCr≧50 mL/分の場合500 mg を12時間毎」となっていたので，500 mg 錠を2錠（朝夕）5日分を処方した．その3日後に，ふらつきを主訴として ER 搬送され，バラシクロビルとの関連性が疑われた．

Clinical Question

❶この患者の筋肉量が，同年齢健常人の半分と仮定すると，真の GFR はどれくらいだろうか？
❷バラシクロビルの投与に当たって注意すべきことは？
❸この患者の腎機能障害の原因は？

　筋肉量の少ない人（麻痺やリウマチなどの廃用性萎縮）では，Cr 産生量が少ないため，eGFR は真の GFR よりも高く出てしまう．症例の筋肉量が健常者の半分と仮定すると，Cr 産生量は半分なので，真の GFR も eGFR の半分の30 mL/分/1.73 m²程度と推定される（A❶）．

　したがって，eGFR を鵜呑みにすると腎機能を過大評価することになり，腎排泄性薬物の過剰投与につながる．症例では，バラシクロビルの過剰投与が意識障害などを引き起こしたと推定される．

　このように eGFR が当てにならない場合は，蓄尿で CCr を測定するか，筋肉量の影響を受けにくい血清 cys C から推算した GFR cysC を使うとよいが，結果はすぐには出ない．そこで，既応歴や理学所見からおおよその筋肉量を推定して，投与量を調節するのが，内科医の腕の見せ所となる（A❷）．

　また，リウマチ患者さんは，非ステロイド抗炎症薬（NSAIDs）を常用している可能性がある．NSAIDs 腎症では，プロスタグランディン（PG）合成阻害による輸入細動脈の収縮が起きる．その結果，糸球体内圧低下による GFR の減少に加え，尿細管間質の虚血と線維化による不可逆性の腎障害が，サイレントに進行する（A❸）．腎障害があれば NSAIDs の服用を中止し，PG 合成阻害作用のないアセトアミノフェンなどへの変更を提案する．

— 73 —

第 2 章　腎臓の検査所見

> **Answer**
>
> ❶真の GFR は eGFR の 50%程度と推定される．
>
> ❷腎排泄性薬剤の投与に当たっては，eGFR を鵜呑みにせず，真の GFR を推定して投与量を調節する．
>
> ❸NSAIDs 腎症が疑われる．

第 2 章　腎臓の検査所見

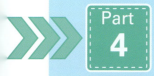

尿細管機能

 Na と水は全尿細管で再吸収されます．

➡ **尿細管の機能検査**

　尿細管における溶質の再吸収と排泄は，セグメントによって役割分担があります．その役割（機能）を大別すると，有用な溶質の再吸収（①②③），浸透圧勾配の形成（④），酸の排泄（⑤），尿の濃縮・希釈（⑥）などです．これらの機能は，表に示した尿細管機能検査によってセグメントごとに評価します．

尿細管の機能	部　位	検　査	病的状態
①有用な溶質の再吸収	⇒　近位尿細管	⇒　糖再吸収閾値	腎性糖尿
		リン再吸収閾値	低リン血症性クル病
		HCO_3再吸収閾値	2 型尿細管性アシドーシス
②Naの再吸収	⇒　全尿細管	⇒　FENa	腎性 AKI では＞1％
③尿素の再吸収	⇒　近位尿細管・集合管	⇒　BUN/Cr 比*	脱水/異化亢進などで上昇
④浸透圧勾配の形成	⇒　ヘンレループ	⇒　尿浸透圧	尿濃縮障害
⑤酸の排泄	⇒　集合管	⇒　尿 pH，血液ガス	1 型尿細管性アシドーシス
⑥尿の濃縮と希釈	⇒　集合管	⇒　尿浸透圧	尿濃縮障害・希釈障害

BUN/Cr 比*：尿素（CH_4N_2O）は分子量 60 の小分子で，糸球体で 100％濾過され，近位尿細管や集合管で再吸収される．脱水ではこれらの部位での再吸収が亢進し，BUN/Cr 比＞10 となる．

— 75 —

第 2 章　腎臓の検査所見

チャレンジQ&A ③

下痢による脱水から乏尿をきたした患者が，ER 搬送された.

検査値：BUN 30 mg/dL，Cr 1.5 mg/dL，BUN/Cr＝20
検　尿：尿タンパク（−），潜血（−）

Clinical Question

❶BUN/Cr 比＞10 をどう考えるか？

　糸球体濾過量が減少した場合，尿細管での尿素再吸収率が高くなるので BUN/Cr 比＞10 になる．これは腎前性 AKI の特徴である．一方，ショックや薬物によって集合管機能が障害されると，尿素を再吸収できないので BUN/Cr 比≒10 となる．これは腎性 AKI の特徴である．症例は，BUN/Cr 比＞10 なので，腎前性 AKI の可能性が高い（A❶）．ただし，尿素産生亢進状態（消化管出血など）では腎性 AKI でも BUN/Cr 比＞10 になることがあるので，注意を要する.

Answer

❶腎前性 AKI では，尿細管での尿素再吸収率が高くなるので BUN/Cr 比＞10 になる.

— 76 —

Part 4　尿細管機能

チャレンジQ&A ④

長時間の激しいトレーニング後に，両下肢の筋痙縮をきたした患者が，ER搬送された．

検査値：BUN 10 mg/dL，Cr 2.0 mg/dL，BUN/Cr＝5
検　尿：尿タンパク（−），潜血（2＋），沈渣赤血球 0〜1/HPF

Clinical Question

❶BUN/Cr 比＜10 をどう考えるか？

　脱水や異化亢進など，BUN/Cr 比＞10 となる乏尿患者は多いが，まれに，乏尿なのに BUN/Cr 比＜10 という症例に出くわすことがある．それは，BUN よりも Cr の産生が上回るときで，横紋筋融解症（ミオグロビン尿症）でよく見られる．筋細胞中から放出されたクレアチンが代謝されて Cr になり，血中に増加する結果，BUN/Cr 比＜10 となる．症例は，乏尿で BUN/Cr 比＜10，尿潜血（2＋）なのに赤血球を認めないことより，ミオグロビン尿症が疑われる（A❶）．こんな場合は，血中 CPK・尿中のミオグロビンをチェックしよう．

Answer

❶BUN よりも Cr の産生が上回っていることを示しており，横紋筋融解症（ミオグロビン尿症）を疑う．

秘伝　BUN/Cr 比の秘訣

・乏尿で BUN/Cr 比＞10 の場合は，腎前性高窒素血症を疑う．
・乏尿で BUN/Cr 比＜10，尿潜血（2＋）なのに赤血球を認めない場合は，ミオグロビン尿症を疑う．

第3章
体液バランスの異常

何重にも作動している
水と塩の保持システムを理解する

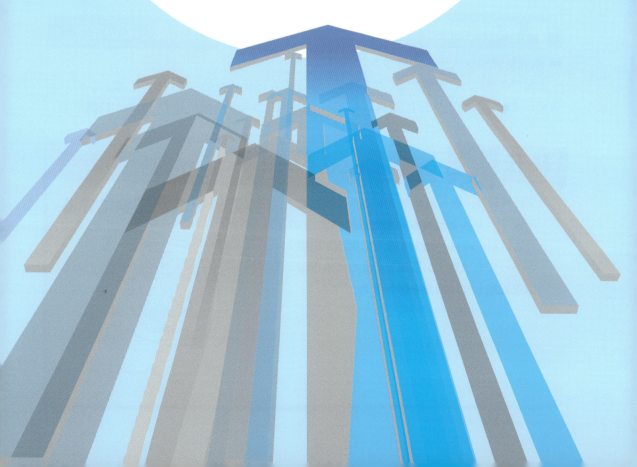

第3章 体液バランスの異常

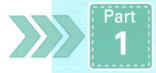

体液量の調節

体液量の調節には複数のシステムが同時に作動しています．

➡ **体液量調節システムの基本**

体液量の減少は，血管内圧の減少，糸球体濾過量の減少，浸透圧の変化を伴います．それぞれ，❶頸動脈や心房・心室の「圧センサー」，❶傍糸球体装置の「Cl⁻濃度センサー」，❶視床下部の「浸透圧センサー」によって感知されます．

これらの「センサー」の情報は，それぞれの「エフェクター」の出力を変化させ，「メディエーター」が「ターゲット」に作用して体液量を一定に保ちます．

体液量調節システム

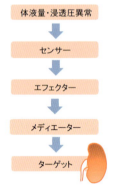

（同じ色同士が対応しています）

❶ 頸動脈/心房/心室（圧センサー）
❶ 傍糸球体装置（Cl⁻濃度センサー）
❶ 視床下部（浸透圧センサー）

❷ 交感神経/心房/心室
❷ レニン分泌細胞
❷ 下垂体

❸ カテコラミン・ANP・BNP
❸ RAS
❸ ADH

❹ 輸入・輸出細動脈/集合管
❹ 遠位尿細管のNa再吸収
❹ 集合管の水再吸収

体液量調節システム同士が，ネットワークを形成しています．

➡ **体液量調節システムのネットワーク**

上記のように，体液量調節には複数のシステムが同時に作動しています．なおかつ，システム同士が「ネットワーク」を構成して，二重三重に体液量を維持しているのが特徴です．

秘伝　体液量調節システムのネットワーク

- 交感神経は，輸入細動脈を収縮させるだけでなく，レニン分泌も刺激する．
- 有効循環血液量が減少すると，低Na血症があってもADHが増加し，強力に水再吸収を促進して体液量を維持する．

体液量を二重三重に守る

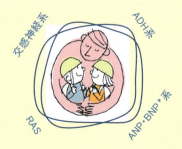

＊＝脳性Na利尿ペプチド

体液量調節システムのネットワーク

第3章 体液バランスの異常

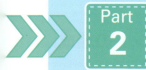

> 脱水/溢水の出発点は，人体を体液コンパートメントで把握することです．

➡ **体液コンパートメント**

人体の組成中に水が占める割合は，成人男性で体重の約60％，女性では約50％ですが，年齢・脂肪量などによっても異なります．

総水分量（TBW）は，細胞膜によって**細胞内液（ICF）と細胞外液（ECF）**に分けられ，**それぞれ体重の40％，20％**です．ECFは，毛細血管壁を境にしてさらに間質液と血管内液（血漿）に分けられ，それぞれ体重の15％，**5％**です．

また，血漿の20％は動脈系にあり（**有効循環血漿量**），残りの80％は静脈系にあります．

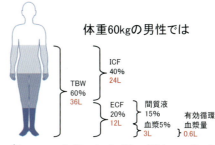

（Brenner & Rector's The Kidney. 9ed, Saunders, 2011 を参考に作図）

秘伝　体液コンパートメント

・各コンパートメントの割合は，定常状態では一定．
・「60-40-20-5％」の数字を覚えておこう．

第3章 体液バランスの異常

➡ 体液コンパートメントの溶質組成

ECFは，主にNa⁺およびその対となる陰イオン（Cl⁻とHCO₃⁻）から構成されています．またICFは，主にK⁺およびその対となる陰イオンの溶液（細胞内ではタンパクの陰性荷電が多いので，陰イオンは陽イオンよりも少ない）です．

体液コンパートメントの組成

単位はすべて mmol/L

電解質	細胞内液（ICF）	細胞外液（ECF）
Na⁺	25	140
K⁺	150	4.5
Mg²⁺	0.5	1.0
Ca²⁺	0.01	2.4
Cl⁻	2	100
HCO₃⁻	6	25
PO₄³⁻	1.4	1.2

ICF　K⁺と対の陰イオン　　ECF　Na⁺と対の陰イオン（主にCl⁻とHCO₃⁻）

秘伝　電解質以外の有機溶質の分布

・グルコースはほとんどECFに分布．
・尿素の濃度はICFとECFで等しい（脂溶性で細胞膜を自由に透過できるため）．

 細胞内外の電解質濃度差を作り出すのは，細胞膜の輸送系です．

➡ 細胞膜の輸送系

細胞内外で電解質組成が異なるのは，細胞膜上の輸送系が特定の電解質を運搬しているからです．例えば，Naポンプ（3Na⁺-2K⁺ ATPase）は，3個のNa⁺を細胞外に搬出し，2個のK⁺を細胞内に搬入します．その結果，ICFとECFのNa⁺濃度は，それぞれ25 mEq/Lと140 mEq/Lに保たれます．

Ca²⁺など他の電解質はNa⁺と共役して輸送され，細胞内外で一定の濃度差を保ちます．

 ICFとECFの体積比を2：1に保つ秘密は，コンパートメントの壁にあります．

➡ 細胞膜は半透膜だが，毛細血管壁は半透膜ではない

ICFとECFを仕切る壁は「細胞膜」です．一方，間質液と血管内液を仕切る壁は「毛細血管壁」です．これらの特徴を比べてみましょう．

細胞膜は半透膜です．半透膜と言えば，物理の実験で使ったセロファン膜が頭に浮かびますよね．セロファン膜の半透性は，水分子よりも大きな粒子は高分子化合物の網目を通

れないということでしたね．細胞膜もまた，水以外の溶質を通しにくいという半透性を有していますが，その原理がセロファン膜とは全く違います（下記の「秘伝」を参照）．

一方，毛細血管壁は半透性ではありません．というのは，内皮細胞間隙は水や小分子溶質を自由に通すからです．しかし，アルブミンなどの大分子溶質は通さないので，これらの溶質が血漿膠質浸透圧を形成します．

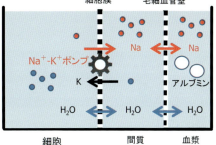

コンパートメント間の水や浸透圧物質の移動

すべてのコンパートメントの浸透圧は等しく 290 mOsm/kg H₂O

秘伝　細胞膜の半透性の秘密

① 細胞膜の基本構造（脂質二重膜）は，水も電解質も通さない．
② しかし，水は，細胞膜表面に一定量発現している水チャンネル（アクアポリン1）を通って細胞膜を自由に出入りできる．
③ 主な溶質である Na や K は，Na^+-K^+ ポンプ（$3Na^+$-$2K^+$ ATPase）によって運搬されているので，自由に移動できない．
④ 尿素・エタノールなどの脂溶性物質は細胞膜を自由に透過するので，すべてのコンパートメントで濃度は等しい．

➡ すべてのコンパートメントの浸透圧は等しい

以上からわかるように，水は細胞膜も毛細血管壁も自由に透過できるので，各コンパートメントの溶質濃度（浸透圧）が等しくなるよう移動し続けます．その結果，すべてのコンパートメントの浸透圧は，等しく 290 mOsm/kg H₂O に保たれるのです．

換言すれば，「コンパートメントの体積割合を決定するのは，そこに含まれる溶質の総分子数」ということになります．

秘伝　ICF と ECF の体積比の秘密

・すべてのコンパートメントの浸透圧は，等しく 290 mOsm/kg H₂O．
・ICF と ECF の体積比はそこに含まれる溶質の総分子数に応じて 2：1 となる．

第3章 体液バランスの異常

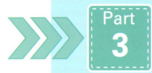

血漿浸透圧

各コンパートメントの浸透圧が等しいことはわかりました．ところで，浸透圧って何でしたっけ？

➡ **浸透圧とは**

　浸透圧とは，溶質濃度の異なる2種類の水溶液が，半透膜（水のみを通す）を隔てて接している状態において，水の移動を止める物理的な圧のことです．この圧は溶質の粒子数で決まるので，「浸透圧＝水1Lに溶けている溶質のモル濃度」と定義され，mOsm/kg H_2O と表記します．

＊NaClは，Na^+ と Cl^- に解離しているので，Na^+ と Cl^- で2個の溶質と数えます．

➡ **血漿浸透圧の計算法**

　血漿浸透圧（Posm）は，「氷点降下法」で測定しますが，血漿中の主な溶質の濃度から右の式で求めることもできます．

【アルブミンが浸透圧の計算式に入っていない理由】

　血漿アルブミンの膠質浸透圧を計算してみましょう．アルブミン濃度を4 g/dL＝40,000 mg/L，分子量を69,000とすると，

　　40,000÷69,000≒0.6 mOsm/kg H_2O

とわずかです．そのため，この計算式には入っていないのです．それでも，毛細血管（微小循環）においては，水を毛細血管内に戻す重要な役割を果たします（p104参照）．

血漿浸透圧の計算

Posm (mOsm/kg H_2O) ＝
2[Na^+]＋[グルコース]/18＋[BUN]/2.8
　　(mEq/L)　　　(mg/dL)　　　(mg/dL)

全電解質の浸透圧
Na^+と電気的中性を保つ同等量の陰イオンがあるため，
2[Na^+]≒全電解質濃度となる

グルコースの浸透圧

尿素の浸透圧

● 各項はそれぞれ溶液1L中のNa^+，グルコース，尿素の粒子数．
● 単位を合わせるために，分母は分子量/10になっている．
● 正常値を代入すると，
2×140＋100/18＋10/2.8 ≒ 290 mOsm/kg H_2O．

秘伝　尿素の浸透圧

・浸透圧の計算式で尿素 $CO(NH_2)_2$ の分子量は60だから，BUN/6じゃないの？という疑問が湧く．
・BUNとは，尿素を窒素の質量に換算したもの．尿素1分子中の窒素原子は2個，質量は14×2＝28なので，尿素の浸透圧はBUN/2.8となる．

第3章 体液バランスの異常

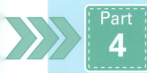

血漿張度

> 細胞膜を透過できない「有効な溶質」が，水を移動させます．

➡ 有効な溶質と有効でない溶質

ECF中に細胞膜を透過できない溶質が増えると，水が移動してECFとICFの割合が変化します．

例えばNa^+は，Naポンプ（$3Na^+$-$2K^+$ ATPase）によって細胞外に搬出され，細胞膜を透過できないので，Na^+がECF中に増加すると，浸透圧較差によってICF⇒ECFへ水が移動します．

Na，グルコース（高血糖時），マンニトールなどは細胞膜を自由に透過できないので，水の移動を引き起こします．そうした物質を「有効な溶質」と言います．それに対して，細胞膜を透過できる溶質（尿素やエタノールなど）は水の移動を起こさないので，「有効でない溶質」と言います．

NaやグルコースなどによってＥＣＦで生じる浸透圧のことを「血漿張度」と呼びます．

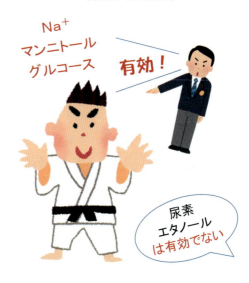

有効な溶質

秘伝　有効な溶質

・有効な溶質は，水を移動させる＝Na^+・マンニトール・グルコース（高血糖時）．
・有効でない溶質は，水を移動させない＝尿素・エタノール．
・「高張性脱水」とは，ECF中に有効な溶質が増える脱水（高Na血症や高血糖など）．
・「低張性脱水」とは，ECF中の有効な溶質が減る脱水（低Na血症など）．

高Na血症や高血糖では，細胞は縮んでしまいます．

➡ 血漿張度の変化による細胞容積の変化

細胞外液のNa濃度を変化させてみましょう．やり方はこうです．

290 mOsm/kg H₂Oを基準として，低張・等張・高張の食塩水を作り，細胞（赤血球）を浮遊させます．すると張度によって，赤血球の体積はダイナミックに変化します．

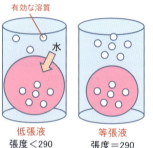

血漿張度と細胞容積

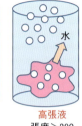

低張液　　　等張液　　　高張液
張度＜290　張度＝290　張度＞290
　　　　　　　　　　　（mOsm/kg H₂O）

- 等張液中では水は移動せず，細胞容積は不変（中）．
- 低張液中では水がECF⇒ICFに移動して，細胞は膨らむ（左）．
- 高張液中では水がICF⇒ECFに移動し，細胞は縮む（細胞内脱水，右）．

赤血球以外の細胞も同様の容積変化を起こします．特に脳細胞容積の変化は重要で，低Na血症では脳浮腫から脳ヘルニアや脱髄症候群を起こします．

秘伝　血漿張度のまとめ

- 高張液中では細胞は縮み，低張液中では細胞は膨らむ．
- 高Na血症や高血糖では，細胞は縮む（細胞内脱水）．
- 低Na血症では，細胞は膨らむ（脳浮腫）．

水の蛇口は，集合管にあります．

➡ 血漿浸透圧の変化に対する腎の反応

前項のように，血漿張度が大きく変動すると，水の移動によって細胞内脱水や脳浮腫，脱髄症候群などの病的状態が引き起こされます．これに対して，腎臓は水の排泄を変化させて血漿張度を一定に保とうとします．これは，「水の蛇口」をひねって水量を時々刻々と変化させているイメージとして捉えることができます．

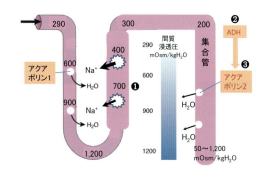

ADHとアクアポリン2による水再吸収の調節

➡ 最大尿濃縮能と最大尿希釈能

では，「水の蛇口」は腎臓のどこにあるのでしょうか．

実は，水の蛇口は集合管にあり，ADHが集合管の蛇口を調節して，尿の濃縮・希釈を行っています．ADHは，血漿浸透圧の上昇を感知した視床下部-下垂体から分泌されるホルモンで，正体はバソプレシンという物質です．ADHは，集合管管腔側にアクアポリン2を発現させて水の再吸収を増やします．つまり「水の蛇口」を閉めるわけですね．ADHが最大分泌されると，尿浸透圧は 1,200 mOsm/kg H_2O（最大尿濃縮）まで上がり，逆にADHが全く分泌されないと，尿浸透圧は 50 mOsm/kg H_2O（最大尿希釈）まで低下します．

＊間質の浸透圧勾配は皮質290〜髄質 1,200 mOsm/kg H_2O なので，集合管の水再吸収が0であれば，尿浸透圧は 290 mOsm/kg H_2O になるはずですよね．しかし，実際には 50 mOsm/kg H_2O まで低下します．

それはなぜでしょうか？　実は，内髄質集合管は髄質の浸透圧勾配を作るために，尿素トランスポーターによって尿素を積極的に再吸収します．そのため管腔内の溶質が減り，尿浸透圧は 290 mOsm よりも低下します．こうして，集合管は尿浸透圧を 50 mOsm/kg H_2O まで希釈することができるのです．

秘伝　尿の濃縮と希釈

❶ ヘンレループが対向流増幅メカニズムによって，皮質から髄質に向かって 290⇒1,200 mOsm/kg H_2O の「間質浸透圧勾配」を作る．
❷ 下垂体から分泌される ADH がアクアポリン2の発現量を変化させる．
❸ 浸透圧勾配に沿って，アクアポリン2を通って水が再吸収される．

第 3 章　体液バランスの異常

チャレンジQ&A ⑤

血漿浸透圧異常をきたした 3 人の患者が ER 搬送された（仮想症例です）.

> 発症状況：患者❶「醤油イッキ飲み大会」（江戸時代に行われ，死人が続出したと言われる）で，血清 Na 濃度が 140→150 mEq/L に上昇した.
> 　　　　　患者❷ I 型糖尿病の人がインスリンを打ち忘れ，血糖値が 100→460 mg/dL に急上昇した.
> 　　　　　患者❸急性腎不全で，BUN が 3 日間で 10→66 mg/dL に上昇した.

Clinical Question

❶❷❸の患者で，細胞内外の水の移動は，それぞれどうなるだろうか？

【血漿浸透圧の計算】

浸透圧の式に溶質の変化量を代入すると，浸透圧の変化量を計算できる.

$$Posm \ (mOsm/kg \ H_2O)＝〔2× \ [Na^+] \ (mEq/dL)＋$$

$$〔グルコース \ (mg/dL)/18〕＋〔BUN \ (mg/dL)/2.8〕$$

それぞれの溶質の変化量を代入すると，3 症例とも血漿浸透圧が 20 mOsm/kg H_2O 上昇することがわかるが，「有効な溶質」が増加した場合にのみ，水の移動は起きる.

【患者❶で移動する水の計算】

❶：Na が 10 mEq/L 増加すると，血漿浸透圧は 10×2＝20 mOsm/kg H_2O 増加する.

Na は「有効な溶質」なので，水が ICF⇒ECF に移動して細胞内脱水をきたす.

水 χ リットルが ICF⇒ECF へ移動して，浸透圧が等しくなるという式（分子は浸透圧物質の総量，分母は容量）を立ててみる.

ICF の浸透圧　　　ECF の浸透圧

$$\frac{290×BW×0.4}{BW×0.4－χ}＝\frac{310×BW×0.2}{BW×0.2＋χ}$$

＊計算の前提：ICF と ECF の量は体重の 40％と 20％，ICF の最初の浸透圧は 290 mOsm/kg H_2O.

体重 50 kg として解くと，χ＝0.45 L になる. すなわち，Na 濃度が 10 上昇すると水 0.45 L が ICF⇒ECF に移動し，両者の浸透圧が等しく 296 mOsm/kg H_2O になったところで水の移動が止まることがわかる.

❷：グルコースは高血糖時には「有効な溶質」.

血糖が 360 mg/dL 増加したので，血漿浸透圧は 360/18＝20 mOsm/kg H_2O 増加し，上の計算と同様に，水 0.45 L が ICF⇒ECF に移動して細胞内脱水をきたす.

❸：尿素は 56 mg/dL 増加するので，血漿浸透圧は 56/2.8＝20 mOsm/kg H_2O 増加する.

しかし，尿素は「有効ではない溶質」なので細胞膜を透過し，水は移動しない.

— 88 —

Part 4 血漿張度

【透析不均衡症候群】

　尿素は細胞膜を自由に透過するとはいうものの，その移動にはやや時間がかかる．なので，血液透析中のように，ECF の尿素が急速に除去される場合は，尿素の ICF⇒ECF への移動が追いつかず，水が ECF⇒ICF に移動し血圧低下や頭痛・嘔吐を引き起こすことがある．

醤油イッキ飲みの危険性

　醤油の食塩濃度は 16％前後で，海水（3％）の 5 倍，血漿（0.9％）の 18 倍にもなります．食塩の半数致死量（LD 50）は約 3 g/kg とされているので，60kg の成人が 1 L の醤油を飲むと，ほぼ致死量に達することになります．戦時中には，徴兵を逃れるために醤油を飲んだ人が多くいたそうです．

　醤油を一気飲みすると，数時間以内に高 Na 血症を起こし，細胞内脱水から頭痛・痙攣・意識障害などの中枢神経症状を起こし，ECF 増加により肺水腫をきたすことが報告されています〔J Emerg Med. 2013；45（2）：228-231〕.

　治療としては，5％グルコースの急速点滴や血液透析を行います．宴会の席で，酔いに任せて卓上醤油をイッキ飲みしたり，後輩に強要したりすることは厳に慎まねばなりません．

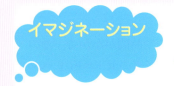

尿の濃縮と希釈

水排泄が変動する

　夏，汗をかくと，匂いの強い「濃縮尿」が出ます．匂いの正体は，濃縮された尿素やアンモニアです．これは，「尿量が減っても溶質の排泄量は減らない」ことを意味しています．

　1日の溶質排泄量は，体重60 kgの成人では600 mOsmで一定です．溶質とは，食物から摂取した電解質や窒素代謝物などです．つまり，溶質排泄量は一定で，水の排泄量が発汗や飲水によって変動するので，尿の溶質濃度（浸透圧）が変動するのです．

溶質排泄と水排泄の独立性

　以上のことを考えるのに，2つの蛇口をイメージしてみましょう．

　❶溶質の蛇口と❷水の蛇口は独立しています．❶の流量は一定で，❷の流量が変化します．これは，電解質・窒素バランスを保つうえで大変好都合です．というのは，水排泄量（尿量）にかかわらず毎日一定量の溶質を排泄できるからです．

　つまり，尿の濃度は「水の蛇口」をひねる量によって変わるというイメージを持つと，尿の濃縮と希釈という現象が理解しやすくなります．

尿の希釈と濃縮

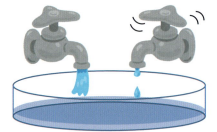

傍糸球体装置 ／ 視床下部-下垂体-集合管系

①「溶質の蛇口」流量は一定　②「水の蛇口」流量が変化する

尿浸透圧が変わる

尿の濃縮希釈の意義

　実際，健常人では飲水量によって尿量は変化し，尿浸透圧は50〜1,200 mOsm/kg H_2O と大きく変動します．一方，血漿浸透圧は275〜290 mOsm/kg H_2O に維持されています．換言すれば，「腎臓は，血漿浸透圧を一定に保つために，尿浸透圧（水排泄）を大きく変動させている」ということです．

秘伝　溶質の蛇口と水の蛇口

❶溶質の蛇口は一定で，❷水の蛇口が変化する．
❶溶質排泄量（糸球体濾過量）を一定に保つ仕組みは「傍糸球体装置」．
❷水排泄量を変動させる仕組み（尿の濃縮・希釈）は「視床下部-下垂体-集合管系」．

第3章 体液バランスの異常

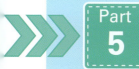
乏尿と多尿

> 乏尿とは，「1日尿量が 500 mL 未満となった病態」です．

➡ 乏尿

健康な人でも尿が少ないと心配になりますよね．では一体どれくらいの尿量があれば，体のホメオスターシスが保てるのでしょうか？ ちょっと計算してみましょう．

健常人では，溶質排泄量は 600 mOsm/日，尿の浸透圧変動範囲は 50～1,200 mOsm/L なので，

溶質排泄量/尿の浸透圧変動範囲＝600 mOsm/(50～1,200 mOsm/L)≒12～0.5 L

すなわち，腎機能が正常ならば，尿量

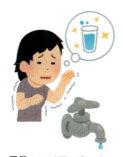
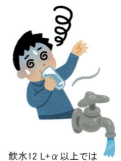

乏尿と水中毒

尿量 0.5L以下では
濃縮が追いつかない

飲水 12 L＋α 以上では
希釈が追いつかない

が 12 L～0.5 L の範囲で変動しても，溶質や水のバランスは崩れません．つまり，**1日に摂取する溶質 600 mmol を排泄するには，0.5 L の尿量**があれば足ります．

換言すれば，1日尿量＜500 mL では最大尿濃縮しても溶質の排泄がおいつかず，長期的には健常人でも尿毒症になります．なので，これを病的状態として「乏尿」と呼ぶわけです（1日尿量＜100 mL は無尿と呼ぶ）．

➡ 水中毒

では次に，どれくらい飲水したら水中毒（低 Na 血症）になるのでしょうか？

上記のように，健常人は，尿浸透圧を 50～1,200 mOsm/kg H₂O で変動させ得るので，最大約 12 L までの自由水（溶質を含まない水）を排泄できます．換言すれば，1日 12 L（正確には 12 L＋不感蒸泄－代謝水）以上の大量飲水では，最大尿希釈しても水の排泄がおいつかず，低 Na 血症になります．これが「水中毒」です．高度腎障害では，より少ない飲水量で水中毒になります（後述）．

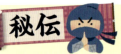 乏尿と水中毒

- 健常人では，尿量が12 L〜0.5 Lの範囲で変動しても溶質や水のバランスは崩れない．
- 1日尿量＜0.5 Lでは，溶質の排泄がおいつかず尿毒症になる（乏尿）．
- 1日12 L以上の大量飲水では，水の排泄がおいつかず低Na血症になる（水中毒）．

➡ 多尿

「多尿」の原因は，水の摂取過剰（心因性），尿濃縮力障害（尿崩症や重金属中毒），浸透圧利尿（高血糖など）があり，原因を鑑別して治療します．

 腎障害時には，尿浸透圧の変動範囲が狭くなります．

➡ 腎障害患者さんの飲水指導

腎機能が低下するにつれて，尿の最大濃縮と最大希釈の幅が小さくなってゆきます．

一般に腎機能障害患者さんには，脱水による腎機能低下を避けるため積極的な飲水が薦められます．これは，最大尿濃縮能低下への対策です．しかし，高度腎障害患者さんでは最大尿希釈能低下にも注意を払う必要があります．特に透析が間近に迫ってくると〔慢性腎臓病（CKD）ステージG5〕，透析を避けたい一心で1日3 L以上も飲水する患者さんがよくおられます（気持ちは，よくわかります）．

しかしそれでは，飲水量が最大限排泄できる水の量を上回り，水中毒（低Na血症）になって脱力感が出現してしまいます．このような場合は，透析を避けたいという患者さんの気持ちに寄り添いつつ，飲水量（ほぼ尿量に等しい）が3 Lを超えないように指導する

腎機能低下と最大尿濃縮能・希釈能の推移

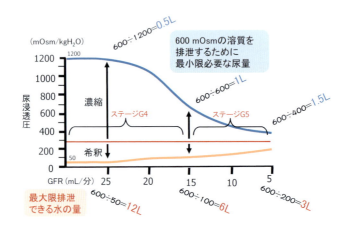

〔J Clim Invest. 1959；38(3)：516-523を参考に作図〕

と，低 Na 血症が改善します．

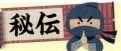
高度腎障害における飲水指導

- CKD ステージ G5（eGFR＜15 mL/分/1.73 m²）では，水分摂取過剰によって低 Na 血症になり，倦怠感が出現することがある．
- 「尿が 1.5 L 以上出るように，でも 3 L を超えないように飲水してください」と指導する．

尿が濃縮されているかどうかで，乏尿の鑑別診断ができます．

➡ **尿浸透圧・尿比重による乏尿の鑑別診断**

①腎前性 AKI では尿濃縮能が保たれているので，尿浸透圧＞500 mOsm/kg H₂O の「高張尿」になります．②腎性 AKI では「ヘンレループ」が障害され，浸透圧勾配が作れないので尿を濃縮できず，血漿とほぼ等しい 300〜350 mOsm/kg H₂O（または尿比重 1.01）の「等張尿」になります．

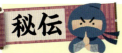
尿浸透圧による乏尿の鑑別

- 尿浸透圧＞500 mOsm/kg H₂O の「高張尿」なら，腎前性 AKI を疑う．
- 尿浸透圧 300〜350 mOsm/kg H₂O（尿比重 1.01）の「等張尿」なら ATN を疑う．

マラソンランナーの低Na血症

汗のNa濃度

健常人の汗のNa濃度は個人差が大きいのですが，37.5±24.5 mEq/Lと報告されています．これは，血漿Na濃度の1/4に相当します．したがって，マラソンレース中に水やスポーツドリンク（Naをほとんど含んでいない）だけを補給していると，低Na血症になってしまう可能性があります．筋痙攣，嘔吐，意識障害，さらには脳浮腫による死亡例も報告されています．

【男女7人の運動中の汗成分】
Na：863±563 μg/mL＝37.5±24.5 mEq/L
K：222±48 μg/mL　　Ca：16±7 μg/mL
Mg：1265±566 ng/mL　Cu：80±56 ng/mL

（Int J Sport Nutr Exerc Metab. 2007；17（6）：574-582）

マラソンランナーの低Na血症

マラソンランナーは大量の発汗によって水とNaを失うので，これまでは低張性脱水になるというのが定説でした．しかし，現実は違っていました．

2002年のボストンマラソンで，低Na血症の発症率を調べた研究があります．

約1万5,000人の参加者のうち，レース前に募った500人の被検者のレース前後の体重，レース後の血清Na濃度，レース中の水分補給，常用薬などと，低Na血症の発症との相関が検討されました．

その結果，以下が報告されました．
- レース中に体重が減少した人よりも，体重が増加した人に低Na血症の発症リスクが高く，体重増加率と低Na血症の発症率が正相関した．
- ゴールインまでに4時間以上要した人で，低Na血症の発症リスクが高かった．

すなわち，マラソンランナーの低Na血症には，低張性脱水（体重減少＋低Na血症）だけでなく，SIADHや水中毒のケースもあるということです．SIADHの原因として，何らかの中枢刺激がADH分泌を引き起こしていた可能性もあります．

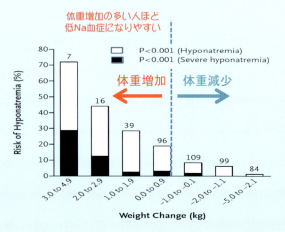

（N Engl J Med. 2005；352：1550-1556を基に作図）

このように，マラソンランナーの低Na血症は多様で，まだまだ研究が必要です．

マラソンによる低Na血症の予防

上記の研究がなされた2002年当時は，塩分濃度の低い飲料しかなかったようですが，最近は，マラソンランナーの低Na血症について知られるようになり，給水所には塩分濃度の高いドリンク（Na 50 mEq/L）も用意されているようです．ただし，口当たりがよくないためか，あまり人気がないようです．

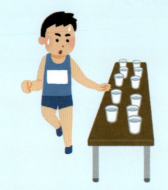

何を選ぶ？

- お茶（Na=0）
- コーラ（Na=0）
- スポーツドリンクA（Na 8.3 mEq/L）
- スポーツドリンクB（Na 50 mEq/L）

秘伝　マラソンで低Na血症にならないために

- トレーニング前後に体重測定し，体重が大きく変動しないよう，日頃から給水計画を立てておく．
- レース中は，塩分濃度の高いドリンクを補給する．

第3章 体液バランスの異常

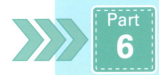

Part 6 脱水

「水と塩の保持システム」の最終標的臓器は腎臓です．

➡ 水と塩の保持システム

　生命が海から陸地へと生存圏を広げたときに獲得した「水と塩を保持する仕組み」が腎臓です．そして今も，陸棲動物は常に脱水の危機に曝されています．「水を求めて砂漠を大移動するゾウの群れ」や「被災地での給水活動」の映像は，普段，水や塩に不自由しない私たちにこのことを思い出させてくれます．

　「水と塩の保持システム」は何重にも作動していて，いずれも最終標的臓器は腎臓です．これらが破綻すると，水と塩が様々な割合で失われて「脱水症」になります．

体液量の防御

❶血圧センサー
（頸動脈、胸腔静脈）

❷糸球体濾過量センサー
（傍糸球体装置）

❸浸透圧センサー
（視床下部下垂体）

《水と塩の保持システム》
❶血圧（循環血液量）センサー（頸動脈，胸腔静脈）⇒交感神経系・RAS⇒輸入・輸出細動脈
❷糸球体濾過量センサー（傍糸球体装置）⇒輸入・輸出細動脈
❸浸透圧センサー（視床下部下垂体）⇒ADH⇒集合管

脱水症は「血漿張度」により分類します．

➡ 脱水症の分類

　脱水症は血漿張度から「高張性」「等張性」「低張性」に分類します．例えば「高張性脱水」とは，「有効な溶質」であるNaやグルコースが増加して，血漿張度が高くなっている脱水症のことです．

　脱水症を血漿張度で分類する利点は，体液コンパートメント間の水の移動を把握できる点にあります．

血漿張度による脱水症の分類

種類	特徴	例
①「高張性脱水」＝低張液の喪失	Na濃度＞140	発汗，尿崩症
②「等張性脱水」＝等張液の喪失	Na濃度＝140	下痢
③「低張性脱水」＝高張液の喪失	Na濃度＜140	副腎不全，ループ利尿薬

高血糖の場合は，有効な溶質（グルコース）の増加により「高尿性脱水」となる．

 高張性脱水は，主に不感蒸泄によって起きます．

➡ 高張性脱水のメカニズムと治療

　夏には，脱水によりER搬送される高齢者が増えます．これは，クーラーのない室内で不感蒸泄（呼気と皮膚からの蒸散）により「低張液の喪失」を起こし，高Na血症を伴う「高張性脱水」に陥ったためです．

　高張性脱水では，ICF⇒ECFへ水が移動するので循環血液量は減りにくいのですが，意識消失してさらに発汗が続くと重篤になります．

　治療は低張液が失われているので，低張液（5％グルコース液）を補充します．ここで，「5％グルコース液＝水」と考えます．なぜなら，5％グルコース液の浸透圧は278 mEq/kg H₂Oで血漿と同じですが，グルコースが速やかに組織に取り込まれて水が残るからです．ただし，血圧低下を認めるような重篤な状態では，まず循環動態を安定させるために，生理食塩水から開始するべきです．

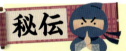

高張性脱水

- 不感蒸泄により「低張液」を喪失し高張性脱水になる．
- 高張性脱水では，ICF⇒ECFへ水が移動するので，循環血液量は減りにくい．
- 高張性脱水の治療には，5％グルコース液を補充する．

 下痢など消化液喪失によって起きる等張性脱水は，重篤になりやすいです．

➡ 等張性脱水のメカニズム

　腸液（胆汁・膵液・腸液の混合物）は，Na濃度≒140 mEq/Lの「等張液」です．なので，下痢で1Lの腸液を喪失すると，ECFはまるまる1L減ることとなります．

　血漿張度（Na濃度）は変化しないので，ICF⇒ECFへの水の移動は起きず，その結果，ECFが減少し重篤化します．ここが，前述した高張性脱水との大きな違いです．

　では，下痢により1Lの腸液を失うと，血漿はどれだけ減るのでしょうか？

　ECFの1/4が血漿ですから，血漿は1,000 mL÷4＝250 mL減ることになります．250

第3章 体液バランスの異常

mLの血漿は，体重60 kgの人の血漿3 Lの8％に相当するので，循環動態に大きく影響することがわかります．なので，そのときは元気そうに見えても下痢が長引けば重篤になりますから，早めに生理食塩水の補液をしておくべきです．

➡ 等張性脱水の症状と治療

血圧低下・頻脈・皮膚ツルゴール低下・意識レベル低下などは重症のサインです．血液ガス（静脈血でOK）で乳酸アシドーシスがあれば，組織還流障害（低酸素）のサインです．一刻の猶予もありません．素早く生理食塩水点滴で循環障害を是正し，AKIなどの臓器障害を予防しましょう．

ところで，生理食塩水を1L点滴すると，血漿はどれだけ増えるでしょうか？答えはさきほどの逆で，250 mL増えます！

脱水症の治療は，「飛行機の着陸」のイメージです．血圧・脈拍・頸静脈などいろんなパラメーターをこまめに見て，ソフトランディングさせましょう．

消化液の電解質組成

単位はすべてmEq/L

量(L)	Na⁺	K⁺	Cl⁻	HCO₃⁻	H⁺
唾液 1-2	15	30	15	50	0
胃液 1.5-2	50-70	5-15	90-120	0	70-100
胆汁 0.5-1.5	120-150	5-15	80-120	30-50	0
膵液 0.5-1	100-140	10	70-100	60-110	0
腸液 1-2	80-140	10-20	80-120	20-40	0

（Harrison's Principles of Internal Medicine. 18ed, McGraw-Hill, 2011を参照して作成）

下痢と点滴

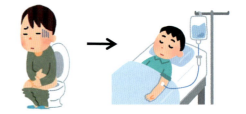

下痢 1L 血漿 250mLを失う　→　生食 1L 血漿250mLを補充

秘伝　等張性脱水

- 下痢などの等張性脱水では，ICF⇒ECFへ水の移動が起きず，重篤になりやすい．
- 等張液を1L失うと，血漿は250 mL（8％）減る．
- 生理食塩水1Lの点滴で血漿は250 mL増える．

➡ 低張性脱水は，等張性脱水に対する低張液投与で起きます．

➡ 低張性脱水のメカニズム

下痢や小腸ドレナージなどの「等張性脱水」に対して，低張液（維持液）のみを点滴していると，低Na血症を伴う「低張性脱水」になります．

通常，低Na血症（低浸透圧血症）はADH分泌低下によって是正されるのですが，有

効循環血液量減少が ADH 分泌を刺激して，低 Na を是正できないという状態が低張性脱水です（p114 参照）．また副腎不全の場合にも，アルドステロン不足のため遠位尿細管〜集合管で Na を再吸収できず，低張性脱水になります．

低張性脱水では水が ECF から ICF に移動して，循環血液量が減少するので重篤になります．

➡ 低張性脱水の治療

治療は，循環動態の改善を最優先して，生理食塩水（等張液，Na 154 mEq/L）から開始します．低 Na 血症を伴うので，理屈からすると高濃度食塩水（高張液）のほうがよいような気がしますが，通常は生理食塩水（等張液）で十分効果があります．

その理由は，循環血液量が改善すると ADH 分泌刺激がなくなり，水を排泄できるようになるからです．ただし，意識障害（脳浮腫）を認める場合には，救命のために高濃度食塩水（3％食塩水など）の投与が必要になることがあります．

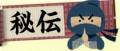

低張性脱水

- 低張性脱水は，等張性脱水に対して低張液のみを投与しているときに起きやすい．
- 低張性脱水の治療は，生理食塩水から開始する（循環血液量が改善すると，ADH 分泌刺激がなくなり水を排泄できるようになる）．
- 低 Na 血症による意識障害（脳浮腫）では，救命のために高濃度食塩水を投与する．

経口補水療法の歴史

"20世紀最大"の医学上の進歩

経口補水液（Oral Rehydration Solution：ORS）とは，電解質と少量のグルコースを配合した飲料です．この補水液を経口的に補給するのが，経口補水療法（Oral Rehydration Therapy：ORT）です．ちょっと歴史をひも解いてみましょう．

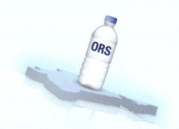

1971年のバングラデシュ内戦．隣接したインドの難民キャンプでコレラが猛威を振るい，点滴が不足しました．治療に当たっていたカルカッタのジョンズ・ホプキンス大学研究所医療班は困り果てながら，3,700人の患者にORTを実施しました．するとどうでしょう．死亡率が30％から3.6％まで激減したのでした．

これによりORTが，一躍，世界の注目を集めることとなり，『Lancet』誌（1978年）で"20世紀最大の医学上の進歩"と賞賛されたのでした．

ORTは開発途上国から生まれた

開発途上国では，下痢・嘔吐を伴う感染症が多発します．その背景には，暑熱の環境以外に以下のような開発途上国の厳しい現実があります．工業化が進んで農村の母親たちはマイクロバスで工場に集められ，家には子供と老人が残されます．母親たちが働いている間，暑熱の室内に置かれた食物を食べて下痢を起こした子供たちが，脱水症で命を落とすケースが増えてしまったのです（多くの家庭で冷蔵庫はありませんでした）．こうした地域では医療設備や医師も不足していましたから，点滴の恩恵にあずかることもできませんでした．

そこで，1980年代，ユニセフは『子ども健康革命』を提唱して，ORTの普及に努めました．その結果，1980年代初めのORT普及率はわずか1％でしたが，今では年間100万人の小児がORTの恩恵を受けています．

そして近年，ORTは脱水症治療の重要なオプションとして定着しています．2003年，米国疾病管理予防センター（CDC）が発表した『脱水症ガイドライン』では，小児の軽度〜中等度の脱水症に対してはORTが第一選択になっています．

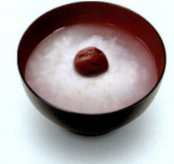

日本に昔からあったORT

古くから日本の家庭では，風邪や食あたりのときには"重湯に梅干しをのせて食べる"習慣がありました．また，沖縄のような暑い地方では，仕事の合間に"お茶と一緒に，塩と黒砂糖を含んだ菓子を食べる習慣"があります．脱水症対策として，水と電解質を補給すること

が，先人の知恵として伝統的に行われていたのですね．

　かつて炭鉱で働いていた高齢患者さんから聞いたことですが，坑道に降りる際，岩塩の塊を各自ポケットに入れていくのだそうです．高温多湿の坑内での採掘中は，"岩塩をかじりながらグビグビと麦茶を飲む"のだそうですが，これも ORT そのものです．

　ちなみに，WHO が推奨する経口補水液の Na 濃度は 75 mEq/L で，1/2 生食と同じです．

第3章　体液バランスの異常

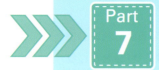 浮腫と溢水

全身性の浮腫には，必ず Na の蓄積が伴います．

➡ **浮腫の原因**

全身性浮腫の主な原因は，
1) 毛細血管静水圧の上昇（うっ血性心不全，急性腎障害，など）
2) 血漿膠質浸透圧の低下（ネフローゼ症候群，肝硬変に伴う低アルブミン血漿，など）

です．これらの病態では，必ず Na の蓄積を伴います．

【浮腫の主な原因】（＊太字は全身性浮腫）
Ⅰ．毛細血管静水圧の上昇
　A．腎での Na 保持による血漿量の増加
　　1．うっ血性心不全
　　2．一次性の腎における Na 貯留
　　3．妊娠と月経前浮腫
　　4．特発性浮腫（利尿薬を原因とするもの）
　B．静脈系の閉塞
　　1．肝硬変や肝静脈閉塞における腹水
　　2．急性肺水腫
　　3．局所的な静脈閉塞（深部静脈血栓症）
Ⅱ．血漿膠質浸透圧の低下（主として血漿アルブミン濃度が 1.5～2.0 g/dL の場合）
　A．ネフローゼ症候群や消化管疾患によるタンパク喪失
　B．肝疾患や栄養不良によるアルブミン合成の低下
Ⅲ．毛細血管透過性の亢進
　A．アレルギー反応
　B．敗血症・炎症
　C．熱傷・外傷
　D．インターロイキン-2 による治療
　E．急性肺障害（acute respiratory distress syndrome：ARDS）
Ⅳ．リンパ管の閉塞または間質膠質浸透圧の上昇
　A．悪性腫瘍によるリンパ節腫大
　B．乳房切除後
　C．悪性腫瘍による腹水

D. 甲状腺機能低下症
（間質に過剰に蓄積したムコ多糖類に血管から透過してきたタンパクが結合）

 Step 1 は，「Starling の法則」のどこに異常があるかを考えます．

➡ **浮腫のメカニズム**

末梢循環では，「Starling の法則」によって血管内外へ水分が移動します．

1) 内⇒外に向かう力＝血管内圧（❶細動脈圧 37 mm/Hg～❷細静脈圧 17 mm/Hg）
2) 外⇒内に向かう力＝間質液圧（1 mmHg）＋❸膠質浸透圧較差（25 mmHg）

動脈側では，内⇒外に向かう力（37－1－25＝＋11 mmHg）が大きいので，水分は間質に流出し，静脈側では，外⇒内に向かう力（17－1－25＝－9 mmHg）が大きいので，水分は血管内に流入します．

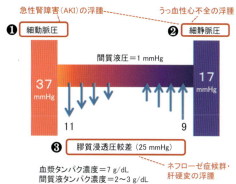

毛細血管の血行力学的変化

（Ganong's Review of Medical Physiology. 25ed, McGraw-Hill Education, 2015 を参考に作図）

秘伝　全身性浮腫のメカニズム

・AKI では，体液過剰から❶❷ともに上昇する．
・うっ血性心不全では，右心系の容量増大から❷が上昇する．
・ネフローゼ症候群や肝硬変では，❸が減少する．

第 3 章　体液バランスの異常

 Step 2 は，腎で Na と水の貯留を起こす RAS と交感神経系をチェックします．

➡「圧利尿」と「TGF」を阻害する有効循環血液量減少

　健常人では，Na 過剰（ECF 過剰）は「圧利尿」と「TGF（尿細管-糸球体フィードバック）」によって是正されます．ところが，有効循環血液量（動脈系の血液量）が減少する病態（心不全・肝硬変・ネフローゼなど）では圧利尿は作動しません．加えて，RAS 亢進によって遠位尿細管から集合管の Na 再吸収が高まり，さらに Na 貯留が進行します．

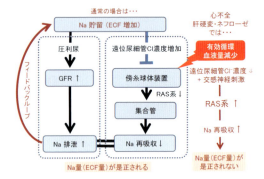

RASと交感神経系の作用

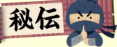 **全身性浮腫のメカニズム**

・全身性浮腫は，①局所の血行力学的変化と，②腎での Na 貯留の 2 ステップで考える．
・有効循環血液量減少（心不全・ネフローゼ）では，RAS が亢進して Na が貯留する．
・AT II と ALD が遠位尿細管の Na^+-K^+ 交換を促進して Na^+ 再吸収を亢進させ，浮腫が増悪する．

第4章
水・Na バランスの異常

Na 濃度と ECF から
体液コンパートメントの異常を把握する

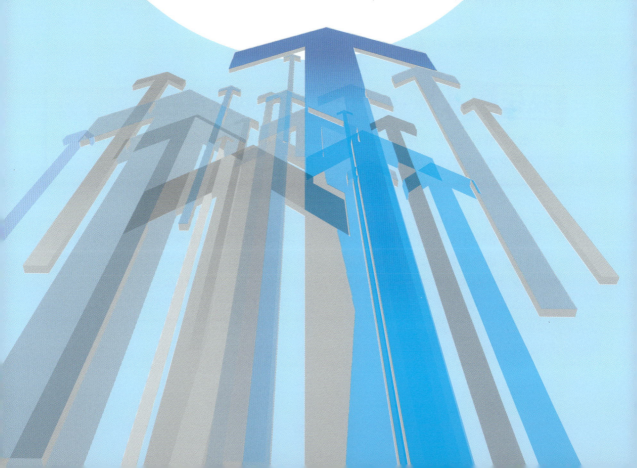

第4章 水・Naバランスの異常

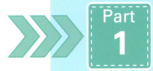

水・電解質調節の概略

ホメオスターシス維持の基本的な仕組みは「フィードバックループ」です.

➡ 物質のInputとOutput

冒頭の「養老の瀧」を思い出してみてください．水・電解質は，口からInputされ，腎からOutputされます（不感蒸泄と呼気のCO_2は除く）．腎臓は，Input過剰のときにはOutputを増やし，Input不足のときにはOutputを減らして，ホメオスターシスを維持します．そのため腎臓には，物質ごとに異なる排泄調節機構があり，その調節機構が破綻した状態が「水・電解質バランス異常」です．つまり，「水・電解質バランス異常」は基本的には腎の排泄調節障害に起因しています．

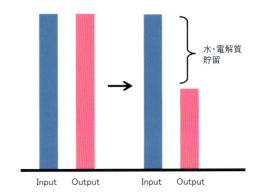

水・電解質異常＝腎の排泄障害

 秘伝　水・電解質バランス異常の捉え方

・「水・電解質バランス異常」とは，腎臓の排泄調節機構が破綻しInputとOutputのバランスが崩れること．

➡ フィードバックループによる水・電解質調節

一般に，電解質は「フィードバックループ」（次項で解説）によって調節されています．

例えば，副腎皮質にはK，副甲状腺にはCaの濃度を感知するセンサーがあります．これらセンサーがエフェクターに作用して，アルドステロンやPTHなどのメディエーターを分泌させ，ターゲット（尿細管）に作用し，再吸収すなわち尿中排泄を変化させます．

なので，尿中排泄量から腎の排泄異常を解析することが水・電解質攻略の第一歩になります．

第 4 章　水・Na バランスの異常

水排泄による
Na 濃度の調節とその障害

 血清 Na 濃度は，±1～2%という
非常に狭い範囲に調節されています．

➡ Na 濃度変動の影響

電解質異常と言えば，真っ先に「高 K 血症」が思い浮かびますよね．しかし実は，Na 濃度の変動のほうが生理的影響は大きいのです．例えば，Na 濃度が10%変動（140⇒126，または140⇒154）すると，脱力や意識障害を発症します．一方，K 濃度が20%変動（4⇒3.2，または4⇒4.8）しても，際だった臨床症状を呈しません．つまり，私たちは **Na 濃度の変化にとても敏感** であると言えます．

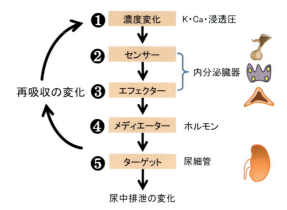

なので，血清 Na 濃度を±1～2%という非常に狭い範囲（基準となる血清 Na 濃度には個体差があります）に調節するメカニズムを，進化の過程で獲得したのだとも考えられます．

➡ 水排泄による Na 濃度の調節

その Na 濃度の調節メカニズムですが，意外にも **Na 濃度を感知するセンサーはない** のです（K や Ca にはあります）．その代わり，Na 濃度の変動は「浸透圧センサー」によって感知され，「視床下部-下垂体-集合管系」による **血漿浸透圧調節メカニズムによって間接的に調節** されます．

具体的には，❶血漿浸透圧が上昇すると，❷センサー（視床下部の室傍核と視索上核）がそれを感知し，❸エフェクター（下垂体後葉）が❹メディエーター（ADH）を分泌し，それが❺ターゲット（集合管）に作用して，水再吸収を促進します．このフィードバックループの異常により，抗利尿ホルモン不適合分泌症候群（SIADH）や尿崩症が生じます．

第4章 水・Naバランスの異常

水・電解質のフィードバックループ

物質	センサー	エフェクター《メディエーター》	ターゲット	特徴
[K$^+$]↑	副腎皮質（Kセンサー）	副腎皮質《アルドステロン》	遠位尿細管（K排泄↑）	ゆっくり（時間単位）
[Na$^+$]↑（水↓）	視床下部*（浸透圧センサー）	下垂体後葉《ADH》	集合管（アクアポリン↑）（水再吸収↑）	すばやい（分単位）
Na量↑（細胞外液量）	緻密斑（Clセンサー）	傍糸球体装置《RAS》	糸球体（圧利尿）**集合管（Na排泄）	ゆっくり（日単位）
[Ca^{2+}]↑	副甲状腺（Caセンサー）	副甲状腺《PTH》	骨（血中へのCa動員）	ゆっくり（時間単位）

*：視床下部は浸透圧を感知する（Na濃度を直接感知するのではない）．
**：過剰なNa摂取はECFを増加させ，圧利尿とRASにより数日かけて排泄される．

秘伝　Na濃度とNa量の調節

- レスポンスが速いほど厳密に調節できる．
- 浸透圧調節系のレスポンスは数分なので，Na濃度の変動は±1〜2%に収まる．
- 一方，体内Na量（体液量）の変動は，TGF（RAS）と圧利尿によりゆっくりと補正される．

> **Naの変動が±1〜2%に抑えられるのは，「視床下部–下垂体–集合管系」のレスポンスが速いからです．**

➡ 血漿浸透圧センサーの鋭敏さ

　ADHの実体はバソプレシン（arginine vasopressin）というポリペプチドで，視床下部の視索上核・室傍核で合成され，顆粒となって軸索を下降し，下垂体後葉に貯蔵されます．
　つまり，視索上核・室傍核は浸透圧センサーであると同時に，ADHを分泌するエフェクターでもあります．浸透圧センサーの感度は抜群に鋭敏で，血漿浸透圧のわずか1%の上昇にも反応して，ADH分泌が直線的に増加します．
　最近，この血漿浸透圧センサーの分子メカニズムが解明され，細胞膜の伸展・収縮によってCaチャンネルの開口が変化する，つまり一種の伸展受容器であることがわかりました〔N Engl J Med. 2015；372（14）：1349-1358〕．つまり，血清Na濃度が上昇すると，水の移動によって細胞が収縮し，Caチャンネルの開口が変化して，ADH分泌顆粒から速やかにADHが分泌されるのです．

秘伝　血漿浸透圧によるADH分泌

- 血漿浸透圧>280 mOsmでは，直線的にADH分泌が増加する．
- 血漿浸透圧<280 mOsm（Na濃度<135 mEq/L）では，ADHは分泌されない．
- SIADHでは，血漿浸透圧<280 mOsmにもかかわらずADHが測定感度以上に分泌される．

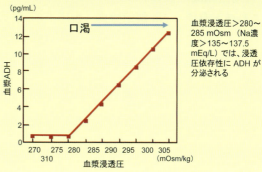

（Renal Pathophysiology.4ed，Elsevierを参考に作図）

➡ アクアポリン2の素早い発現

　血漿浸透圧センサーから分泌されるADHが集合管血管側のV₂レセプターに結合すると，水チャンネル「アクアポリン2」が管腔側の細胞膜上に素早く配置されます．これら一連の反応が分単位で起きるので，血清Na濃度を±1～2％という非常に狭い範囲に調節できるのです．

　例えば，大量に水を摂取すると，血漿浸透圧の低下によりADHの放出は遮断され，直ちに水の再吸収が止まり4時間以内に過剰の水の80％以上が排泄されます．なので，健常者が水中毒になることはまずありません．

秘伝　アクアポリン2の再配置

❶ 血漿浸透圧が上がると，下垂体からADHが分泌され，集合管のV₂レセプターに結合する．
❷ 細胞質内に格納されていたアクアポリン2が，管腔側の細胞膜上に再配置（リクルート）される．
❸ 浸透圧勾配に沿って水が再吸収され，血漿浸透圧は低下する．
　以上のレスポンスの所要時間は数分なので，Na濃度の変動は±1～2％に収まる．

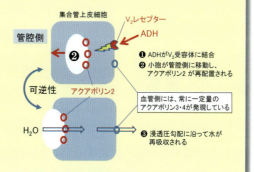

第4章 水・Naバランスの異常

> 低Na血症では，有効循環血液量の減少がADH分泌を刺激し，水排泄をジャマしていることが多いです．

➡ 有効循環血液量の減少

　これほど有能なNa調節機構〔視床下部-下垂体-集合管系〕があるのに，なぜ低Na血症が起きるのでしょうか？　低Na血症の原因で圧倒的に多いのは，有効循環血液量の減少（出血，脱水，うっ血性心不全，肝硬変など）であることがヒントになります．

　通常，血漿浸透圧＜280 mOsm（Na濃度＜135 mEq/L）ではADHは分泌されず，ADH血中濃度は測定感度以下です．ところが，出血や脱水によって循環血液量が5％以上減少すると，「体液量センサー」（頸動脈洞や胸腔の静脈の圧受容体）が感知しADH分泌を強力に刺激する結果，水が再吸収され低Na血症を是正できなくなります（ラットの実験）．

有効循環血液量減少は強力なADH分泌刺激

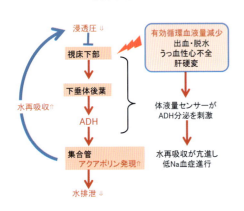
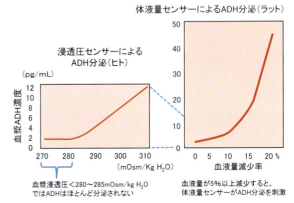

（Renal Pathophysiology. 4ed, Elsevier, 2013を参考に作図）

➡ 浸透圧センサーと体液量センサーの拮抗

　浸透圧センサーと体液量センサーの拮抗は，有効循環血液量減少という「緊急事態」に対して，Na濃度よりも血圧を優先する仕組みとも言えます．「とりあえず有効循環動態を維持して死を回避し，Naはあとでゆっくり補正しよう」と腎臓が考えた……のかどうかは別として，そのような仕組みが生存に有利に働いたことは確かです．

秘伝　有効循環血液量減少による低Na血症

・有効循環血液量が5％以上減少すると，「体液量センサー」によるADH分泌刺激が「浸透圧センサー」によるADH分泌抑制を凌駕する．
・その結果，ADHが分泌され，低Na血症が進行してしまう．
・これは，Na濃度を犠牲にして循環動態を維持し，死を回避する仕組みと言える．

出血に対する腎の反応

循環血液量減少のリスク

再び進化論的に考えてみましょう。

はるか昔、私たち哺乳類の祖先は、過酷な環境で日常的に出血（循環血液量減少）のリスクに遭遇していたと想像されます。恐竜に咬まれる（？）、逃げるときに崖から落ちるなど、出血のリスクは高かったに違いありません。

「水を再吸収して、とりあえず循環動態を維持し、死を回避しよう。うまく危機を脱したら、低Na血症はあとでゆっくり補正すればいい」というわけで、前述の「体液量センサーによるADH分泌刺激」が、生存に有利に働いた可能性大です。

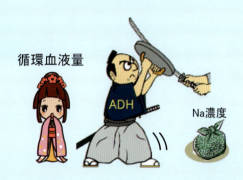

どちらを守るべき？

Naを保持するRAS

海と違って陸地には塩がないので、Naの確保は大変だったと思われます。

主食である植物は、Kは豊富ですがNaをほとんど含みません。動物の血肉にはNaが豊富ですが、そんなご馳走にはめったにありつけません。このような慢性的Na欠乏の状況では、下痢や嘔吐により容易にNa欠乏（等張性脱水）に陥ってしまいます。そこで、進化の過程でKの排泄と交換にNaの再吸収を行う「RAS」が発達したと考えられています。

塩が自由に手に入るようになったのは、交易が盛んになった有史以後のことでしょう。オーストリアのザルツブルクは、アルプス山脈で採れる岩塩（ザルツ）の交易で栄えた。

下痢に対するNa補給の歴史

塩が不足した原始時代。ひょっとしたら、岩塩は下痢や脱水の妙薬として、祭壇に供えられていたのかもしれませんね。今でも、南米奥地で狩猟採集生活をしている、ヤノマミインディアンの人々は、1日1g以下の塩しか摂っていないそうです。

昔から、下痢のときには梅干しをのせたお粥を食べるのが日本人の知恵でした。水分・カロリー・塩分を同時に補給するという一種の「経口補水療法」ですから、効果は絶大です。昔の梅干しは表面に塩の結晶がたっぷりついていたので、1個で1～2gぐらいの食塩に相当したものです。

現代においても、下痢は開途上国における小児死因の主因ですが、1980年代からのユニセフの活動により、年間100万人の小児が「経口補水療法」の恩恵を受けています。（p100「経口補水療法の歴史」参照）。

第4章 水・Naバランスの異常

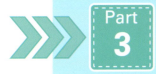

低Na血症

 臨床的によく遭遇する低Na血症の原因は多岐にわたります．

➡ 低Na血症の原因

　Na濃度の変動は細胞のボリュームを変化させ，細胞膜を介した物質輸送や神経筋の「細胞膜電位」を変動させるなど，生理的影響が大きいので，私たちの血清Na濃度は±1〜2%という非常に狭い範囲に調節されています．そのメカニズムとして，ADHをメディエーターとした「視床下部-下垂体-集合管系」が大きな役割を果たしていることを前項で述べました．そのメカニズムが障害されると，低Na血症になります．

【低Na血症の原因】
Ⅰ．水排泄の障害
　　A．有効循環血液量の減少
　　　1．消化液からの喪失：嘔吐，下痢，胃腸管ドレナージ，消化管出血
　　　2．腎臓からの喪失：利尿薬，塩類喪失性腎症
　　　3．皮膚からの喪失：（汗など比較的濃度の低い体液の喪失を自由水で補った場合）
　　　4．うっ血性心不全
　　　5．肝硬変
　　　6．サイアザイド系利尿薬（一部は体液量減少を介して作用する可能性）
　　B．ADH不適合分泌症候群（SIADH）　　＊有効循環血液量の減少を伴わない
　　　1．あらゆる神経精神疾患，重症の疼痛
　　　2．薬物性：クロルプロパミド（経口血糖降下薬）など
　　　3．腫瘍からのADH異所性産生：小細胞肺癌が最も多い
　　　4．手術後：求心性の疼痛刺激による
　　　5．呼吸器疾患
　　C．進行した腎不全
　　D．ホルモンの変化
　　　1．甲状腺機能低下症
　　　2．コルチゾール不足
　　　　（原発性副腎不全＝Addison病，または二次性副腎不全＝下垂体不全）
　　　3．妊娠
Ⅱ．心因性多飲症（正常の水排泄能を上回る水の摂取）
Ⅲ．浸透圧設定異常

Part 3 低Na血症

低Na血症の鑑別診断には，血漿浸透圧値を用います．

➡ 血漿浸透圧別に分ける

低Na血症の鑑別診断は，右のアルゴリズムに沿って進めてみてください．

まず，血漿浸透圧実測値（氷点降下法）によって，大まかに❶低浸透圧群，❷高浸透圧群，❸正常浸透圧群に分けます．

症例の多くは，❶低浸透圧群と診断されるはずです．この群を，さらに有効循環血液量，細胞外液量によって分けますが，詳しくは，次項の「水・Na異常マトリックス」を参照してください．

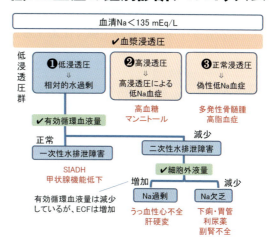

「低Na血症＝相対的水過剰，浮腫＝体内Na量の増加」と言い換えましょう．

➡ 低Na血症と浮腫

前項のアルゴリズムで低浸透圧群と診断されたら，血清Na濃度と理学的所見から下の「水・Na異常マトリックス」を用いて鑑別診断を進めてみてください．

低Na血症は「相対的水過剰」なのでマトリックスの上段になりますが，これには脱水（左側）と浮腫（右側）があることを確認してください．ここで重要なのは，浮腫はECFの増加なので，「浮腫＝体内Na量の過剰」と言い換えることです．

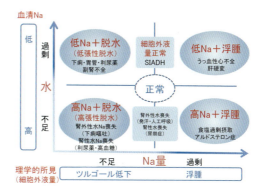

➡ 水・Na異常マトリックス

次のように，進めていきます．

Step 1：理学所見と血清Na濃度から，マトリックス内の位置を決める．その際，「浮腫（体内Na量の増加）の有無を理学所見からきちんと把握するのがポイント．

Step 2：低Na血症の「原因」を探す．下痢・胃管・利尿薬・副腎不全など．

Step 3：低Na血症の「持続要因」を探す．有効循環血液量減少（脱水・うっ血性心不全）やSIADHなどが，水排泄機構（視床下部-下垂体-集合管系）を阻害して，低Na

第4章 水・Naバランスの異常

血症が持続する．
Step 4：「原因」と「持続要因」を治療する．

【浮腫の検出法】
　ECFが体重の5％程度増加しないと，明らかな下腿浮腫（pitting edema）は起きないが，前脛骨部中央を5秒以上強く圧迫することによって軽い浮腫も検出できる．

秘伝　低Na血症の治療

・脱水を伴う場合は生理食塩水を．重篤な低Na血症では高濃度食塩水を．
・ECF増加（うっ血性心不全・肝硬変）では，Na利尿薬を投与するが，低Na血症が増悪する場合は，水利尿薬（V_2受容体拮抗薬トルバプタン）を併用する．
・慢性SIADHでは水制限を，急性で重篤なSIADHでは高濃度食塩水を投与．

有効循環血液量減少を伴う低Na血症は，最もよく遭遇します．

➡ 有効循環血液量減少を伴う低Na血症

　日常遭遇する低Na血症のほとんどが，このタイプに属します．ややこしいのは，ECFが増加していても，循環血液量が減少している場合があるということです．具体的には，
　1）ECF（体内Na量）が増加＝うっ血性心不全・肝硬変による浮腫や胸腹水
　2）ECF（体内Na量）が減少＝下痢・嘔吐・利尿薬

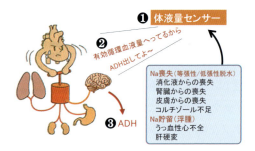

　うっ血性心不全と下痢による脱水では，見た目は全く違いますが，どちらも有効循環血液量（動脈系の血液量）は減少していることに注目してください．

秘伝　有効循環血液量とADH

❶頸動脈洞（高圧系）や胸腔の静脈（低圧系）の圧受容体が有効循環血液量の減少を感知．
❷求心性副交感神経系刺激⇒延髄の血管運動中枢⇒視床下部室傍核を刺激．
❸下垂体がADHを分泌する．

➡ 浮腫を伴う低 Na 血症

うっ血性心不全や肝硬変は，「有効循環血液量の減少＋Na 貯留（浮腫）」の病態です．

前述のように，体液量センサーが有効循環血液量の減少を感知し，ADH 分泌が増え水再吸収が亢進するので低 Na 血症になります．このような病態に対して Na 利尿薬を投与すると，さらに低 Na 血症が増悪するというジレンマに陥ってしまいます．

以前はこのような場合には水制限しか手がなく，したがって栄養補液も制限せざるを得ませんでした．しかし，現在は「水利尿薬」である V_2 受容体拮抗薬（トルバプタン）と Na 利尿薬の併用により，低 Na 血症を改善させつつ浮腫をとることができるようになりました．

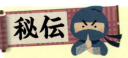

うっ血性心不全や肝硬変の浮腫の治療

- うっ血性心不全や肝硬変は「有効循環血液量の減少＋体内 Na 貯留（浮腫）」．
- 浮腫に対して Na 利尿薬を投与すると，低 Na 血症が増悪してしまう．
- このような場合，水利尿薬である V_2 受容体拮抗薬（トルバプタン）を併用する．

SIADH は，意外と多い病気です．

➡ SIADH の原因

SIADH（Syndrome of Inappropriate Secretion of ADH）の「Innapropriate（不適合）」とは，「低 Na 血症（血漿浸透圧低下）であるにもかかわらず，ADH が分泌される」という意味です．

SIADH は，低 Na 血症の原因として頻度が高いのですが，多くは気づかれないまま自然軽快するため，重症例だけが SIADH と診断されているものと思われます．

【SIADH の原因】
1. あらゆる神経精神疾患，重症の疼痛
2. 薬物性：クロルプロパミド（経口血糖降下薬）など
3. 腫瘍からの ADH 異所性産生：小細胞肺癌が最も多い
4. 手術後：求心性の疼痛反応による
5. 呼吸器疾患

【SIADH の診断と治療】
- 有効循環血液量の減少を伴わない（脱水やうっ血性心不全がない）．
- 水排泄障害の所見（尿 Na＞20 mEq/L，尿浸透圧＞300 mOsm/kg H_2O）．
- 血清 ADH 濃度が測定感度以上（血漿浸透圧が低いのに ADH が分泌される）．
- 治療は水制限が基本．さらに食塩投与やバソプレシン産生腫瘍による難治例にはモザバプタン（30 mg/日）を投与〔「バソプレシン分泌過剰症の治療の手引き」厚生労働省(2012)〕．

第4章 水・Naバランスの異常

「低Naなのに高浸透圧」グループも「低Naなのに正常浸透圧」グループも，Na補充は不要です．

➡ **高血糖やマンニトールによる血清Na濃度の低下**

「低Na血症の鑑別診断アルゴリズム」(p113)の❷「低Naなのに高浸透圧」グループでは，高血糖・マンニトールなどの高浸透圧により，ICF ⇒ ECFへ水が移動し，低Na血症をきたします（グルコース100 mg/dL上昇につき，Na濃度は1.6 mEq/Lほど低下します）．脳浮腫は生じないのでNa補充は不要，原因がなくなればNa濃度は自然に正常化します．

秘伝　高血糖・マンニトールによる低Na血症

・低Na血症なのに血漿浸透圧は高い．
・細胞内脱水をきたし，脳浮腫は生じない．
・Na補充は不要．

➡ **偽性低Na血症**

「低Na血症の鑑別診断アルゴリズム」の❸「低Naなのに正常浸透圧」のグループは，多発性骨髄腫や高脂血症に伴う低Na血症です．浸透圧の計算値(Na×2＋血糖値/18＋BUN/2.5)は低いのに，浸透圧の実測値は正常です．

タンパクや脂質が血清中に占める体積が増えると，Na濃度（測定値）は低下します．一方，タンパクや脂質は分子量が大きく粒子数が少ないため，浸透圧物

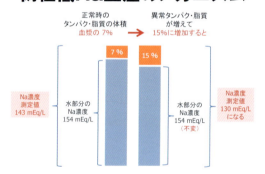

偽性低Na血症のメカニズム

質にはならず，浸透圧の実測値は正常です．見かけ上の低Na血症ですから，Na補充の必要はありません．一方，血液ガスのNa濃度は，水分中のNaを測定するため，タンパクや脂質の影響を受けず，正確に水分中のNa濃度を反映します．

秘伝 偽性低Na血症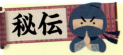

- 健常人では，タンパクと脂質が血漿の体積の7%を占め，93%が水分．
- Na濃度（測定値）が143 mEq/Lの場合，水分中のNa濃度は143÷0.93≒154 mEq/L．
- タンパクと脂質が占める割合が15%に増えると，Na測定値=154 mEq/L×0.85 =130.9 mEq/Lとなる．
- 血液ガスのNa濃度が正常であることを確認する．

急性低Na血症と慢性低Na血症では，症状がまるで違います．

➡ 急性低Na血症

48時間以内に低Na血症が進行するものを「急性低Na血症」と言います．血清Naが125 mEq/Lを切ると，頭痛・吐き気・脱力・知覚鈍麻・痙攣などの中枢神経症状を呈し，さらに進行すると，脳浮腫・脳ヘルニアが進行し死に至ります．

症状が重篤になる理由は，急性低Na血症では脳細胞内のオスモライト（有機溶質）の排泄が追いつかず，相対的に細胞内高浸透圧となるので，ECF⇒ICFへの水の移動により脳浮腫をきたしやすいためです．

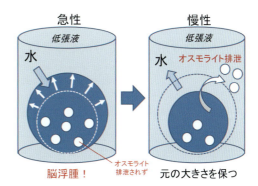

➡ 慢性低Na血症

一方の「慢性低Na血症」は，低Na血症がゆっくり進行し，血清Naが125 mEq/Lを切っても症状が軽いのが特徴です．その理由は，脳細胞内のオスモライトが排泄され，細胞内外の浸透圧が等しく保たれるので，ECF⇒ICFへ水が移動せず脳浮腫をきたしにくいためです．

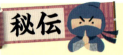 **低Na血症による脳浮腫**

- 急性低Na血症では，オスモライトの排泄が追いつかず，脳浮腫をきたしやすい．
- 慢性低Na血症では，オスモライトが排泄され細胞内外の浸透圧が等しく保たれるので，脳浮腫をきたしにくい．

慢性低Na血症を治療する際には，CPMに注意が必要です．

➡ オスモライトと細胞容量の調節

細胞内の浸透圧物質は，2/3がNa^+やK^+などのイオン，1/3がオスモライトと呼ばれる有機溶質（イノシトール，グルタミン，タウリンなど）から成ります．

➡ 脳細胞の適応

血清Na濃度が，ゆっくり低下する場合には，脳細胞の適応が起きます．第1日目から脳細胞内のオスモライトが排泄され，細胞内浸透圧が低下する結果，水が細胞外に移動し，脳浮腫が改善します．

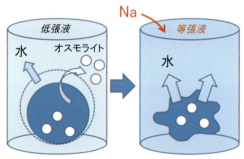

Naの急速補正によるCPM

このように，慢性低Na血症の場合には，オスモライトの排出により脳細胞内浸透圧は低下し，元の大きさを保っています．ここで急速にNa濃度を補正すると，脳細胞が一気に縮んで橋中心髄鞘崩壊症（Central pontine myelinolysis：CPM）を起こす可能性があるので注意が必要です．

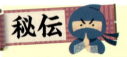 **橋中心髄鞘崩壊症（CPM）**

- 対麻痺，四肢麻痺，構語障害，嚥下障害，昏睡状態などの脱髄症候群をきたす．
- 慢性低Na血症において，Naを急速に補正した場合に起きる．

➡ 急性低Na血症の治療

前述のように，急性低Na血症による意識障害は重篤になりやすいので，Na濃度の急速補正により脳浮腫を改善させる必要があります．急性低Na血症では，脳細胞内オスモライトの排泄が追いついていないので，細胞内浸透圧は低下しておらず，急速に低Na血症を補正してもCPMは発症しにくいとされています．

Part 3 低 Na 血症

筆者の経験でも，かつてシスプラチンによる AKI と急性低 Na 血症（Na 104 mEq/L）で昏睡に陥った患者さんに血液透析を施行したところ，速やかに低 Na 血症が改善し，かつ CPM は発症しませんでした（透析液の Na 濃度は 140 mEq/L）．

秘伝 低 Na 血症の治療

・脱水を伴う場合は，生理食塩水（等張液）により有効循環血液量を回復させる．ADH 分泌刺激がなくなれば水が排泄され，低 Na 血症は自然に改善する．

・急性低 Na 血症によって意識障害をきたしている場合は，高張食塩水（3％食塩水）を投与する．頻回に Na を測定し，補正速度を 1 時間に 0.5 mEq/L，1 日 20 mEq/日以内に抑える．

・一方，慢性低 Na 血症では，CPM を起こすことがあるので急速補正はしない．

第4章 水・Naバランスの異常

チャレンジQ&A ❻

70歳女性が，大腸内視鏡検査を受けた後に低Na血症（血清Na 118 mEq/L）をきたした．

発症状況：高血圧・高脂血症を基礎疾患に持つ70歳女性が，便潜血陽性精査のため，ブラウン法により大腸内視鏡検査（CS）を受けた．微温湯高圧浣腸実施中より軽い眩暈があった．CS施行直後より振戦・せん妄が出現した．血清Na 118 mEq/Lと判明し，腎臓内科コンサルテーションを依頼された．
理学所見：意味不明の発語あるも会話不能．顔面に軽い浮腫を認めた．
検査所見：血清Na 118 mEq/L，頭部CT異常なし
　　　　　TP 6.9 g/dL，血漿浸透圧 248 mOsm/kg H$_2$O，尿Na 144 mEq/L，尿浸透圧 461 mOsm/kg H$_2$O，血清ADH濃度 14.9 pg/mL（後日判明）

Clinical Question

❶低Na血症の原因は？
❷低Na血症の治療で注意すべきことは？
❸本症例に推奨される治療は？

【マトリックス解析】
　意識障害を伴う急性低Na血症である．
Step 1（位置）：細胞外液不足はないので，中上「SIADH」．
Step 2（原因）・Step 3（持続要因）：血漿浸透圧低値（＜300 mOsm/kg H$_2$O）にもかかわらず，尿Na高値（＞20 mOsm/kg H$_2$O），尿浸透圧高値（＞300 mOsm/kg H$_2$O）は，水の排泄ができないことを表しており，SIADHに合致す

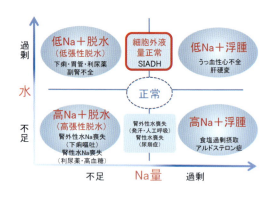

る．後日判明した血清ADH濃度は，低浸透圧（低Na）血症にもかかわらず，14.9 pg/mLと高値であった．
　ADH分泌刺激として，高圧浣腸による求心性刺激が考えられた（A❶）．

【治療経過】
　意識障害がありCTでは異常を認めなかったが，今後脳浮腫への進行が予想されたため，3％食塩水にて治療を開始した（A❷）．計250 mL投与後，血清Na 125 mEq/Lとなり，会話可能となったので生理食塩水に切り替えた．翌朝，血清Na 136 mEq/Lまで回復し，摂食・歩行可能となり，第4病日に退院した．脱髄症候群は発症しなかった．

Part 3 低Na血症

Answer

❶CS前処置によって発症したSIADHである．高圧浣腸による求心性刺激が，ADH分泌を刺激したと考えられた．

❷低Na血症の治療に際しては，Na急速補正による脱髄症候群の発症に注意すべきである．

❸本症例のような急性SIADHに対しては，高張食塩水による比較的急速なNa補正を行うべきである．脳細胞内のオスモライト（有機浸透圧物質）の排泄が起きず，血清Na濃度の急速な回復にもかかわらず，脱髄症候群が発症しなかったと考えられる．

第4章 水・Naバランスの異常

チャレンジQ&A ⑦

陳旧性脳梗塞で在宅介護を受けている78歳女性が，意識障害でER搬送された．

> 状　　況：3日前より発熱・下痢が持続していた．水分は少量摂っていたが，尿はあまり出ていない．朝から反応が鈍く，言葉がはっきりしない．
> 理学所見：血圧110/70 mmHg，脈拍100/分，体温38.4℃，JCS I -3，失見当識あり，発語不明瞭，皮膚ツルゴール低下（＋）
> 検査所見：脳CTにて脳萎縮とラクナ梗塞を認める．血清Na 125 mEq/L, K 4.0 mEq/L, Cl 87 mEq/L，尿比重1.02

Clinical Question
❶低Na血症の原因と持続要因は？
❷推奨される治療は？

【マトリックス解析】

意識障害を伴う急性低Na血症である．
Step 1（位置）：細胞外液不足があるので，左上「低張性脱水」．
Step 2（原因）：下痢による等張液の喪失．
Step 3（持続要因）：有効循環血液量減少によるADH分泌亢進のために水が排泄できない（A❶）．

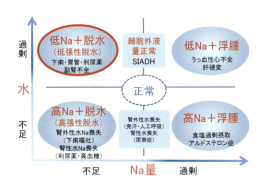

【治療経過】

生理食塩水投与（A❷）により有効循環血液量が改善し，ADH分泌が止まり，低Na血症は改善した．

Answer
❶原因は，下痢による等張液の喪失である．持続要因は，有効循環血液量減少によるADHの分泌亢進のために，水が排泄できないことである．
❷生理食塩水により細胞外液を補充すると，有効循環血液量が回復してADH分泌が止まり，低Na血症は改善する．

チャレンジQ&A ⑧

腹部手術・貧血の既往がある47歳女性が，再発性癒着性イレウスで入院した．

> 発症状況：腹部CTにて腸液の貯留と軽度の腎萎縮を認め，再発性癒着性イレウスと診断された．小腸にイレウス管が留置され，維持液（Na 45 mEq/L）2 L/日が投与された．
> 　　　　　小腸ドレナージ液量は，第1病日：1,500 mL，第2病日：4,800 mL，第3病日：2,000 mLであった．第3病日，手足がつる，頭痛の訴えあり．血清Na 114 mEq/Lと判明し，腎臓内科コンサルテーションを依頼された．
>
> 理学所見：身長160 cm，体重45.4 kg，BMI 17.7，血圧103/61 mmHg，脈拍91/分，反応は鈍いが簡単な会話は可能．口腔乾燥（＋），皮膚ツルゴール低下（＋）
>
> 検査所見：《第1病日》Hb 7.5 g/dL，BUN 37 mg/dL，Cr 2.1 mg/dL，Na 133 mEq/L，K 3.5 mEq/L，Cl 91 mEq/L
> 　　　　　《第3病日》Hb 10.9 g/dL，TP 9.7 g/dL，BUN 32 mg/dL，Cr 3.8 mg/dL，Na 114 mEq/L，K 5.0 mEq/L，Cl 67 mEq/L，ADH 1.6 pg/mL
>
> 小腸ドレナージ液電解質組成（第3病日）：Na 131 mEq/L，K 5.1 mEq/L，Cl 95 mEq/L，HCO_3 54.7 mEq/L

Clinical Question
❶ 低Na血症の原因と持続要因は？
❷ 推奨される治療は？
❸ 輸液の組み立ては？

【マトリックス解析】
　意識障害を伴う急性低Na血症である．
Step 1（位置）：細胞外液不足があるので，左上「低張性脱水」．
Step 2（原因）：消化液（等張液）の喪失による等張性脱水＋低張輸液．
Step 3（持続要因）：有効循環血液量減少によるADH分泌亢進のため，水が排泄できない（A❶）．低Na血症にもかかわらず，ADHは1.6 pg/mLと測定感度以上に分泌されていた．

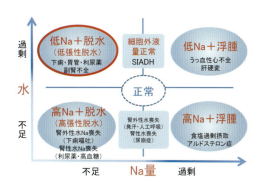

【治療経過】
　有効循環血液量減少があるので循環動態改善を優先し，生理食塩水（等張液）で治療開始した（A❷）．4時間で生理食塩水3Lを投与したところ，意識清明となり手足のつりや

第4章　水・Naバランスの異常

頭痛などの症状は消失した．翌日には Hb 7.2 g/dL，TP 6.9 g/dL，BUN 23 mg/dL，Cr 2.4 mg/dL，Na 129 mEq/L，K 3.8 mEq/L，Cl 89 mEq/L，と低張性脱水は改善した．

消化液の組成表（右）より，小腸ドレナージ液の Na 濃度≒79 mEq/L と推定したが，実測してみると，Na 131 mEq/L とさらに高濃度であった．

そこで，維持液（1/3 生食）2 L/日に加えて，ドレナージと同量の生理食塩水（リンゲル液）を補充液として投与（A❸）したところ，低張性脱水は再発しなかった．

消化液の電解質組成

単位はすべてmEq/L

量(L)	Na⁺	K⁺	Cl⁻	HCO₃⁻	H⁺
唾液 1-2	15	30	15	50	0
胃液 1.5-2	50-70	5-15	90-120	0	70-100
胆汁 0.5-1.5	120-150	5-15	80-120	30-50	0
膵液 0.5-1	100-140	10	70-100	60-110	0
腸液 1-2	80-140	10-20	80-120	20-40	0

（Harrison's Principles of Internal Medicine. 18ed, McGraw-Hill, 2011 を参考に作成）

> *Answer*
>
> ❶原因は，小腸ドレナージによる等張液の喪失である．持続要因は，有効循環血液量減少による ADH の分泌亢進である．
>
> ❷生理食塩水により細胞外液を補充すると，有効循環血液量が回復して ADH 分泌が止まり，低 Na 血症は改善する．
>
> ❸脱水が改善して循環動態が安定したら，維持液（1/3 生食）2 L/日に加え，ドレナージと同量の生理食塩水（リンゲル液）を補充液として投与する．

第4章 水・Na バランスの異常

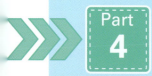

高 Na 血症

 高 Na 血症も臨床的によく遭遇し，原因は多岐にわたります．

➡ 高 Na 血症の原因

血清 Na 濃度を微調整する ADH の分泌が障害（視床下部-下垂体-集合管系の障害）されたり，腎の水保持能を上回る水喪失や Na 負荷があると，高 Na 血症になります．また最近，投与機会が増えている水利尿薬のトルバプタン（V_2受容体拮抗薬）の過量は，腎性尿崩症と類似のメカニズムで高 Na 血症をきたすことを熟知しておく必要があります．

高Na血症の原因

	水喪失		Na喪失	Na負荷 or 再吸収
I. 腎の水保持能を上回る水の喪失				
A. 不感蒸泄, 発汗による水分喪失	2+		−	
B. 腎臓からの水分喪失:				
中枢性または腎性尿崩症	2+		−	
高血糖やマニトールによる浸透圧利尿	3+	>	2+	
C. 消化管からの水分喪失	3+	>	2+	
D. 口渇中枢に影響する視床下部病変	2+		−	
II. 腎の水保持能を上回るNa負荷				
A. 食塩大量摂取や重炭酸ナトリウム投与	−		−	2+
B. アルドステロン症	−		−	2+

（Renal Pathophysiology. 4ed, Elsevier, 2013 を参考に作成）

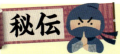 **注目**

・浸透圧利尿や消化液喪失では，水と同時に Na も喪失し，水欠乏が Na 欠乏を上回ると高 Na 血症になる．

➡ 高 Na 血症の鑑別診断

「水・Na 異常マトリックス」で当たりをつけてから，「高 Na 血症の鑑別診断アルゴリズム」に沿って確認しましょう．

最初に，細胞外液量を評価して❶脱水（水欠乏＞Na 欠乏），❷ECF ほぼ正常（水欠乏），❸溢水（Na 過剰）の３つに分けます．「❷ECF ほぼ正常⇒水欠乏」と考える理由は，水欠乏では ICF⇒ECF への水の移動により ECF の欠乏が目立たないためです．

第4章 水・Na バランスの異常

次に，Na や水の喪失ルートを尿 Na 排泄量と尿浸透圧から推定します．

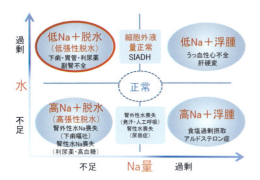

高Na血症の鑑別診断アルゴリズム

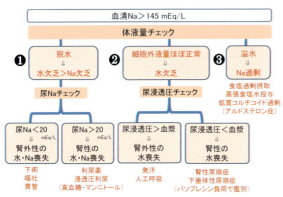

《腎性 or 腎外性の鑑別》
❶Na 喪失が腎性 or 腎外性？
　⇒尿 Na で鑑別．
❷水喪失が腎性 or 腎外性？
　⇒尿浸透圧で鑑別．
《バソプレシン負荷試験》
・尿浸透圧が50％以上上昇⇒
　中枢性尿崩症
・反応なし⇒腎性尿崩症

（National Kidney Foundation's Primer on Kidney Diseases. 6ed, Elsevir, 2013 を参考に作図）

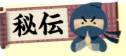 **高 Na 血症の鑑別**

・ECF から3パターンに分け，Na や水の喪失ルートを推定する．

➡ 高 Na 血症の治療

❶ECF 欠乏では水と Na を喪失しているので，生理食塩水を補充して ECF を回復させてから，5％グルコースによって高 Na 血症を改善させるのが基本です．先に5％グルコースを投与すると Na は薄まりますが，循環動態の改善が遅れてしまいます．

❷ECF ほぼ正常では，水だけを喪失しているので，5％グルコースを補充します．

❸ECF 過剰では，食塩制限をしたり，アルドステロン症に対しては抗アルドステロン薬を投与します．

Part 4　高Na血症

チャレンジQ&A ❾

心不全で入院し，フロセミドを投与されている78歳男性が意識障害を起こした．

> 発症状況：1週間前に慢性心不全の増悪で入院し，フロセミド20 mg/日を投与されていた．食事や水はあまり摂取できていなかった．朝から反応が鈍く，血清Na 160 mEq/Lと判明した．
>
> 理学所見：体重47.0 kg（入院時より4 kg減少），血圧120/50 mmHg，脈拍96/分，熱なし
> 　　　　　皮膚ツルゴール低下（+），臥位で頸静脈は虚脱，CVP 0.5 cm H_2O，呼吸音清　心音純
>
> 検査所見：Na 160 mEq/L，K 4.0 mEq/L，Cl 130 mEq/L，BUN 35 mg/dL，Cr 1.3 mg/dL，尿比重1.02，尿Na 40 mEq/L

Clinical Question

❶高Na血症の原因は，純粋な水欠乏だろうか？
❷推奨される治療は？

【マトリックス解析】

Step 1（位置）：ECF不足があるので，左下「高張性脱水」．

Step 2（原因）：ECFが不足しているということはNaが欠乏しているということであり，水欠乏＞Na欠乏の状態である（A❶）．純粋な水欠乏の場合は，水のICF→ECFへの移動によりECF不足症状が出にくいことはすでに述べたとおり．

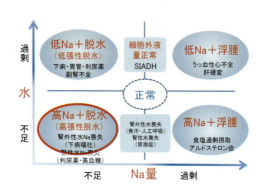

【アルゴリズム解析】

　前ページのアルゴリズムに従って，Na欠乏が「腎性」か「腎外性」かを「尿Na濃度」から鑑別しよう．尿Na＞20 mEq/Lなので，腎性のNa喪失があり，ループ利尿薬が原因と考えられる．

　次に，水欠乏に対する腎の反応を「尿比重」から見てみよう．尿比重1.02は，尿浸透圧600 mOsm/kg H_2Oに相当し，尿浸透圧＞血漿浸透圧なので，腎（集合管）は水を再吸収して，体内に保持しようとしていることがわかる．

【治療経過】

　高張性脱水に対して，5％グルコース（水補充）を中心とした輸液を行い（A❷），高Na

血症は改善した．

> **Answer**
>
> ❶高Na血症に加えて，明らかなECF不足の所見があるので高張性脱水である．すなわち，水とNaの両者が欠乏しており，水欠乏がNa欠乏を上回っている状態である．
>
> ❷高Na血症に対する治療方針は，ECF不足の有無で決定する．
> ECF不足所見（血圧低下やツルゴール低下）がある場合は，生理食塩水を補充してECFを回復させてから，5%グルコースによって高Na血症を改善させるのが基本である．先に5%グルコース（水）を投与すると，Naは薄まるが循環動態の改善が遅れてしまうからである．
> ECF不足所見がない場合はほぼ純粋な水欠乏状態なので，5%グルコース（水）で治療開始し，Naが正常化したら維持輸液に切り変える．
> この症例ではECF不足所見があるので，上記原則に照らせば生理食塩水から開始すべきであるが，その場合，心不全の増悪が懸念されるという悩ましい状況であった．結局，ECF不足は重篤ではないと判断し，5%グルコースの補充から開始したところ，意識障害は改善し心不全も増悪しなかった．

秘伝　尿比重と尿浸透圧の関係

- 尿比重1.01≒尿浸透圧300 mOsm/kg H_2O（等張尿）．
- 尿比重1.02≒尿浸透圧600 mOsm/kg H_2O．

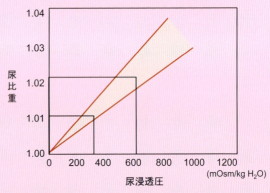

（Renal Pathophysiology. 4ed, Elsevier, 2013を参考に作図）

第5章

Kバランスの異常

尿細管−副腎皮質−傍糸球体装置
のクロストーク

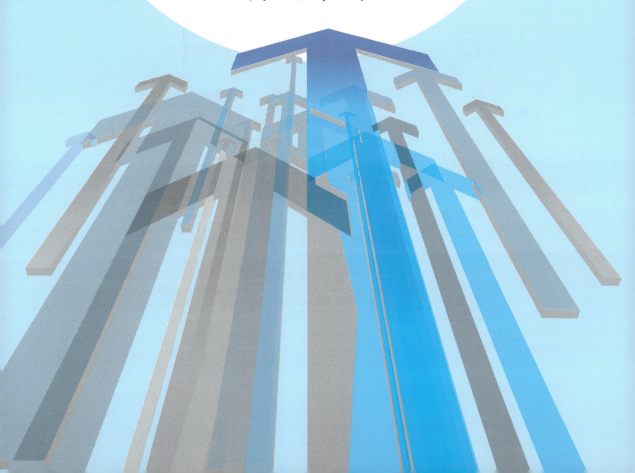

第 5 章　K バランスの異常

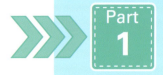

K の調節機構

 K の 98％は，細胞内に存在します．

➡ 体内の K 分布と動態

　K の 98％は細胞内に存在するので，細胞内外のわずかな移動により血清 K 濃度は大きく変動します．また，K 濃度を調節している ALD 作用の亢進や低下によっても変動します．

　体内の総 K 量は 3,000〜4,000 mEq もありますが，その 98％は細胞内（細胞内濃度 150 mEq/L）に存在し，細胞外には 2％しか存在しません．その理由は，細胞表面に発現する Na^+-K^+ ポンプ（$3Na^+$-$2K^+$ ATPase）が，3 個の Na^+ を汲み出して 2 個の K^+ を汲み入れているからです．

　成人男性の 1 日の食事には，80〜120 mEq の K が含まれています．その 90％は尿中に，残りの 10％が便中に排出され，体内総 K 量は一定に保たれます．

K 調節機構

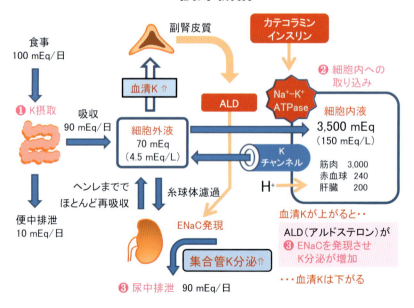

— 130 —

➡ どれだけのK摂取が危険？

健康な人が，K含有量の多い食物，例えばバナナを10本食べたとしましょう．バナナ1本の可食部100gには10mEqのKが含まれるので，10本では100mEqのKが体内に入ることになります．さあ，それで危険な高K血症になるのでしょうか？ いえいえ，そうはなりません．

実は，腎臓のK分泌能はとても大きい（最大約500mEq/日）ので，たとえ1日50本のバナナを食べたとしても，腎機能が正常であれば問題ないのです．

ところが，K分泌能が低下した腎不全患者では，はるかに少ないK摂取であっても，危険な高K血症をもたらします．

秘伝　Kの分布と動態

- Kの98%が細胞内にあり，細胞内濃度は150mEq/L．
- 腎臓のK分泌能はとても大きい（最大約500mEq/日）が，腎不全ではKが蓄積し，危険となり得る．

皮質集合管ではNaと交換にKが分泌され，ALDがこれを増強します．

➡ 尿中K分泌のコントロール

Kは，ヘンレループに至るまでにほとんどが再吸収され，皮質集合管から改めて分泌されます．つまり尿中K排泄量は，意外なことに（！）糸球体濾過量ではなく，皮質集合管におけるK分泌量によって決まります．そして，そのK分泌は，ALDのコントロールを受けます．

ALDは副腎皮質球状層で合成され，①ATⅡ，②血清K濃度上昇，③副腎皮質刺激ホルモン（ACTH）などの刺激によって分泌されます．

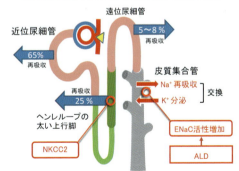

尿細管のK再吸収と分泌

➡ ALDによるNa⁺-K⁺交換

ALDが上皮性Naチャンネル（ENaC）の発現量を増やすと，Na⁺再吸収により管腔の負電位が増加して，KチャンネルからK⁺が漏出します．これが，「Na⁺-K⁺交換」です．このため，原発性アルドステロン症ではENaC発現量が増加してNa貯留（浮腫・高血圧）と低K血症が生じます．

またALDは，K濃度上昇やAT IIの刺激により分泌されるので，脱水のようにRAS亢進をきたす病態では，低K血症（二次性アルドステロン症）が生じます．

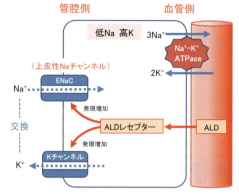

（Renal Pathophysiology. 4ed, Lippincott Williams & Wilkins, 2013 を参考に作図）

秘伝　ALDの役割

- 血清K濃度上昇やAT IIの刺激によって副腎皮質から分泌される．
- 集合管ENaCの発現を増やしNa⁺-K⁺交換によってKを分泌させる．
- 原発性アルドステロン症や脱水などの二次性アルドステロン症では，低K血症が起きる．

 血清Kの変動幅が大きいのは，ALDの合成に時間がかかるからです．

➡ 血清Kの変動

健常人では腎臓のK分泌能はとても大きいのですが，**急激な血清K変動**（例えば果汁の大量摂取）への対応力は不十分です．その証拠に，一般外来患者の血清K濃度は日常的に±10%程度（4.5±0.5 mEq/L）も変動しています．これは，Na濃度が±1〜2%に保たれているのとは対照的です．

その理由は，「K上昇⇒ALD分泌⇒Sgk（glucocorticoid-inducible kinase）遺伝子の転写⇒ENaCの活性化と発現量増加⇒K排泄」というプロセスに数時間を要するからです．そのため，元のK値に戻るまでには**数時間のタイムラグが生じる**のです〔臨床化学．2004；33（1）：45-54〕．腎不全患者では，集合管のK分泌障害がありますからこの変動がさらに大きくなり，危険なレベルに達するというわけです．

秘伝　血清Kの変動幅はなぜ大きいのか

・Kの変動が大きいのは，ALD合成からENaCの活性化と発現量増加までのタイムラグが大きいため．
・腎不全では，集合管K分泌障害や代謝性アシドーシスのため，さらに変動が大きくなり危険．

➡ カテコラミンやインスリンは，細胞内へKをシフトさせます．

➡ 細胞内外のK移動の要因

定常状態では，Na^+-K^+ポンプによるKの汲み入れと，Kチャンネルを介する漏出がバランスをとっているので，K量は細胞内98％，細胞外2％の比率を保っています．しかし，様々な要因によりこのバランスが崩れると，血清K値が変動することになります．

Na^+-K^+ポンプの発現は，カテコラミン（$β_2$受容体作用）とインスリンの基礎分泌量によって維持されているので，これらの増加によってKの細胞内取り込みが促進され，低K血症になります．また，血清pHもKの移動に影響します（後述）．

秘伝　細胞内外のK移動を起こすもの

・カテコラミンやインスリンはNa^+-K^+ポンプの発現を増やし，Kを細胞内に汲み入れる（低K血症）．
・β遮断薬により血清Kは上昇する（高K血症）．

第5章 Kバランスの異常

 アシドーシスは高K血症をきたし，高K血症はアシドーシスをきたします．

➡ アシドーシスとアルカローシス

　図の上段のように，❶アシドーシスは高K血症を，アルカローシスは低K血症をきたします．一方，下段のように❷低K血症は代謝性アルカローシスを，高K血症は代謝性アシドーシスをきたします（例：DNにおける4型尿細管性アシドーシス）．

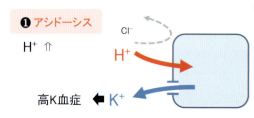

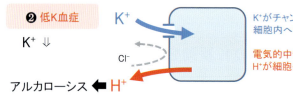

秘伝　H^+とK^+は逆に動く

- アシドーシスではH^+は細胞内にシフトし，H^+と交換にK^+が漏出する（高K血症）．
- アルカローシスではH^+は細胞外へシフトし，H^+と交換にK^+が細胞内へ入る（低K血症）．
- ECFのpHが0.1低下するごとに，血清K濃度は0.6 mEq/L（0.2〜1.7）上昇する．

第5章 Kバランスの異常

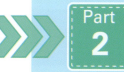

Part 2 高K血症

> 高K血症は「アシドーシス」と「ALD作用の低下」に着目しましょう．

➡ 高K血症の原因

高K血症の原因は，Ⅰ．摂取過剰，Ⅱ．細胞内からのシフト，Ⅲ．排泄障害のいずれかです．多くは，「アシドーシスによる細胞内からのシフト」や「薬剤によるALD作用の低下」によって起きます．

【高K血症の原因】

Ⅰ．K摂取過剰
Ⅱ．細胞内からのK移動
　A．アシドーシス
　B．糖尿病におけるインスリン欠乏と高血糖
　C．β遮断薬
　D．組織崩壊（横紋筋融解症など）
　E．激しい運動
Ⅲ．尿中K排泄障害
　A．遠位ネフロンへのNa流量の減少
　　①高度な腎不全，心不全

B．ALD作用の低下
　①4型尿細管性アシドーシス（DNにおける低レニン低アルドステロン症）
　②RAS阻害薬（ACE阻害薬，ARB，抗レニン薬）
　③NSAIDs（PGによるレニン放出を抑制）
　④K保持性利尿薬（ENaC活性を抑制）
　⑤原発性副腎不全

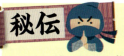

高K血症の着眼点

・アシドーシス・組織崩壊・腎不全，心不全などの病態．
・薬剤によるALD作用の低下．

末期腎不全では残存ネフロンの代償が限界に達し，高K血症が出現します．

➡ 腎不全における高K血症

eGFR が 30 mL/分/1.73 m² までの中等度腎不全患者では，「残存ネフロンの代償」（集合管血管側の Na⁺-K⁺ ATPase 活性亢進により細胞内Kが増加し，管腔側へのK分泌が増加）により血清K濃度は正常に保たれます．ですから，この時期の患者に高K血症を認めた場合は，他の原因（組織崩壊，アシドーシス，糖尿病性腎症の低アルドステロン症など）の合併を考えるべきです．

中等度から末期腎不全に進行すると，上記の「代償」は限界に達します．さらに，代謝性アシドーシス（重炭酸再吸収とH⁺分泌の障害）も加わり，K⁺が細胞内からシフトして高K血症が出現します．ですから，この時期にはK制限食を指導し，重炭酸NaやK吸着薬を投与する必要があります．

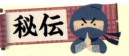

慢性腎不全における高K血症

- 中等度腎不全までは，残存ネフロンの代償（排泄亢進）によりK濃度は正常に保たれる．
- 末期腎不全では代償が限界に達し，代謝性アシドーシスも加わり高K血症が出現する．
- 重炭酸NaやK吸着薬（陽イオン交換樹脂）を投与する．

運動時には筋細胞周囲のK濃度が上昇し，細動脈が拡張して酸素供給を増やします．

➡ 運動による高K血症

マラソンのような長時間にわたる有酸素運動では，血清K値が 0.7〜1.2 mEq/L 上昇します．これは，運動によって筋細胞内の ATP が消費されて ATP 濃度依存性Kチャンネルが開き，Kが細胞外にシフトするためです．しかし，この一過性高K血症は，数分の休憩を取るだけで正常化します．

実は，この現象には生理的意義があります．というのは，筋細胞周囲の血清K濃度上昇によって細動脈が拡張し，筋肉に酸素を供給して ATP 産生量を増やすからです．

慢性低K血症患者（アルコール依存症など）ではこの反応が起きないため，筋肉内の ATP が枯渇し，横紋筋融解をきたします．低P血症も ATP 産生障害をきたし，横紋筋融解の一因となります．

Part 2　高K血症

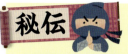

秘伝　低K血症と横紋筋融解

- 運動時には，筋細胞周囲液のK濃度上昇によって細動脈が拡張し，筋肉に酸素を供給する．
- アルコール依存症などの慢性低K血症患者では細動脈が拡張せず，横紋筋融解をきたす．

薬剤性高K血症のほとんどは，「ALD作用の抑制」が原因です．

➡ 薬剤性高K血症のメカニズム

図の❶〜❹の薬剤はいずれも「ALD作用を抑制」し，Na^+-K^+交換を抑制することにより尿中K排泄を減少させ，高K血症をきたします（p135も参照）．

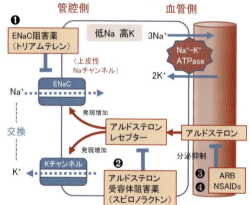

薬剤性高K血症の作用点（遠位〜皮質集合管）

＊ARB：アンジオテンシンⅡ受容体阻害薬（ALD分泌を抑制）
＊NSAIDs：非ステロイド性抗炎症薬（プロスタグランジンによるレニン放出を抑制する結果，ALD分泌を抑制）

高K血症では，心室細動や呼吸筋麻痺が起きます．

➡ 高K血症の症状

ECFのK濃度の増減は細胞膜電位を変化させ，神経/筋の興奮性に大きな影響を与えます．具体的には，血清K濃度が上昇して膜電位差が小さくなると，電位依存性Naチャネルが開いて細胞が脱分極します．

例えば，組織崩壊により細胞内Kの2％が細胞外に一気に放出されたと仮定すると，細胞外K濃度は4.4から8.8 mEq/Lに急上昇します．これにより神経/筋は脱分極し，心室細動や呼吸筋麻痺が起きます．

第5章　Kバランスの異常

高K血症における心電図変化

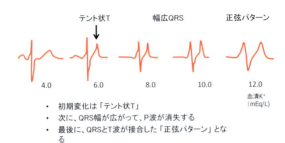

- 初期変化は「テント状T」
- 次に，QRS幅が広がって，P波が消失する
- 最後に，QRSとT波が接合した「正弦パターン」となる

高K血症の治療は，鑑別診断と同時進行で行います．

➡ 高K血症の治療

　心電図で上図のような「**幅広QRS**」を認めたら，**心室細動の危険**が迫っています．緊急処置により血清K値を安全なレベルに下げながら，原因の検索を行いましょう．

高K血症の診断と治療

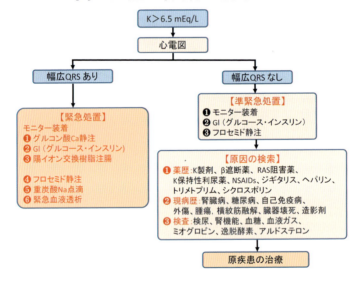

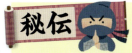

高K血症の緊急処置

①直ちに，8.5%グルコン酸Ca 10 mLを静注

膜電位差を広げて，脱分極を抑制する．10 mL中Ca 78.5 mg＝3.9 mEqを含有．5〜10 mL/分を4 mL/分の速度で，ECGモニター下に静注（無効時は5分後に追加）．速効的だが，30分程度しか持続しない．

②GI（グルコース・インスリン療法）

インスリンはNa^+-K^+ポンプの発現を増やし，Kを細胞内にシフトさせる．速効型インスリン10単位＋50%グルコース50 mLを5分かけて静注．その後，低血糖予防のために10%グルコース500 mLを60分かけて点滴．15分で効果発現し，数時間持続する．

③陽イオン交換樹脂：ポリスチレンスルホン酸Ca〔カリメート®（K^+-Ca^{2+}交換）〕，ポリスチレンスルホン酸Na〔ケイキサレート®（K^+-Na^+交換）〕

30〜40 gを微温湯に懸濁して注腸．ケイキサレート®は，1 g当たり4.3 mEqのNa負荷（30 gでは129 mEq，すなわち約8 gの食塩負荷）になるので，心不全・腎不全では要注意．

第5章　Kバランスの異常

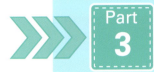
Part 3　低K血症

 血清K＜3 mEq/L になると，筋力低下，口渇多尿，不整脈などの症状が出現します．

➡ 低K血症の症状

慢性低K血症の多くは無症状ですが，血清K＜3 mEq/L になると，筋力低下，口渇多尿が出現します．口渇多尿は，「抗利尿ホルモンに対する尿細管の不応性（腎性尿崩症）」による症状です．

また，心筋自動能亢進と再分極遅延のため，多彩な不整脈をきたす可能性があります．

➡ 低K血症の原因

低K血症の原因は，Ⅰ．摂取不足，Ⅱ．細胞内へのシフト，Ⅲ．消化管からの喪失，Ⅳ．腎からの喪失のいずれかです．全体を貫く着眼点は「酸・塩基平衡異常」と「ALD作用の増強」です．また低K血症は，二次性高血圧や腎尿細管性アシドーシスを診断するきっかけにもなります．

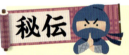 **低K血症の着眼点**

・酸・塩基平衡異常（アルカローシスもアシドーシスもある）．
・ALD作用の増強．
・二次性高血圧や腎尿細管性アシドーシス．

Part 3　低K血症

【低K血症の原因】

```
Ⅰ．K摂取不足
Ⅱ．細胞内へのK移動
   A．アルカローシス
   B．β-アドレナリン刺激（ストレス時のエピネフリン放出）
Ⅲ．消化管からのK喪失
   A．下痢・嘔吐（脱水による高レニン高アルドステロン症が加わる）
   B．経鼻消化管ドレナージ
Ⅳ．尿中K喪失
   A．ループ利尿薬・サイアザイド系
      （遠位ネフロンへのNa流量増加とNa⁺-K⁺交換増加）
   B．嘔吐
      （遠位ネフロンに到達するHCO₃⁻が増加し，Na・K排泄増加）
   C．腎尿細管性アシドーシス（1型＝遠位型　2型＝近位型）
   D．原発性アルドステロン症
   E．二次性アルドステロン症（腎動脈狭窄）
   F．偽性アルドステロン症（甘草）
   G．Bartter，Gitelman症候群（遠位ネフロンに到達するNa増
      加によるNa⁺-K⁺交換増加，およびNa喪失による高レニン
      高アルドステロン症）
```

酸塩基平衡異常

ALD作用の増強

 低K血症の鑑別診断は，尿中K，レニン・ALD，静脈血ガスを測定しておくのがコツです．

➡ **低K血症の鑑別診断**

　ややこしい病名がたくさん出てくるので，道に迷わないように，アルゴリズムに沿って進みましょう．事前に，尿中K，レニン・ALD，静脈血ガスの3つを測定しておくのがコツです．

　まず，尿K排泄量から❶腎外性喪失（消化管など）か，❷腎性喪失（集合管Na⁺-K⁺交換亢進）かを鑑別します．腎性喪失ならば，血圧や浮腫の有無によりECF（Na量）を評価します．

　❸ECFが増加していれば「ALD作用の増強」であり，レニン・ALDのパターンから病因診断できます．❹ECFの増加がなく，代謝性アシドーシスを伴う場合は，1型または2型腎尿細管性アシドーシスや糖尿病性ケトアシドーシスです．

　❺ECFが減少し，代謝性アルカローシスを伴う場合は，Na利尿薬やNa輸送体異常（Bartter症候群，Gitelman症候群）が原因です．

【鑑別診断に TTKG を入れない理由】

　TTKG（Trans Tubular K Gradient）は，低 K 血症の鑑別診断に有用とされてきましたが，提唱者の Halperin 自身が，2011 年に「内髄質集合管において大量の尿素の再吸収が存在することから，皮質集合管終末部での尿浸透圧が血漿浸透圧とほぼ等しいという仮定が崩れたので，もはや TTKG は使わないほうがよい」としています〔Curr Opcin Nephrol Hypertens. 2011；20（5）：547-554〕．

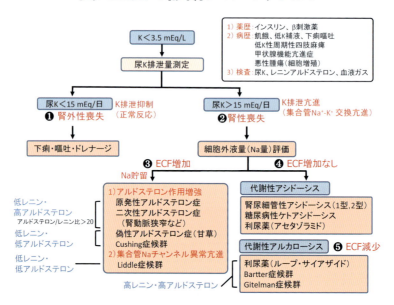

秘伝　低 K 血症鑑別診断のコツ

・尿 K，レニン・ALD，静脈血ガスを測定しておくこと．
・腎外性喪失か，腎性喪失か？
・ECF が増加しているか？
・アシドーシスか，アルカローシスか？

下痢・嘔吐による低K血症は，
集合管からのK分泌増加によって増幅されます．

➡ 下痢・嘔吐による低K血症

消化液のK濃度は血清よりも高い（胃液は5〜15 mEq/L，腸液は10〜20 mEq/L）ので，消化液の喪失自体がK欠乏の原因になり，さらに以下のメカニズムが加わります（p130参照）．

①下痢では，RAS亢進がK欠乏を増悪させるが，代謝性アシドーシスにより低K血症がマスクされる．

下痢では，脱水に伴うRAS亢進（高アルドステロン症）によって集合管からのK分泌が増加し，K欠乏が増悪します．ただし，アルカリ性腸液の喪失による代謝性アシドーシスのためKが細胞外へシフトして，低K血症がマスクされています．

この状況でアシデミアを補正すると，Kが細胞内へシフトして低K血症が出現するので，K濃度に注意を払い十分なK補給を行う必要があります．

②嘔吐では，代謝性アルカローシスが低K血症を増悪させる．

嘔吐では，胃液の喪失による代謝性アルカローシスによってKが細胞内へシフトし，低K血症が増悪します．また，集合管に到達するHCO_3^-が増加し，管腔の電気的中性を保つためにNa^+とK^+の排泄が増加することも，低K血症に拍車をかけます．

 下痢・嘔吐による低K血症のメカニズム

- ともに消化液のK喪失＋RAS亢進によるK排泄増加が起きる．
- 下痢では代謝性アシドーシスによって低K血症がマスクされる．また，嘔吐では代謝性アルカローシスによるKシフトによって低K血症が増悪する．
- いずれもK濃度に注意を払い，十分なK補給を行う．

高血圧と低K血症の合併を見たら，
一度は「アルドステロン症」を疑ってみましょう．

➡ 原発性アルドステロン症

原発性アルドステロン症は，二次性高血圧の主な原因疾患で，大部分は副腎の微小腺腫と考えられています．外来でよく遭遇する疾患なので，着眼点と診断手順を知っておくと役立ちます．

ALDは集合管におけるENaCの発現を増強してNa^+-K^+交換を促進するので，Na貯留による高血圧を起こし，レニン分泌は抑制されます．また，H^+ ATPase活性を増強して酸を排泄させ，低K血症によるICFへのH^+シフトも加わるので，代謝性アルカローシス

になります.

　以上より，原発性アルドステロン症は高血圧と低K血症を認め，「低レニン・高ALD，代謝性アルカローシス」パターンをとります.

　とにかく高血圧患者に低K血症を認めたら，このパターンに着目してアルドステロン症を見逃さないようにすることが肝腎です.

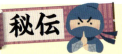

原発性アルドステロン症の診断手順

- 高血圧＋低K血症を認めたら，「レニン活性」と「ALD濃度」を測定する（臥位安静なしでもよい）.
- 「低レニン・高ALD」パターンであれば，原発性アルドステロン症を強く疑う.
　　ALD濃度（ng/dL）＞15，
　　かつALD濃度（ng/dL）/レニン活性（ng/mL/時）比＞20
　であれば陽性（単位に注意）.
- カプトプリル50 mg負荷試験，PET-CT，腎静脈採血などで確定診断.

➡ 腎動脈狭窄による二次性アルドステロン症

　腎動脈狭窄により傍糸球体装置からのレニン分泌が刺激され，ALDが増加して，高血圧と低K血症を呈します.原発性アルドステロン症と似ていますが，こちらは「高レニン・高ALD，代謝性アルカローシス」パターンをとります.

　腎動脈狭窄の原因としては，若年者では「線維筋性過形成」，高齢者では「動脈硬化症による腎動脈狭窄」が多く見られます.

　「線維筋性過形成」は，1側性に腹部血管雑音（高調性連続性）を聴取し，腎サイズに左右差を認めます.腎動脈造影と左右の腎静脈血レニン濃度比で診断します.狭窄部位の血管形成術直後に血圧は正常化します（感動するほど劇的です！）.

　「動脈硬化症による腎動脈狭窄」は両側性または多発性のことが多く，血管形成術の適応になりにくいので，RAS阻害薬（抗レニン薬・ATⅡ受容体阻害薬・抗アルドステロン薬など）により高血圧と低K血症をコントロールします.

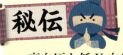

腎動脈狭窄の診断

- 高血圧と低K血症を認め，「高レニン・高ALD，代謝性アルカローシス」パターンをとる.
- 腎サイズの左右差，腎動脈造影，腎静脈血レニン濃度比で診断.
- 「線維筋性過形成」は，血管形成術により劇的に血圧が正常化する.

甘草は，「偽性 ALD 作用」により浮腫・高血圧・低 K 血症をきたします．

➡ 甘草による偽性アルドステロン症

　漢方薬に広く配合されている甘草はグリチルリチン酸を含有し，集合管の 11β-Hydroxy steroid dehydrogenase（11β-HSD）という酵素を阻害します．

　11β-HSD は，アルドステロン受容体を刺激する「コルチゾル」を受容体刺激作用のない「コルチゾン」へと変換するので，普段はコルチゾルの ALD 様作用は現れません．ところが，11β-HSD が甘草によって阻害されると，コルチゾルが増加してアルドステロン受容体を刺激し，Na 貯留（浮腫・高血圧）と低 K 血症をきたすことになります．

　この病態は，アルドステロン症に酷似するので「偽性アルドステロン症」と呼ばれます．

糖尿病性ケトアシドーシスでは，インスリン投与後の低 K 血症に注意が必要です．

➡ 糖尿病性ケトアシドーシスにおける低 K 血症

　糖尿病性ケトアシドーシスは高血糖を伴うことが多いので，浸透圧利尿によって集合管に到達する Na 量が増加して Na^+-K^+ 交換が促進されます．その結果，K 排泄が亢進して体内総 K 量は減少しています．

　ところが，アシドーシスによって K が細胞外へシフトするので，低 K 血症はマスクされています．ここでインスリンを投与すると，インスリン作用とアシドーシス改善により，K が急速に細胞内にシフトする結果，低 K 血症が出現して不整脈などの原因になります．

秘伝　糖尿病性ケトアシドーシス

・K 排泄が亢進して体内総 K 量は欠乏しているが，アシドーシスによる細胞外へのシフトによって，低 K 血症がマスクされている．
・インスリン投与後の「低 K 血症」の発症に注意が必要．

第6章

Ca・P バランスの異常

尿細管-副甲状腺-骨-腸管
のクロストーク

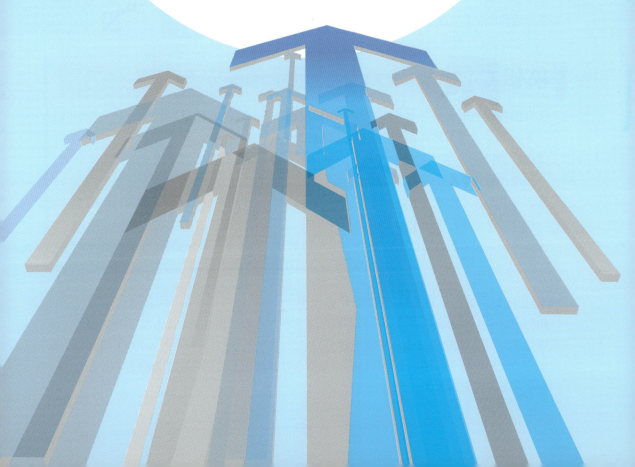

第6章 Ca・Pバランスの異常

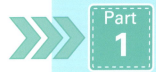

Ca・Pの調節機構

⇄ CaとPは，生命活動になくてはならない物質です．

➡ 筋肉運動におけるCaとPの役割

CaとPの役割は骨格の形成，筋収縮，細胞内シグナル伝達など多岐にわたり，その濃度異常は様々な臨床症状を引き起こします．

人体を構成する206個の骨は，骨基質とリン酸Caからできています．また骨格を動かす筋肉は，Ca^{2+}が筋細胞に流入することにより収縮を開始します．この収縮エネルギーは，ATPのリン酸結合エネルギーです．

このように，CaとPは，わたしたちの生命活動になくてはならない物質です．

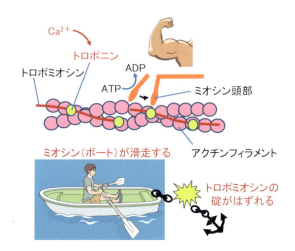

筋収縮のメカニズム

秘伝 Ca流入による筋収縮の開始

① 運動神経終板よりアセチルコリンが放出される⇒電位依存型Na^+チャンネルが開き⇒Ca^{2+}チャンネルが開く．
② Ca^{2+}がトロポニンに結合すると，トロポミオシンが移動してアクチンとミオシン頭部が結合する．
③ ボートからイカリ（トロポミオシン）がはずれ，オール（ミオシン頭部）が動き，川（アクチン）を逆上ってゆくイメージ．
④ ミオシン頭部が動くためにATP（リン酸結合エネルギー）が必要．

➡ 細胞内シグナル伝達系におけるPの役割

細胞内シグナル伝達系にはいろいろありますが，そのメカニズムとして「リン酸化」が重要です．「リン酸化」によって機能性タンパクが活性化され，特定のmRNAの転写や分泌顆粒の放出が起きるからです（特定の基質をリン酸化して活性化する酵素のことを「○○キナーゼ」と言います）．

Part 1　Ca・Pの調節機構

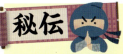
Ca・Pの役割
- 骨格の形成，筋収縮，細胞内シグナル伝達．
- CaとPの濃度異常が，様々な臨床症状をきたす．

Caの吸収を調節するビタミンDの活性化は，PTHによって促進されます．

➡ 腎臓におけるビタミンDの活性化

ビタミンDは，紫外線に反応して皮膚で合成される脂溶性ステロイドで，食物中からも摂取されます．血中に入ったビタミンDは，肝臓において25位が水酸化されて25(OH)Dに変換され，次いで腎臓において1α位が水酸化されて$1,25(OH)_2D$，すなわち活性型ビタミンDとなります．活性型ビタミンDは，腸に作用してCaとPの吸収を促進します．

PTHは腎での1α水酸化を促進するので，腎臓がビタミンD活性化の律速臓器になります（肝での水酸化はホルモン調節を受けません）．

また，活性型ビタミンDは副甲状腺からのPTHの分泌を抑制し，「ネガティブフィードバック」を形成し，PTHの暴走を防いでいます．

Ca調節のキープレーヤーは，PTHです．

➡ PTHを中心としたCa調節

海水には，脊椎動物のECFより数倍高い濃度（10 mmol/L）のCaが含まれているので，海に棲む生物はCa不足に悩まされることはありません．一方，陸上動物は十分なCaを摂れないので，何重ものCa濃度維持メカニズムが備わっています（この点はNaと同様です）．

これらのメカニズムのキープレーヤーはPTHで，骨，腎臓，腸（ビタミンDを介して）に作用して，血清Ca濃度を増加させます．

図のごとく，血清Ca濃度が低下すると，副甲状腺からPTHが分泌されます．PTHは，

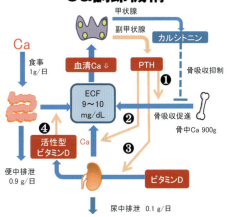

（人体の正常構造と機能．第2版，日本医事新報，2012を参考に作図）

第 6 章　Ca・P バランスの異常

❶骨という巨大な Ca プール（900 g の Ca を含む）から Ca を動員（骨吸収）し，
❷腎（結合尿細管）に作用して Ca の再吸収を促進し，
❸近位尿細管におけるビタミン D 活性化を介して，
❹腸からの Ca の吸収を促進します．
　以上の結果，血清 Ca 濃度は上がります．

【PTH による骨吸収】
　不思議なことに，骨吸収を行う破骨細胞には PTH 受容体がありません．では，どのようにして骨吸収を促進するのでしょうか？
　実は，PTH の直接の標的細胞は骨芽細胞なのです．PTH は，骨芽細胞膜上の PTH 受容体と結合して，骨芽細胞から RANKL と呼ばれるリガンドを分泌させます．この RANKL が破骨細胞前駆細胞の RANK（破骨細胞分化因子受容体）に結合すると，細胞同士が融合して多核の破骨細胞を形成します．その結果，骨吸収が促進されるのです．
　このようにして，PTH は間接的に骨吸収を促進します．

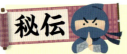

- PTH は血清 Ca 濃度調節のキープレーヤー．

 ループ利尿薬は，Ca 排泄を増加させます．

➡ Ca 再吸収に影響する要因
　尿細管における Ca の再吸収は，PTH 以外にも様々な要因の影響を受けます．特にループ利尿薬は，尿細管の Na 排泄を増やすことにより間接的に Ca 排泄を増加させる（p52 参照）ので，ループ利尿薬を服用している患者は低 Ca 血症が発症しやすくなります．そこでこの現象を利用して，高 Ca 血症に対してはループ利尿薬を投与して Ca 排泄を促進します．一方それとは逆に，サイアザイド系利尿薬は Ca 再吸収を増加させます（p53 参照）．

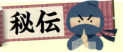

- ループ利尿薬は Ca 排泄を増加させる（高 Ca 血症に有効）．
- サイアザイド系利尿薬は Ca 再吸収を増加させる．
- 代謝性アシドーシスでは Ca が骨から血中へ溶出し，Ca 排泄が増加する．

Part 1　Ca・Pの調節機構

 Pi 調節のキープレーヤーは，FGF-23 です．

➡ P の体内動態

体内の P の 90％は無機 P（Pi）として骨に存在しています．Pi は，HPO_4^{2-} と $H_2PO_4^-$ とから成ります．一方，生理活性を持つ有機 P は，P 脂質・核酸・ATP・活性型酵素などとして，様々な生理作用に関与しています．

腎不全や副甲状腺機能低下症では，尿中に Pi を排泄できないため血清濃度が上昇します．その結果，血管が石灰化したり，Ca 濃度が低下して骨粗鬆症が起きたりします．

近年，Pi の蓄積に対して，骨から分泌される線維芽細胞増殖因子（FGF-23）が近位尿細管の NPT2 の発現を減らし，Pi 再吸収を抑制してくれるおかげで，CKD 末期まで Pi 濃度が上昇しないことがわかりました（❺）．

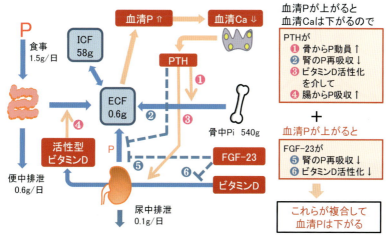

（人体の正常構造と機能．腎泌尿器．改訂第 2 版，日本医事新報社，2012 を参考に作図）

 素晴らしい P 排泄作用を持つ FGF-23 ですが，困ったことに心筋リモデリングを起こします．

➡ FGF-23 の心血管病促進作用

このように，素晴らしい P 排泄作用を持つ FGF-23 ですが，困った一面があります．それは，「線維芽細胞増殖因子」という名前からもわかるように，線維化により心筋リモデリングを促進することです．

従来の観察研究において，高 P 血症は心血管病や生命予後不良のリスクファクターであることが報告されていますが，これには血管石灰化だけでなく，FGF-23 による心筋リモデリングが関係していると考えられています．

第6章　Ca・Pバランスの異常

　ファーストフードや加工食品の消費増加とともにP摂取量が増加*し，健常人においてもFGF-23の血中濃度が増加しています．今後は心血管病予防のために，血圧・脂質・喫煙・肥満・糖尿病といった従来のリスクファクターのコントロールに加え，「P摂取量を減らしてFGF-23を増加させない」ことも重要になりそうです．

*ハムやソーセージには肉の水分を保ち柔らかい食感を出したり，防腐や色合いを鮮やかにするためにリン酸塩が添加されている．またラーメンの麺の製造工程で使われる「乾水」にもリン酸塩が含まれる．

P調節因子FGF-23が不整脈・心不全を起こす

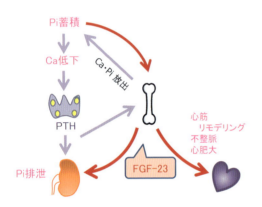

高P血症の重要性

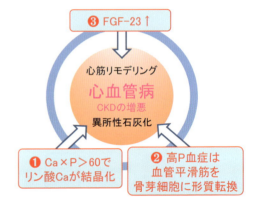

秘伝　高P血症は心血管病のリスクファクター

・メカニズムは，次の3つ．
①リン酸Caの沈着：Ca×P＞60で，リン酸Caが結晶化し，血管壁に沈着する．
②血管平滑筋の形質転換：高P血症は，血管平滑筋を骨芽細胞に形質転換する．
③FGF-23の心臓への作用：FGF-23の上昇が，心筋リモデリング（不整脈や心肥大）を引き起こす．

第6章　Ca・Pバランスの異常

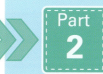

高Ca血症

 「補正化Ca」≧10.4 mg/dL を，高Ca血症と判定します．

➡ 高Ca血症の症状

　高Ca血症の原因としては腫瘍の骨転移やPTH様物質による骨吸収が多く見られます．腎臓は高Ca血症の標的臓器となり，尿濃縮障害や急性腎障害（AKI）を起こします．
　血清Caは，アルブミンとの結合Caとイオン化Ca（Ca^{2+}）との合計で測定されますが，このうち臨床症状に関係があるのはCa^{2+}です．
　ここで注意すべきことが1つあります．それは，低アルブミン血症があると，なんらかの原因でCa^{2+}が上昇しても，高Ca血症が見逃されて「血清Ca正常」と判定されてしまう可能性があることです．そこで，「補正化Ca」を用いてCa濃度を評価するわけです．

　　補正化Ca（mg/dL）＝血清Ca値＋〔4－血清アルブミン値（g/dL）〕

　補正化Ca値10.4～11.9を「軽症」，12～13.9を「中等症」，14以上～を「重症」と判定します．補正化Ca＞13 g/dLでは，消化器症状（食欲不振，吐気・嘔吐，便秘），神経学的症状（脱力，倦怠感，せん妄，昏睡），腎症状（多尿，結石）など多様な症状を呈します．心電図では，ST短縮とQT短縮（心筋再分極の亢進）が見られます．また，Ca＞16 g/dL以上になると，T波が幅広くなりQT間隔が延長し，徐脈や心ブロックが起きます．

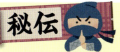 **高Ca血症によるAKIのメカニズム**

①高Ca血症による嘔吐，腎性尿崩症，腎血管収縮により「腎前性AKI」をきたす．
②Ca排泄障害から高Ca血症が増悪する．
③尿細管内にCaが沈着して「腎性AKI」に進展する．

第6章　Ca・Pバランスの異常

 高Ca血症の原因の多くは，原発性副甲状腺機能亢進症と悪性腫瘍です．

➡ 高Ca血症の原因

　Caホメオスターシスは，❶Ca吸収（ビタミンD作用），❷骨吸収，❸尿細管でのCa再吸収，の3つから成りますが，そのいずれにおいてもPTHがキープレーヤーです（p149図参照）．高Ca血症では，「❶❷❸のどこに異常があるのか」を考えながら鑑別診断します．特に原発性副甲状腺機能亢進症と悪性腫瘍に伴うものが，高Ca血症の原因の多くを占めることを念頭において鑑別診断を進めます．

【高Ca血症の原因】

1. 悪性腫瘍
   腫瘍からのPTH関連ペプチド（PTHrP）の分泌＝HHM（悪性体液性高Ca血症）
   骨腫瘍による骨吸収＝LOH（溶骨性高Ca血症）
   腫瘍（リンパ腫など）からの活性型ビタミンD分泌
   腫瘍からの異所性PTH分泌
2. 原発性副甲状腺機能亢進症
   腺腫，過形成，癌，MEN（多発性内分泌腫瘍症）
3. 家族性低Ca尿症性高Ca血症＝FHH（Familial hypocalciuric hypercalcemia）
4. その他の内分泌異常
   甲状腺機能亢進症，末端肥大症，褐色細胞腫，急性副腎不全
5. 肉芽腫性疾患（活性型ビタミンD分泌）
   サルコイドーシス，結核，ベリリウム症，好酸球性肉芽腫，など
6. 体動減少による骨吸収
7. 急性腎不全利尿期（特に横紋筋融解症における壊死組織からのCa放出）
8. 薬剤性
   ビタミンD・A過剰投与，高カロリー輸液，ミルクアルカリ症候群，
   サイアザイド系利尿薬，リチウム，テオフィリン，エストロゲン
9. 血清タンパク濃度増加
   血液濃縮，多発性骨髄腫による高グロブリン血症

Part 2　高Ca血症

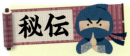 **主な高Ca血症の原因**

1) 悪性腫瘍：ビタミンD分泌（❶），骨吸収亢進（❷），PTH分泌（❶❷❸）
2) 原発性副甲状腺機能亢進症：PTH分泌（❶❷❸）
3) 肉芽腫性疾患：ビタミンD分泌（❶）
4) 寝たきり患者さん：廃用性骨萎縮（❷）
　　❶：Ca吸収　❷：骨吸収　❸：尿細管での再吸収

 高Ca血症の鑑別診断では iPTH，PTHrP，ビタミンD を測定しておくのがコツです．

➡ 高Ca血症の原因診断

3つの指標（intact PTH：iPTH, parathyroid hormone-related protein：PTHrP, ビタミンD）を使って，アルゴリズムに沿って鑑別診断します．

高Ca血症の診断

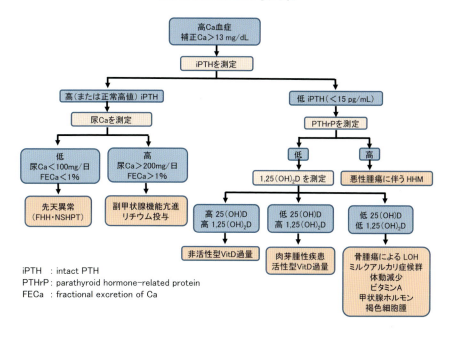

第6章　Ca・Pバランスの異常

 高Ca血症の治療は生理食塩水，ループ利尿薬，カルシトニン，ビスホスホネート薬，抗RANKL抗体です．

➡ 高Ca血症の治療
高Ca血症の治療は次の手順で行います．

1. ビタミンD製剤・Ca製剤の中止
2. 脱水の治療
   嘔吐と多尿により脱水をきたし，AKIに進展しやすいので，十分量の生理食塩水（3～4L以上を24時間以内に）を投与する．
3. ループ利尿薬静注
   ヘンレループでのCa再吸収を抑制するので，脱水改善後に投与する（サイアザイド系利尿薬はCa再吸収を促進するので避ける）．
4. カルシトニン静注
   PTHに拮抗して，骨吸収を抑えると同時にCa排泄を促進する．効果発現が速やかで重篤な副作用が少ないので，最初に投与する．受容体のダウンレギュレーションにより作用が減弱するので，投与期間は3日まで（ビスホスホネートの効果が発揮されるまでの「つなぎ」としての位置づけである）．
5. ビスホスホネート薬（パミドロン酸またはゾレドロン酸）静注
   骨表面に沈着して破骨細胞に取り込まれ，骨吸収を抑える．効果発現に2日を要するが，2週間以上効果が持続する．タイムラグを念頭に置いて早めに投与し，腎不全患者では減量する．
6. 抗RANKL抗体（デノスマブ）
   骨芽細胞から分泌される破骨細胞分化因子リガンド（RANKL）に結合するモノクローナル抗体．破骨細胞を不活化し，骨吸収を抑える．腎不全患者にも使えるが，遷延性の低Ca血症に注意する．
7. 透析
   緊急時には低Ca透析液を使用した血液透析が即効的で，腎不全の治療も同時にできる．
8. 副甲状腺摘出術
   副甲状腺機能亢進症の場合に適応となる．

第 6 章　Ca・P バランスの異常

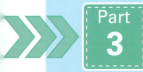
低 Ca 血症

「補正化 Ca」＜8.4 mg/dL を低 Ca 血症と判定します．

➡ 低 Ca 血症の症状

　低 Ca 血症は比較的よく遭遇する電解質異常で，原因としては，腎不全と薬剤性の頻度が高く，そのほかに副甲状腺機能低下症，低 Mg 血症などもあります．
　腎不全患者では，P の蓄積とビタミン D 活性化障害の両者により低 Ca 血症を呈します．
　低 Ca 血症の症状としては，テタニー（破傷風テタヌスの症状に由来）と呼ばれる神経筋の易興奮性や下肢痙攣，精神状態の変化，全身性痙攣，後弓反張なども見られます．理学的所見としては，Chvostek 徴候（口角タッピングによる顔面痙攣），Trousseau 兆候（血圧計マンシェットで収縮期血圧以上の圧で，3 分間加圧後の助産師手位），循環器症状としては，低血圧，徐脈，QT 延長，うっ血性心不全などが見られます．

➡ 低 Ca 血症の原因

　Mg, iPTH, PTHrP, ビタミン D, 尿 Ca 排泄量などを測定し，下表により鑑別します．

【低 Ca 血症の原因】

1. 先天性副甲状腺機能低下症または，先天性の PTH に対する反応低下
2. 後天性副甲状腺機能低下症
   甲状腺摘出術後，または放射線照射後
   自己免疫性（Ca sensing receptor に対する自己抗体など）
   高度な低 Mg 血症，高 Mg 血症
3. ビタミン D 欠乏：栄養障害，吸収不全
4. ビタミン D 活性化障害：肝硬変，慢性腎不全
5. ビタミン D 抵抗性：ビタミン D 抵抗性くる病
6. 高 P 血症：腎不全，P 摂取過剰，腫瘍崩壊症候群，挫滅症候群
7. 薬剤性：ビスホスホネート，抗 RANKL 抗体などの骨粗鬆症治療薬
8. 輸血：クエン酸による Ca^{2+} 低下
9. 骨への取り込み（Hungry bone 症候群）
   バセドー病に対する甲状腺摘出後，副甲状腺摘出術後
10. 造骨性腫瘍（腫瘍への Ca 取り込み）
11. 急性膵炎（脂肪酸 Ca の形成）

第 6 章　Ca・P バランスの異常

12．横紋筋融解症の急性期（壊死組織への Ca 取り込み）

　＊横紋筋融解症の回復期には，逆に高 Ca 血症を認める．

低 Ca 血症の治療は Ca，Mg，ビタミン D，サイアザイド系です．

➡ 低 Ca 血症の治療

低 Ca 血症の治療は次の手順で行います．

1．Ca 剤

症状がある場合，または補正化 Ca＜7.5 mg/dL の場合，グルコン酸 Ca 100～300 mg を 10～15 分かけて緩徐に静注し，0.5～1.0 mg/kg/時で持続する．

2．Mg 補充

低 Mg 血症が合併している場合は，同時に Mg を補充する．

3．活性型ビタミン D

0.5～1 μg/日を経口投与する．

4．食塩制限やサイアザイド系利尿薬

血清 Ca が正常近くまで改善しても，尿中 Ca＞350 mg/dL の場合は，Ca 排泄を抑制するために，食塩制限やサイアザイド系利尿薬を追加する．

ミネラルウォーターなら安心？

フランスを旅行したとき，ガイドさんからアドバイスを受けました．
——今年の夏は特に暑いので，水はこまめに補給してください．でも，ヨーロッパの水道水は，CaやMgの多い"硬水"なので，飲みすぎると下痢します．お腹に自信のない方は，「ミネラルウォーター」を買って飲んでください．
よく聞く話ですよね．

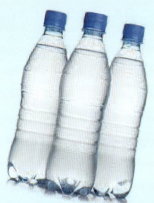

ヨーロッパ大陸の大河の源流はアルプス氷河

ガイドさんの説明は続きます．
——ヨーロッパの大河の多くには，アルプス氷河の水が流れ込んでいます．例えばフランス南東部を流れる「ローヌ川」は，「ローヌ氷河」を源流とするのでこの名前がついています．
手元の地図で確認すると，確かにローヌ氷河からレマン湖を経由してフランス南東部を潤し，ゴッホ晩年の名作の数々を生みだしたアルルを経由して，地中海に注いでいます．
——ライン川もドナウ川も，同様にアルプス氷河を源流としています．
ふーん，なるほどね．

ヨーロッパ大陸の大河の源流はアルプス氷河

と思って，朝，ホテルの部屋から持ってきていたミネラルウォーターのラベルを眺めたのでした．アルプスの山々をバックに「e○○○○」の社名．そして裏には成分表があり，……Ca^{2+} 80，Mg^{2+} 26（単位はmg/L）……，ありゃりゃ，CaもMgもいっぱいだよ！「ミネラルウォーターなら安心」は間違いじゃないの？

硬水と軟水

帰宅してから調べてみました．
ミネラルウォーターに含まれる主なミネラルはNa，Ca，Mg，Kのほか，サルフェート（SO_4^{2-}），重炭酸（HCO_3^-）などです．
WHO基準では，硬度<120が軟水，≧120が硬水〔硬度＝Ca(mg/L)×2.5+Mg(mg/L)×4〕になります．上記のミネラルウォーターは硬度304の「硬水」ですが，ブランド別成分比較表を見てみると，なんと硬度1,612という「超硬水」もあるじゃないか!!ヒェー！　一方，東京の水道水は硬度60で「軟水」です．
日本では地層に留まっている時間が短いのに対し，ヨーロッパや北米大陸では，降りそそいだ雪や雨は，氷河期に形成された地層のなかを約15年の歳月をかけてゆっくりと流れ，ミネラル豊富な硬水となる——フムフム．

食文化とミネラル

　肉がメインの西欧料理ではミネラルが不足しがちなため，硬水でミネラルを補っている——そう言えば，フランス中北部では野菜サラダは出なかったなあ．

　日本も食の欧米化が進み，ミネラルが不足しがちになっている——うん，確かに「イワシの煮つけを丸ごと」なんてことも少なくなりました．

　食文化のグローバル化が進んでいるのにもかかわらず，水のグローバル化は遅れたままになっている．食事によって，軟水と硬水を飲み分けてみてはいかがでしょう？——おっと，これはメーカーの宣伝か．

お腹が敏感な方へ

　話を戻しましょう．ヨーロッパのミネラルウォーターは「硬水」です．Mgやサルフェートのような吸収されにくいミネラルは浸透圧によって水を保持し，腸内容を増加させて腸蠕動を刺激します．

　実を言うと私，「硬水」のミネラルウォーターを飲み過ぎたせいか，旅の後半はお腹が緩くなって困りました．

　そこで教訓！　お腹が敏感な方は，日本のミネラルウォーター（実は硬度 20 前後の軟水）をスーツケースに入れて持っていくのがよいかもしれません．

第7章

酸・塩基バランスの異常

尿細管の連携プレーによる
水素イオンの緩衝と排泄

第7章 酸・塩基バランスの異常

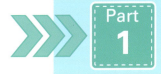

酸・塩基の調節機構

 生体内の主要な酸は揮発酸と不揮発酸に分けられます．

➡ 生体内の主要な酸

「酸とは H^+ を与える物質，塩基とは H^+ を受け取る物質」のことです．つまり，酸と塩基は対立するものではなく，「酸が H^+ を離して塩基になる」という関係です．

生体内の主要な酸には4つあり，大きく「炭酸」と「炭酸以外の酸」の2つのグループに分け，前者を「揮発酸」，後者を「不揮発酸」と呼びます．揮発とは，CO_2 として肺から揮発するという意味です．

生体内の主要な酸

主要な酸				
炭酸	$H_2CO_3^-$	⇔	$H^+ + HCO_3^-$	揮発酸
塩酸	HCl^-	⇔	$H^+ + Cl^-$	不揮発酸
アンモニウム	NH_4^+	⇔	$H^+ + NH_3$	
リン酸	$H_2PO_4^-$	⇔	$H^+ + HPO_4^{2-}$	

＊その他に，硫酸などが微量にある．

➡ 揮発酸の産生量

炭酸（H_2CO_3）は，炭水化物や脂質の代謝で生じる大量の CO_2 が，H_2O と反応して生じます．1日に必要な熱量 1,800 kcal をグルコース（$C_6H_{12}O_6$）のみから摂取すると仮定して，1日に産生される炭酸の量を考えてみましょう．

グルコースの分子量は 180，熱量は 4 kcal/g です．したがって，1日に必要なグルコースは 2.5 mol になります．

　　1,800÷4＝450（g）　　450÷180＝2.5（mol）

グルコースは，酸素と反応して CO_2 と H_2O に変換されますから，

　　$C_6H_{12}O_6 + 6\ O_2 \Rightarrow 6\ CO_2 + 6\ H_2O$

つまり，1 mol のグルコースからは 6 mol の CO_2 と 6 mol の H_2O（分子量 18）が生成されることになるので，1日に産生される CO_2 量は，2.5×6＝15 mol（15,000 mmol）になります．同時に，15 mol（270 g）の代謝水が生じます．

次に，CO_2 は水と反応して同量の炭酸となるので，揮発酸（炭酸）の産生量は 15,000 mmol/日にもなります．しかし，すべて肺から排泄されるので，体内に H^+ は蓄積しません．

Part 1 酸・塩基の調節機構

➡ 不揮発酸の産生量

　以上は，グルコースのみを摂取したと仮定して計算したものですが，実際には脂質やタンパクも摂取しています．タンパク（硫黄やリンを含む）が代謝されると硫酸やリン酸が生じ，これらは肺から排泄できないので不揮発酸と呼ばれます．

　不揮発酸は，炭酸 15,000 mmol/日に対してわずか 60 mmol/日程度しか産生されませんが，肺からは排泄できないので，H^+ は体内に蓄積することになります（肉食嗜好の人は多く産生し，ベジタリアンでは少ない）．

秘伝　揮発酸と不揮発酸

・揮発酸（炭酸）の産生量は 15,000 mmol/日にもなる．しかし，すべて肺から排泄されるので H^+ は蓄積しない．
・不揮発酸（硫酸やリン酸）の産生量は，わずか 60 mmol/日程度である．しかし，肺からは排泄できないので H^+ が蓄積する．

➡ pH 7.4 とは，H 濃度が 40 nmol/L ということです．

➡ H^+ の細胞毒性

　H^+ は，他の電解質とは異なり，40 nmol（ナノモル）/L という極めて低い濃度に維持されています．40 nmol/L は pH 7.4 に相当しますが，nmol/L は，他の電解質の単位 mEq/L（mmol/L）の何と 100 万分の 1 です（！）．

　これほどまでに，H 濃度を低く維持しなければならない理由は，H^+ が極めて反応性に富み，様々な機能性タンパクのマイナス荷電に結合して構造と機能を変化させるからです．つまり，高濃度の H^+ は細胞にとって毒であり，H 濃度の上昇が「細胞死」を意味するからなのです．でも，あまりに低濃度だと電解質の解離にも影響（例えば Ca のイオン化）しますから，pH 7.4 前後に維持する必要があるのです．

　H^+ を pH 7.4（＝40 nmol/L）に維持する絶妙な仕組みが「重炭酸－二酸化炭素緩衝系」です（後述）．

秘伝　H^+ 濃度

・H^+ は，タンパク分子のマイナス荷電に結合して構造と機能を変化させる．
・そのため，H^+ は極めて低濃度（40 nmol/L）に維持されている．
・40 nmol/L＝pH 7.4 であり，他の電解質の 100 万分の 1 の濃度単位である．

第7章 酸・塩基バランスの異常

 揮発酸の排泄は肺が，不揮発酸の排泄は腎臓が担当します．

➡ 揮発酸の排泄

前述のように，炭水化物の代謝で生じる大量の炭酸（15,000 mmol/日）は，肺が正常であればすべて CO_2 として排泄されますが，肺胞換気不全で CO_2 が蓄積すると H^+ も蓄積します（**呼吸性アシドーシス**）．また，逆に過換気により CO_2 が減少すると H^+ も減少します（**呼吸性アルカローシス**）．

$$H_2CO_3 \Leftrightarrow CO_2 + H_2O \Leftrightarrow H^+ + HCO_3^-$$

➡ 不揮発酸の排泄

前述のように不揮発酸はわずか60 mmol/日程度しか産生されませんが，肺から排泄できないので，H^+ が体内に蓄積して細胞を障害します．そこで，**とりあえず「重炭酸-二酸化炭素緩衝系」が H^+ を緩衝**して影響を最小限にし，その後**腎臓が H^+ を徐々に排泄**していきます．

ここでのポイントは，腎臓が，❶重炭酸-二酸化炭素緩衝系の維持と，❷H^+ の排泄，の2つの役割を担うということです．❶は「近位尿細管における HCO_3^- 再吸収と新生」，❷は「近位尿細管からのアンモニア（NH_3）の分泌」と「集合管における H^+ の分泌」の2ステップで行われます．この際，NH_3 の役割は H^+ を管腔内にトラップすることです（後述）．

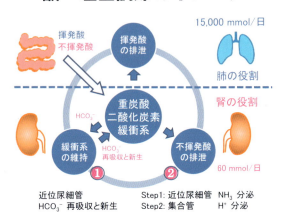

酸・塩基調節のイメージ

 腎臓からの不揮発酸排泄には，3つの大きな壁があります．

➡ 不揮発酸尿中排泄の壁

さて，不揮発酸由来の H^+（60 mmol/日）を1Lの尿中に排泄しようとすると，そこには大きな壁が立ちはだかります．どんな壁かと言うと，

壁①：尿の H^+ 濃度は，60 mmol/L＝0.06 mol/L になりますよね．これをpHに変換すると，$-\log 0.06 = 1.22$ になります（インターネットの関数計算サイトで計算してみてください）．これはとんでもない強酸で，尿路がただれてしまいます！

壁②：腎臓は H^+ を排泄して，尿中のpHを4.5まで下げることができます（最大尿酸性化能）．このとき，尿中H濃度は $10^{-4.5} = 0.000032$ mol/L＝0.032 mmol/L しかないので，60 mmol の H^+ を排泄するためには 60/0.032≒2,000L もの尿量が必要となります．

壁③：最大酸性化尿 pH 4.5 の H^+ 濃度は，血中の1,000倍（血液と尿中のpH差は3なので，H^+ 濃度比は $10^3=1,000$ 倍）も高濃度です．これだけの濃度差があると H^+ が血中

へ逆拡散するため，集合管がいくら頑張ってH⁺を排泄しても，これ以上，尿H⁺濃度を上げることはできません．

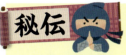

不揮発酸尿中排泄の壁

・不揮発酸由来のH⁺ 60 mmol/日をそのまま尿中に排泄することは不可能である！

不揮発酸の99.5%が，NH₃とHPO₄²⁻にトラップされて排泄されます．

➡ NH₃とHPO₄²⁻の役割

「ならばどうしよう」ということですが，実は腎臓は「H⁺を別の物質に変えて尿中に排泄」します．すなわち，NH₃とリン酸水素イオン（HPO₄²⁻）という2つの緩衝物質に，大量のH⁺をトラップして尿中に排泄するのです．

NH₃＋H⁺⇒NH₄⁺（アンモニウム）
HPO₄²⁻＋H⁺⇒H₂PO₄⁻（リン酸）

ここで，NH₃は近位尿細管によって産生され，一方のHPO₄²⁻は糸球体で濾過

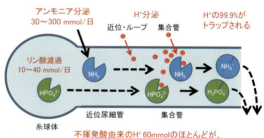

不揮発酸の排泄メカニズム

不揮発酸由来のH⁺ 60 mmolのほとんどが，NH₄⁺やH₂PO₄⁻として排泄される

された原尿に由来します．するとどういうことになるでしょうか．前述のように，最大酸性化尿（pH 4.5）に溶解しているH⁺は0.032 mmol/Lしかないので，不揮発酸由来のH⁺ 60 mmolのうち実に99.95%（！）が，NH₄⁺とH₂PO₄⁻として排泄されることになるのです．アンモニアってすごいですね！

腎臓のH⁺排泄の秘密

・腎臓は，不揮発酸由来のH⁺ 60 mmol/日の99.95%を，NH₃とHPO₄²⁻にトラップして排泄している．
・NH₃が主役を，HPO₄²⁻が脇役を演じる．

➡ 近位尿細管におけるNH₃の産生

近位尿細管は，グルタミンからNH₃を産生します．NH₃は脂溶性なので細胞膜を透過し

第7章 酸・塩基バランスの異常

て管腔内に移行し，集合管に到達するとH⁺と反応してNH₄⁺になります．このNH₄⁺は水溶性ですから細胞膜を透過できず（再吸収されず），管腔内にトラップされます．ここがミソです．

$NH_3 + H^+ \rightleftharpoons NH_4^+$ （解離定数 $pK = 9.2$）

これは，「pH＝9.2で半分が解離し，pH＜9.2では右にシフトする」という意味なので，通常の尿pH（4.6〜8.4）では，ほぼすべてがNH₄⁺となるわけです．そして，近位尿細管はNH₃の産生を，30 mmol/日〜最大 300 mmol/日まで増やすことができるので，日常的に起きる酸の過剰摂取に十分対応することができるというわけです．

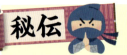

不揮発酸過剰摂取への腎の対応

- 健康な若者が「食い放題の焼き肉」をたらふく食べて，不揮発酸の産生量が60 mmol→300 mmolに増えたとしても，近位尿細管はNH₃の産生を300 mmol/日まで増やし，すべてを排泄してくれる．
- ところが，末期腎不全患者の場合は，NH₃の産生が低下するので，肉をたくさん食べると代謝性アシドーシスになる（これが尿毒症性アシドーシス）．
- これを防止するには，低タンパク高カロリー食が有効．ただし，透析導入後は透析によって不揮発酸が除去できるので，栄養改善を重視して十分なタンパク摂取を勧める．

➡ HPO₄²⁻によるH⁺のトラップ

もう1つの緩衝物質であるHPO₄²⁻の場合は，$HPO_4^{2-} + H^+ \rightleftharpoons H_2PO_4^-$，$pK = 6.8$，つまりpH＝6.8で半分が解離し，pH＜6.8で右にシフトするので，尿のH⁺が増えて尿pH＜6.8になると，H⁺をトラップしてH₂PO₄⁻となり，尿中に排泄されます．

尿中のHPO₄²⁻はすべて糸球体濾液に由来し，その電気化学当量は10〜40 mEq/日です．つまり，NH₃のように近位尿細管で産生されないので，HPO₄²⁻のH⁺のトラップ能は10〜40 mmol/日に限定されます．

＊mEqは電気化学当量のこと．10〜40 mEq/日のHPO₄²⁻は，10〜40 mmol/日（＝10〜40 mEq/日）のH⁺をトラップする．

酸・塩基バランス 総まとめ

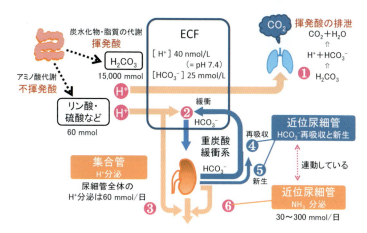

> **秘伝　不揮発酸の尿中排泄**
>
> ・NH_3は近位尿細管でグルタミンから作られ，300 mmol/日まで増やすことができる．
> ・HPO_4^{2-}は糸球体濾液に由来するので，H^+のトラップ能は10〜40 mmol/日に限定される．
> ・健常な腎は，日常的な不揮発酸負荷に対してNH_3産生増加で対応できる．
> ・腎不全では，NH_3産生能が低下するので不揮発酸が排泄できず，代謝性アシドーシスになる．

第 7 章　酸・塩基バランスの異常

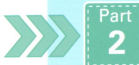

酸・塩基バランスの解析

 アシデミアとは血液が酸性の「状態」，アシドーシスとはそれを引き起こす「病的プロセス」のことです．

➡ 酸・塩基バランスで使われる用語

血液 pH 7.4 を基準として，それより酸性の状態を<u>アシデミア</u>，アルカリ性の状態を<u>アルカレミア</u>と言います．また，pH を下げる病的プロセスを<u>アシドーシス</u>，pH を上げる病的プロセスを<u>アルカローシス</u>と呼びます．

例①：CO_2 の増加によりアシデミアになれば，呼吸性アシドーシス（逆は呼吸性アルカローシス）

例②：HCO_3^- の減少によりアシデミアになれば，代謝性アシドーシス（逆は代謝性アルカローシス）

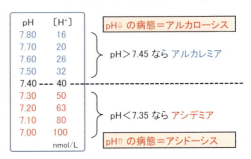

pH と H^+ 濃度の換算表

pH（水素イオン濃度指数）＝ $-\log[H^+]$

【酸・塩基バランス最初の一歩】
・まず，血液 pH から「アシデミアか，アルカレミアか」を判断する．
・次に，それを引き起こす病的プロセス（アシドーシス，アルカローシス）を探る．

 アシドーシス＝アシデミア，とは限りません．

➡ アシドーシスとアルカローシスの合併

酸・塩基バランスは，綱引に例えられます．

例えば，代謝性アシドーシスだけなら，綱はアシデミアの方向に動きますが（上段），呼吸性代償が対抗してくると中性の方向に戻ります（中段）．さらに，代謝性アルカローシスが参加してくると，勝敗の行方はわからなくなります（下段）．

1) アシドーシス＋アルカローシス
呼吸不全患者やケトアシドーシス患者が胃液を嘔吐している場合に相当します．

2) アシドーシス＋アシドーシス
呼吸不全患者が下痢をしたり，末期腎不全患者がサリチル酸中毒を起こしたり，骨髄腫

腎による急性腎不全患者が，尿細管性アシドーシスを合併している場合に相当します．

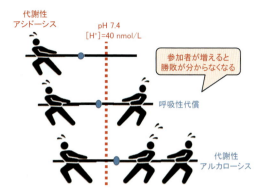

酸・塩基バランスの綱引き

- 綱引きの参加者が増えると，勝敗の行方がわからなくなる．
- アシドーシスにアルカローシスが合併すると，アシデミアがマスクされる．
- アシドーシスが重複すると，アシデミアが重症化する．

アシドーシスやアルカローシスは，「代償」によって緩和されます．

➡ 重炭酸－二酸化炭素緩衝系

既述のように，H⁺濃度をとりあえずは変動させない「代償システム」が「重炭酸－二酸化炭素緩衝系」です．ECFに多く含まれるCO_2とHCO_3^-が緩衝剤として働きます．

この緩衝系は，$H^+ + HCO_3^- \Leftrightarrow CO_2 + H_2O$ で表されます．そして質量作用の法則によれば反応速度は濃度の積で決まるので，

$K_1 [H^+][HCO_3^-] = K_2 [CO_2][H_2O]$

となります．両辺の負の対数をとり $-\log [H^+]$ をH濃度指数（pH）とすると，次のHenderson-Hasselbalch式になります（Kは酸解離定数）．これに基準値〔$HCO_3^- = 24$ mmol/L，$CO_2 = 1.2$ mmol/L，$PCO_2 = 40$ mmHg〕を当てはめてみると，

pH＝6.1＋log (24÷1.2)＝6.1＋log 20＝6.1＋log 10＋log 2＝7.4

と，確かにpH 7.4になります．しかしlog計算を暗算で行うのは難しいので，臨床ではHenderson式を使うと便利です．

＊pKは酸が50％解離するpHの値．Kが大きいほど酸性度は高い．

第7章　酸・塩基バランスの異常

【Henderson 式の特徴】
- 酸塩基バランス異常の解析には Henderson 式が便利．
- log 計算が不要．
- 血液ガスの数値を入れるだけで，酸塩基バランス異常が解析できる．
- Henderson 式で，CO_2 分圧（$PaCO_2$）＞40 Torr は，肺による調節障害を，HCO_3^- ＜24 mmol/L は腎による調節障害を意味する．

Henderson-Hasselbalch 式

$$pH = pK + \log \frac{[HCO_3^-]}{[CO_2]} = pK + \log \frac{[HCO_3^-]}{PCO_2 \times 0.03}$$

＊この系の解離定数 pK = 6.1（50%が解離するpHの値）
＊$[CO_2] = PCO_2 \times 0.03$ の関係がある

Henderson 式

$$[H^+] (nmol/L) = 24 \times \frac{PCO_2\ \text{(40 torr)}}{[HCO_3^-]\ \text{(24 mmol/L)}}$$

（40 nmol/L）　…肺による調節　…腎による調節

右辺の覚え方：肺は腎臓の上にある．

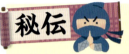

秘伝　重炭酸-二酸化炭素緩衝系

- H^+ をとりあえず変動させない代償システムが「重炭酸-二酸化炭素緩衝系」．

肺の異常は腎に代償され，腎の異常は肺に代償されます．

 肺と腎の代償反応

　アシドーシスに対して代償が起きないと，重篤なアシデミアになります．しかし，実際には様々な代償作用によって異常は緩和されます．呼吸性異常は腎が代償（代謝性代償）し，代謝性異常は肺が代償（呼吸性代償）します．そこで，まずはこれらの代償が正常かどうかを判定します．

pH の代償範囲

病的プロセス	一次変化	代償	代償範囲
代謝性アシドーシス	HCO_3^- ↓	PCO_2 ↓	$\Delta PCO_2 = 1.2 \times \Delta HCO_3^-$
代謝性アルカローシス	HCO_3^- ↑	PCO_2 ↑	$\Delta PCO_2 = 0.7 \times \Delta HCO_3^-$
呼吸性アシドーシス	PCO_2 ↑	HCO_3^- ↑	急性 $\Delta HCO_3^- = 0.1 \times \Delta PCO_2$ 慢性 $\Delta HCO_3^- = 0.35 \times \Delta PCO_2$
呼吸性アルカローシス	PCO_2 ↓	HCO_3^- ↓	急性 $\Delta HCO_3^- = 0.2 \times \Delta PCO_2$ 慢性 $\Delta HCO_3^- = 0.5 \times \Delta PCO$

同じ方向に動く

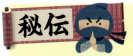

秘伝 肺と腎の代償

- 呼吸性異常は腎が，代謝性異常は肺が代償する．
- 代償の範囲が表より小さければ，代償を阻害する要因を探す．

➡ アシデミア

アシドーシスが代償によって緩和されないと，大変なことになります．

例えば，ショック状態でER搬送された患者さんが，「肺炎と乳酸アシドーシスを呈していた」としましょう．この患者さんは，HCO_3^-が12 mEq/Lと約半分に低下していました．肺炎のために，呼吸性の代償は働かないとします．この患者さんの，H^+濃度とpHはそれぞれどれくらいになるでしょうか？

前掲のHenderson式に当てはめてみましょう．HCO_3が12 mEq/Lに低下し，$PaCO_2$が40 Torrのままだとすると，H^+は80 nmol/Lに増加します．pHを計算すると7.1です．これでは，細胞は甚大な被害を受けることになります．しかし，もし人工呼吸器を着けて$PaCO_2$が20 Torrに低下すれば，H^+は40 mmol/LでpHは7.4に保たれ，アシデミアは緩和されます．

このように，Henderson式に血液ガスの数値を入れるだけで，酸・塩基バランス異常が解析でき，治療効果を予測することもできるのです．

 酸・塩基バランス異常を解析するために，血液ガスになじんでおきましょう．

➡ 血液ガスの原理と基本

血液ガス分析は，特殊電極でpHとPCO_2を測定し，Henderson–Hasselbalch式から重炭酸（HCO_3^-）濃度を計算します．これを自動でやってくれるのが，毎日お世話になっている血液ガス分析装置です．

HCO_3^-＝24 mmol/L，CO_2＝1.2 mmol/L，PCO_2＝40 mmHgをHenderson–Hasselbalch式に当てはめてみると，

$$pH = 6.1 + \log(24 \div 1.2) = 6.1 + \log 20 = 6.1 + \log 10 + \log 2 = 7.4$$

と，確かにpH 7.4になります．

H^+濃度の変動域は広く，血中H^+濃度は5倍（p168参照），尿中H^+濃度は1,000倍にもなります．このように変動の大きなデータを扱いやすくするために，H^+を10の対数で表示したものがpHです．

解析に威力を発揮するのがアニオンギャップです．

➡ アニオンギャップ

酸・塩基バランスの解析において威力を発揮するのがアニオンギャップ（AG）です．これは，「測定されない陰イオンと，測定されない陽イオンとのギャップ」という意味で，正常値は 12 mEq/L です．図で説明しましょう．ECF では，陽イオンと陰イオンの電荷がほぼ釣り合っています．

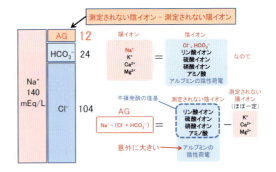

図右下の計算式からわかるように，「AG の増加」とは不揮発酸塩基の増加であり，不揮発酸が増加しているということにほかなりません．また低アルブミン血症があると，不揮発酸が増加していても AG の増加が目立たないので，補正 AG によって評価しなければならないこともわかりますね（後述）．

> **秘伝　AG が増加するアシドーシス**
>
> ・AG の増加＝不揮発酸の増加．
> ・AG が増加する代謝性アシドーシスには，①尿毒症性アシドーシス，②乳酸アシドーシス，③ケトアシドーシス，④薬剤性アシドーシス（p176 参照）の 4 つがある．

➡ 解析の準備

酸・塩基バランスの解析にとりかかる前に，解析に必要となる諸指標を計算しておきましょう．アシドーシスのないときの値を基準値として示します．

1) $AG = Na^+ - (Cl^- + HCO_3^-)$　　　　基準値＝12
2) 補正 $AG = AG + (4 - Alb) \times 2.5$　　基準値＝12
   マイナス荷電を持つアルブミンが 1 g/dL 低下すると，AG は 2.5 mEq/L 低下するので，これを加えて補正する．
   補正 AG の増加 ≒ 不揮発酸（HCl 以外）の増加
3) 補正 $HCO_3^- = HCO_3^- + (AG - 12)$　　基準値＝24
   「不揮発酸の増加がない」と仮定したときの HCO_3^- 濃度
   補正 $HCO_3^- < 24$ は，正常 AG 性代謝性アシドーシスの合併
   補正 $HCO_3^- > 24$ は，代謝性アルカローシスの合併

4）尿 AG＝($Na^+ + K^+ - Cl^-$)　　基準値＝＋30〜＋50

尿 AG がプラス値≒NH_4^+排泄障害（酸排泄障害）

＊アシドーシスに対する代償として NH_4^+ の排泄が増えないと，マイナス荷電の Cl^- の排泄も増えないため，尿 AG がプラス値にとどまる（後述）．

 アシドーシスに対する腎の代償（尿中への H^+ の排泄）は，尿 AG で評価します．

➡ 尿 AG

既述のように，不揮発酸由来の H^+（60 mmol/日）の 99.95％は，NH_4^+ と $H_2PO_4^-$ にトラップされて排泄されるので，**尿 pH から H^+ の排泄量を知ることはできません**（この際，NH_4^+ が主役であることは述べたとおりです）．

そこで，尿 AG から，アシドーシスに対する腎の代償（H^+ 排泄の増加）が正常かどうかを評価します．血液の AG とは異なり，尿 AG（測定されない陰イオン－測定されない陽イオン）は，**$Na^+ + K^+ - Cl^-$ で計算**します．アシドーシスのない状態では，尿 AG＝＋30〜＋50 mEq/L です．

アシドーシスに対する腎の代償（H^+ 排泄の増加）が正常であれば，近位尿細管は NH_3 産生を増やし，集合管は H^+ 分泌を増加させます（$NH_3 + H^+ \Rightarrow NH_4^+$）．つまり，尿中に「測定されない陽イオン（$NH_4^+$）」が増え，電気的中性を保つために Cl^- が増加する結果，尿 AG＜0（－20〜－50）になります．例えば，尿 AG が＋50 から－50 に変化したとしたら，NH_4^+ 分泌（H^+ 分泌）は 100 mmol/L 増加したことになります．逆に，アシドーシスに対する腎の代償が障害されていれば，尿 AG はプラス値のままとなります．

尿 AG は，**「正常 AG 代謝性アシドーシス」の鑑別**にも役立ちます（p176 参照）．

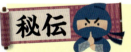　**尿 AG**

- アシドーシスに対する腎の代償によって，尿中に NH_4^+（H^+ が姿を変えたもの）が増加する．
- 尿 AG は，アシドーシスのない状態では＋30〜＋50 mEq/L であるが，アシドーシス時には尿 AG＜0（－20〜－50）になる．
- アシドーシス時に AG＞0 であれば，腎の代償障害，すなわち H^+ 排泄障害がある（腎尿細管性アシドーシスや腎不全）．

第7章　酸・塩基バランスの異常

酸・塩基バランス異常の解析は，システマチックに行います．

➡ 最初の4ステップ

酸・塩基バランス異常の解析は，最初の4ステップから始めましょう．

Step 1：アシデミア or アルカレミア？⇒pHから判定
Step 2：代謝性 or 呼吸性？⇒HCO_3^-・$PaCO_2$から判定
Step 3：代償は十分か？⇒$\Delta PaCO_2$・ΔHCO_3^-から判定（p170 表参照）
Step 4：AGは増加しているか？⇒補正AGから判定

　　　　補正AG＝AG＋(4-Alb)×2.5
　　　　補正AG増加⇒不揮発酸の蓄積＝尿毒症・乳酸・ケト酸・薬剤など→Step 5 へ
　　　　補正AG正常⇒HCO_3^-喪失 or 酸分泌障害＝下痢・acetazolamide・腎尿細管性アシドーシス→Step 6 へ
　　　　＊AGが増加していたら，浸透圧ギャップも見ておきましょう．
　　　　浸透圧ギャップ（血漿浸透圧実測値－計算値）増加⇒不揮発酸やアルコールなどの蓄積

➡ 次の3ステップ

Step 5：高AG代謝性アシドーシスの場合，高AG性以外のアシドーシスやアルカローシスの合併は？⇒補正HCO_3^-から判定
　　　　補正HCO_3^-＝HCO_3^-＋(AG-12)
　　　　補正HCO_3^-＜24⇒正AG性代謝性アシドーシスの合併（下痢・腎尿細管性アシドーシス）
　　　　補正HCO_3^-＞24⇒代謝性アルカローシスの合併（contraction alkalosisなど）
Step 6：正常AG代謝性アシドーシスの場合，アシドーシスに対する腎の代償（NH_4^+分泌増加）は？⇒尿AGから判定
　　　　尿AG＝Na^+＋K^+－Cl^-
　　　　尿AG＜0⇒NH_4^+分泌増加（腎の代償正常）⇒腎外性アシドーシス（下痢など）
　　　　尿AG＞0⇒NH_4^+分泌増加しない（腎の代償異常）⇒腎尿細管性アシドーシス
　　　　＊ケト酸，馬尿酸，薬物など，Cl^-以外の陰イオンが尿に大量に排泄される場合は使えない．
Step 7：腎尿細管性アシドーシスの場合，近位型 or 遠位型？⇒尿pHと腎髄質石灰化から判定
　　　　尿pH＜5.3⇒近位型（集合管のH^+分泌が保たれているので，尿pH＜5.3）
　　　　尿pH＞5.3⇒遠位型（集合管のH^+分泌が障害されるので，pH＞5.3となる）
　　　　腎髄質石灰化⇒遠位型（尿細管性アシドーシスでは，骨のリン酸CaがH^+を緩衝（Ca^{2+}が溶出）するため，Ca^{2+}の尿中排泄が亢進する．その際，遠位型では尿pHが高いので，Ca^{2+}が他の塩基（リン酸・シュウ酸・尿酸など）と結合して沈澱するため，髄質に石灰化を認めることが多い）

第 7 章 酸・塩基バランスの異常

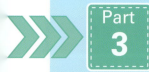

代謝性アシドーシス

体液中のH⁺が増えると，細胞の代謝を障害します．

➡ アシドーシスによる細胞代謝障害

　代謝性アシドーシスとは，H⁺の増加によって血液 pH の低下（アシデミア）をきたすもので，HCO_3^- の減少と呼吸性代償（$PaCO_2$ の減少）を伴います．少々わかりにくいですよね．順に考えてゆきましょう．

　実は，アシドーシスは日常的に起きています．例えば，100 m の全力疾走後には ATP の消費と嫌気性解糖により一過性の乳酸アシドーシスが起きますが，自然に回復するので大事には至りません．この過程では，増加した H⁺ が血中の二酸化炭素-重炭酸緩衝系で緩衝され，酸素供給の回復に伴って再び H⁺ が減少します．

　ところが，ショックなどで乳酸アシドーシスが遷延すると，増加した H⁺ が細胞の代謝を障害してゆきます．実は，乳酸アシドーシスにおけるH⁺の増加は，ATPの消費に由来します（後述）．

秘伝　アシデミアによる細胞代謝障害

- 動脈収縮と心筋収縮を抑制する結果，血圧低下と肺うっ血を生じる．
- アシデミアに伴う高 K 血症が，不整脈を誘発する．
- インスリンに対する反応低下（高血糖），肝臓の乳酸の取り込み低下．
- タンパク異化亢進．

➡ 慢性アシドーシスの症状

　慢性腎不全のような慢性アシドーシスでは，H⁺ が骨や細胞内物質によって緩衝されるので，血漿 HCO_3^- 濃度は 12〜20 mEq/L に維持され，深刻なアシデミア症状は出現しません．ただし，緩衝が長期に続くと，骨からのCa²⁺喪失（骨のリン酸 Ca と炭酸 Ca が H⁺ を緩衝するときに Ca^{2+} が溶出する）や筋タンパクの崩壊を招きます．

　さらに，残存ネフロンのアンモニア産生が代償性に増加し，局所に蓄積したアンモニアが補体を活性化してマクロファージを誘導する結果，尿細管間質の線維化を促進して腎機能が低下します．また，末期腎不全のアシデミアは高K血症を増悪させます．

第7章　酸・塩基バランスの異常

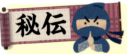

慢性アシドーシスによる細胞代謝障害メカニズム

- 慢性アシドーシスでは，骨からCa^{2+}喪失や，筋タンパクの崩壊を招く．
- 残存ネフロンのアンモニア産生が増加し，補体活性化とマクロファージ誘導により腎の間質線維化を促進する．

 代謝性アシドーシスの診断は，AGから出発しましょう．

➡ **AGによる代謝性アシドーシスの分類**

　代謝性アシドーシスの診断では，AGが出発点になります．というのは，代謝性アシドーシスの原因は①重炭酸-二酸化炭素緩衝系の異常，②不揮発酸の蓄積，の2つに大別されますが，AGを活用すれば両者（下図の①，②）を鑑別できるからです．

代謝性アシドーシス診断アルゴリズム

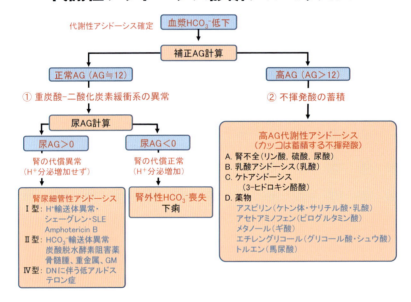

— 176 —

Part 3　代謝性アシドーシス

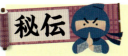

AGによる代謝性アシドーシスの分類

・代謝性アシドーシスでは，AGが出発点．
・「正常AG」は，①重炭酸-二酸化炭素緩衝系の異常．
・「高AG」は，②不揮発酸の蓄積．

「高AG代謝性アシドーシス」の原因は尿毒症，乳酸，ケトン，薬剤です．

➡ 高AG代謝性アシドーシスへのアプローチ

　AGの増加（AG＞12）は不揮発酸の蓄積を意味し，その原因として❶尿毒症性アシドーシス，❷乳酸アシドーシス，❸ケトアシドーシス，❹薬剤性，が挙げられます．

状　　況		疑われる原因	確認検査
慢性腎不全の病歴	⇒	❶尿毒症性アシドーシス	血清Cr
ショック状態	⇒	❷乳酸アシドーシス	血中乳酸
糖尿病のコントロール不良	⇒	❸ケトアシドーシス	血中・尿中ケトン体
薬剤性	⇒	❹薬剤（サリチル酸・アセトアミノフェン・メタノール・エチレングリコールなど）	血中乳酸・ケト酸など

＊常用量のサリチル酸やアセトアミノフェンでも，乳酸やケト酸が蓄積する．

乳酸アシドーシスの基本，「好気性解糖と嫌気性解糖」を押さえておきましょう．

➡ 好気性解糖と嫌気性解糖

　酸素が十分に供給されていると，嫌気性解糖から好気性解糖へと代謝が進みます．好気性解糖は非常に効率的なエネルギー産生システムで，細胞質⇒ミトコンドリアのTCAサイクル⇒電子伝達系へと代謝が進むと，グルコース1分子につき36個ものATPが産生されます．

　一方，酸素の供給が絶たれると，嫌気性解糖の段階で代謝がストップしてしまいます．その結果，嫌気的解糖の最終産物であるピルビン酸が細胞質に蓄積し，乳酸へと代謝されます．

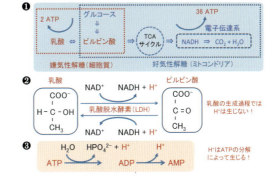

第7章 酸・塩基バランスの異常

　乳酸は，ピルビン酸から乳酸脱水酵素（LDH）によって，1日に15～20 mmol/kg産生されますが，肝臓と腎臓で代謝され，**血漿乳酸値は 0.5～1.5 mEq/L** に保たれています．
　嫌気性解糖はエネルギー産生効率が極めて悪く，グルコース1分子が乳酸2分子に変換されるごとに，たった2個のATPしか作れませんが（好気性解糖とは18倍もの開き！），それでも，酸欠状態でも最低限のATPを産生してくれるわけですから，緊急時の「逃げ道」になります．

秘伝　ATP産生量の違い

- グルコース1個当たり
  好気性解糖では36個のATPが，
  嫌気性解糖では2個のATPと，2個の乳酸が産生され，
  ATP産生効率は18倍も違う．

運動時の乳酸アシドーシスは一過性ですが，ショック時の乳酸アシドーシスは遷延します．

➡ 運動時とショック時の乳酸アシドーシス

　運動中の骨格筋では酸素不足のため，ATPが消費されてH$^+$が放出され，同時にピルビン酸から乳酸が生じます（乳酸アシドーシス）．運動後は，ATPの増加に伴ってH$^+$が減少し，同時に乳酸が肝臓や腎臓でグルコースや水・CO$_2$に代謝されるので，乳酸アシドーシスは一過性です．
　一方，**ショックにおいては，乳酸アシドーシスが遷延**しますが，それはなぜでしょうか？　運動時との根本的な違いは，組織低酸素が持続するためATPが合成できず，「**ATP消費に伴ってH$^+$が放出され続ける**」からです．そして，増加したH$^+$が細胞の代謝を障害し，ますますATPが合成できず，H$^+$と乳酸が蓄積してゆくという「**負のスパイラル**」ができ上がります．

秘伝　乳酸アシドーシスの負のスパイラル

- 組織低酸素が持続するためATPが合成できず，「ATP消費に伴ってH$^+$が放出され続ける（アシデミア）」．
- アシデミアによって血圧低下と肺うっ血が生じ，組織低酸素がさらに進行する．
- 酵素タンパクの構造変化や，肝腎の血流低下により乳酸の代謝が遅れる．
- 以上により，H$^+$と乳酸が蓄積してゆく（負のスパイラル）．

乳酸は，ATP消費が合成を上回っていることを示す「サロゲートマーカー」です．

➡ 乳酸アシドーシスにおけるH⁺の由来

ところで，乳酸アシドーシスにおけるH⁺はどこからくるのでしょうか？

「そんなの，乳酸の生成過程で生じるに決まってるじゃないの!?」と言いたくなりますが，実は，乳酸の生成によってH⁺が生じるわけではないのです（！）．177ページの図を見てください．ピルビン酸から乳酸が生じる過程では，逆にH⁺が消費されていますよね．

では，H⁺はどこからくるのかというと――，

実はH⁺は，ATP⇒ADP＋H⁺＋Piの反応で生じるのです．つまり，乳酸の増加は，組織低酸素により「ATPの分解が合成を上回っている」ことを示すサロゲートマーカーなのです（！）．

➡ 乳酸アシドーシスの動脈血ガス

ショックによる乳酸アシドーシスでは，動脈血ガスは組織の状態を反映しません．どういうことかというと，例えば心肺蘇生によって肺からCO_2が排泄されると，動脈血CO_2分圧（$PaCO_2$）は正常化され，アシデミアが改善したように見えます．しかし，組織の総血流は低下しているので，組織にはCO_2が大量に蓄積し高度のアシデミアが持続している状態（動脈血ガスからはわからない）です．

この状況でアルカリ剤（重炭酸Na）を投与すると，CO_2がさらに大量に産生され，組織のアシデミアを増悪させる可能性があります．そこで，混合静脈血ガス（中心静脈血ガス）で組織の状態を判断し，慎重に投与する必要があります．

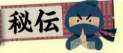 **乳酸アシドーシスにおけるH⁺の由来**

- 乳酸の生産過程ではH⁺は生じない．
- H⁺はATPの分解によって生じる．
- 乳酸の蓄積は「ATPの分解が合成を上回っている」ことを示すサロゲートマーカー．

 糖尿病性ケトアシドーシスはケト酸の増加によって生じ，インスリンの投与により改善します．

➡ ケト酸の生成

糖尿病性ケトアシドーシスも乳酸アシドーシスと同じく，内因性の酸の増加が原因です．インスリン欠乏とグルカゴン過剰により，肝臓でケトン体（①アセト酢酸・②3-ヒドロキシ酪酸・③アセトン）の合成が亢進します．このうち①と②がケト酸で，アシドーシ

スの原因となりますが、主に増加するのは 3-ヒドロキシ酪酸です．

　ケト酸は，末梢組織においてアセチル CoA に再変換され，TCA サイクルで酸化される過程で ATP が作られます．つまり，ケト酸は飢餓状態でグルコースが利用できないときのエネルギー源になるわけです．また，平時でも骨格筋・心筋・腎皮質などで利用されています．

　糖尿病性ケトアシドーシスでケトン体が増加するメカニズムは，飢餓状態と似ています．すなわち，

①インスリン不足によって，肝臓はグルコースを取り込むことができない．このため肝臓での脂肪分解が低下し，遊離脂肪酸が増加し，アセチル CoA となる．
②グルカゴンによってアセチル CoA の肝ミトコンドリアへの取り込みが促進される．
③肝ミトコンドリアは，アセチル CoA をケトン体に変換するため，血中ケトン体が増加する．

　インスリンによって，上記の代謝異常が改善すれば，アシドーシスは自然軽快します．

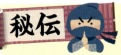

尿中ケトン体は信用できるか？

・糖尿病性ケトアシドーシスでは，主に 3-ヒドロキシ酪酸が増加する．
・尿中ケトン体試験紙（ニトロプルシッド法）は，アセト酢酸に鋭敏に反応するが，3-ヒドロキシ酪酸には反応しない．
・尿中ケトン体（−）でも安心せず，血中ケトン体分画も併せて測定すること．

 重症の急性代謝性アシドーシスの治療には，重炭酸の補充を行います．

➡ 静注アルカリ療法

　急性代謝性アシドーシスにおいては，基礎病態を治療しつつ，腎の代償を待つのが基本です．しかし，重症の代謝性アシドーシスでは，アシデミアによる心毒性を軽減し循環動態を安定させるために静注アルカリ療法を行います．この場合，最初のゴールは，pH を安全圏である 7.2 以上に上げることです．

　ただし，乳酸アシドーシスや糖尿病性ケトアシドーシスでは，アルカリ療法が CO_2 を発生させて有害なこともあるので，血液ガス（動脈血と混合静脈血）をモニターしながら行います．一方，腎不全に伴う尿毒症性アシドーシスに対しては，緊急血液透析を行います．

➡ 重症代謝性アシドーシスに対する静注アルカリ療法の実際

①HCO_3^- 必要量の計算

　はじめに，HCO_3^- 欠乏量を計算します．

Part 3　代謝性アシドーシス

$$HCO_3^-欠乏量＝(24－HCO_3^-実測値)×分布容積　(BW×0.5〜0.8)$$

　高度なアシドーシスでは，重炭酸以外の緩衝物質が消費されているので，ECF と ICF の総和（BW×0.6）よりも分布容積は広がります．分布容積に幅があるのはそのためです．

　この欠乏量を 8.4%重炭酸 Na 液（1 mL＝1 mEq になっています）で補充します．

②実際の投与法

　例えば，体重 60 kg で HCO_3^-実測値＝10 の場合，

$$HCO_3^-欠乏量＝(24\text{-}10)×分布容積　(60×0.5)＝420\ mEq$$

なので，8.4%重炭酸 Na 液は 420 mEq，すなわち 420 mL 必要です．

　実際には，まず 100 mEq（100 mL）を静注または点滴投与して反応を見ます．HCO_3^-濃度が 12〜15 mEq/L を超え，基礎病態が改善してくれば，腎の代償によって改善してゆくことが予想されるので，アルカリ投与を中止します．

　ただし，腸液の喪失が続いている場合や腎不全では，アシドーシスは自然に改善しません．そこで，前者に対してはアルカリ投与を継続し，後者に対しては透析を行います．

第7章　酸・塩基バランスの異常

チャレンジQ&A ⑩

糖尿病性腎症で他院に通院している70歳代男性が，意識障害のためER搬送された.

理学所見：血圧150/90 mmHg，脈拍86/分，体温36.5℃，呼吸数13/分，酸素飽和度96%.

呼吸音は両肺で減弱. 両下腿浮腫著明. 呼びかけにわずかに反応あり. 下痢なし.

検査所見：WBC 7,900/mm^3, RBC 230×10^4/mm^3, Hb 6.5 g/dL, Plt 16×10^4/mm^3, TP 5.8 g/dL, Alb 3.0 g/dL, BUN 115 mg/dL, Cr 11 mg/dL, Na 141 mEq/L, K 4.8 mEq/L, Cl 110 mEq/L, 血糖42 mg/dL

動脈血ガス：pH 7.22, PaCO$_2$ 35 mmHg, PaO$_2$ 70 mmHg, HCO$_3^-$ 13.0 mEq/L

検　　尿：潜血（−），糖（−），タンパク（3+），尿ケトン体（−）

脳　　CT：軽度脳萎縮のみ

Clinical Question

❶症例のアシデミアに対して，呼吸性代償は適切か？

❷症例のアシデミアの原因は，尿毒症だけでよいか？

❸この症例に対して，即効的な治療は？　根本的治療は？

【問題リスト】

#意識障害，#貧血，#低アルブミン血症，#腎不全，#低血糖，#低酸素，#アシデミア

なにはともあれ，酸・塩基バランス異常を解析してみよう.

【最初の4ステップ】

Step 1：アシデミア or アルカレミア？⇒pH 7.22のアシデミア

Step 2：代謝性 or 呼吸性？⇒HCO$_3^-$低下より，代謝性アシドーシス

Step 3：呼吸性代償は？⇒不適切

ΔPaCO$_2$＝ΔHCO$_3^-$（24−HCO$_3^-$）×1.2程度の呼吸性代償が起きる（p171参照）.

ΔHCO$_3^-$＝11なので，PaCO$_2$は13減少して27になるはず. しかし実際はPaCO$_2$＝35なので，呼吸性代償は不適切. 原因としては，意識障害や肺炎による換気不全が考えられる（A❶）.

もし呼吸性代償が適切に働いて，PaCO$_2$が13減少して27になれば，Henderson式より，H$^+$＝24×（27/13）＝49.8 nmol/L. log計算するとpH＝7.30となり，正常に近づくことがわかる.

つまり，症例のアシデミアに対して即効的な治療は，補助呼吸によって換気量を増加させることである. 手元にCPAP（持続陽圧呼吸）装置があれば装着して

— 182 —

Part 3　代謝性アシドーシス

みよう（A❸）．

Step 4：AG は？⇒補正 AG＞12 より不揮発酸の蓄積がある．AG は 18〔141−（110＋13)〕だが，低アルブミン血症があるので補正 AG を計算しよう．

補正 AG＝AG＋(4-Alb)×2.5＝20.5 mEq/L と増加しているので「高 AG 代謝性アシドーシス」であり「不揮発酸の蓄積」があることがわかる．その原因は，尿毒症・乳酸・ケト酸・薬剤　のいずれかである．順に検討してみよう．

尿ケトン体（−）だが，ニトロプルシド反応ではβ-ヒドロキシ酪酸は測定できず偽陰性になることが多いので，必ず血中ケトン体をチェックする必要がある．痙攣や血圧低下がなく，乳酸アシドーシスは否定的．したがって，尿毒症性アシドーシスが主因と考えられる．ネフロン数の減少によりアンモニアの分泌が減少し，不揮発酸の H^+ を十分に排泄できない状態である．

【次のステップ】

「高 AG 代謝性アシドーシス」であることがわかったら，**Step 5** に進もう．

Step 5：高 AG 以外のアシドーシスや，アルカローシスの合併は？⇒補正 HCO_3^-＜24 より，正常 AG 代謝性アシドーシスが合併していることがわかる．

補正 HCO_3^-＝HCO_3^-＋(AG-12)＝13＋(20.5−12)＝21.5　　＜24

「正常 AG 代謝性アシドーシス」の 2 大原因は，下痢と腎尿細管性アシドーシス（RTA）である．他に生理食塩水の大量補液がある．

症例には下痢はなく，糖尿病性腎症や CKD に合併する RTA が疑われる（A❷）．

以上より，①高 AG 代謝性アシドーシス（尿毒症），②正常 AG 代謝性アシドーシス（RTA），③不適切な呼吸性代償という 3 要因のため，アシデミアをきたしていると考えられる（A❶）．

【推奨される治療（A❸）】

1）低血糖に対してグルコースを投与

2）補助呼吸（呼吸性代償）でアシデミアを是正

3）緊急血液透析（腹膜透析は効果がゆっくりなので，緊急時には適さない）

4）透析を待つ間に，8.4% 重炭酸 Na（$NaHCO_3$）100 mL を点滴．

第7章　酸・塩基バランスの異常

> **Answer**
>
> ❶呼吸性代償は不適切であり，意識障害や肺炎による換気不全が考えられる．
>
> ❷AG＞12 より不揮発酸の蓄積があり，尿毒症性アシドーシスと考えられる．ケトアシドーシスは尿ケトン体（－）であるが，否定はできない．
> 補正 HCO_3^- ＜24 より正常 AG 代謝性アシドーシスが合併しており，下痢はないので RTA が疑われる．
>
> ❸症例のアシデミアに対する即効的な治療は，補助呼吸による呼吸性代償とアルカリ剤投与．根本的治療は血液透析．

秘伝　代謝性アシドーシスの治療

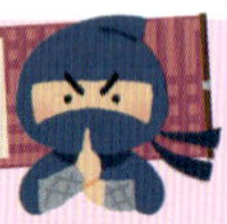

・呼吸性代償が不十分なら，補助呼吸（呼吸性代償）でアシデミアを是正する．

・8.4％重炭酸 Na（$NaHCO_3$）100 mL を点滴．

・原因に応じた治療：

　　尿毒症性アシドーシスなら，血液透析．

　　乳酸アシドーシスなら，補液や昇圧薬によりショックからの離脱を図る．

　　ケトアシドーシスなら，インスリンの投与．

　　薬剤性アシドーシスなら，被疑薬の中止や透析による除去．

Part 3　代謝性アシドーシス

チャレンジQ&A ⑪

2型糖尿病・高血圧で近医に通院している57歳男性がメトホルミン錠を服用し，嘔吐・めまいを主訴としてERを受診した.

常用薬：アムロジピン（5 mg）1 T/日，アトルバスタチン（10 mg）1 T/日，メトホルミン（250 mg）6 T/日

発症状況：1週間前の検査値は，Alb 4.5 g/dL, BUN 14 mg/dL, Cr 0.77 mg/dL, eGFR 31.4 mL/分/1.73 m^2，血糖 198 mg/dL，HbA1c 7.8%であった.
仕事上のストレスから，出勤途中の車内でメトホルミン錠を内服．1時間以内に4〜5回嘔吐があり，その後も吐気とめまいが治まらず，服用から7.5時間後，家族と弁護士に付き添われてERを受診した.

理学所見：意識清明，独歩可能，血圧 170/92 mmHg，脈拍 91/分，体温 36.9℃，やや頻呼吸，経皮的動脈血酸素飽和度（SPO$_2$）97%，呼吸音正常，下腿浮腫なし，触診で腹部に違和感を訴えた.

検査所見：WBC 12,200/mm^3, RBC 518×10^4/mm^3, Hb 16.4 g/dL, Plt 22.2×10^4/mm^3, TP 7.5 g/dL, Alb 4.6 g/dL, BUN 21 mg/dL, Cr 1.83 mg/dL, eGFR 31.4 mL/分/1.73 m^2, Na 148 mEq/L, K 4.3 mEq/L, Cl 101 mEq/L, BS 154 mg/dL, 乳酸 6.21 mg/dL（正常値 0.5〜2.2）

静脈血ガス：pH 7.336, PvO$_2$ 63.1 mmHg, PvCO$_2$ 33.7 mmHg, HCO$_3^-$ 17.6 mEq/L

検　尿：潜血（2＋），糖（4＋），タンパク（2＋）

Clinical Question

❶呼吸性代償は適切か？
❷アシデミアの原因は何か？
❸推奨される治療は？

　薬物中毒は，「高AG代謝性アシドーシス」の4大原因の1つである（p177）．それを念頭に置いて，血液ガスを解析してみよう．静脈血ガスで代用する場合，以下のことに留意する必要がある.

　　pH：0.01〜0.05 静脈血のほうが低い

　　PCO$_2$：5.8〜6.0 静脈血のほうが高い（動脈血 PaCO$_2$推定値≒33.7−6≒28）

　　HCO$_3^-$：1.5〜2 静脈血のほうが高い（動脈血 HCO$_3^-$推定値≒17.6−1.5≒16）

Step 1：アシデミア or アルカレミア？⇒pH 7.336 のアシデミア
　　　　　大したことないように思われるが，アルカローシスによってマスクされていないか気にかかる.

Step 2：代謝性 or 呼吸性？⇒HCO$_3^-$推定値 16＜24 なので，代謝性アシドーシス

Step 3：呼吸性代償は？⇒適切

— 185 —

第7章　酸・塩基バランスの異常

　　　　　$\Delta PaCO_2 = \Delta HCO_3^- \times 1.2$ 程度の呼吸性代償が起きる（p170）．

　　　　　$\Delta HCO_3^- = 8$ なので，$PaCO_2$ は 10 減少して 30 になるはず．

　　　　　実際 $PaCO_2 = 28$ なので，呼吸性代償は適切である（A❶）．

Step 4：AG は増加しているか？⇒AG＝148－101－16＝31＞12 より不揮発酸の蓄積がある．

　　　　　高 AG 代謝性アシドーシスの原因は，尿毒症・乳酸・ケト酸・薬剤の 4 つであり，乳酸高値より乳酸アシドーシスと診断される（A❷）．

Step 5：高 AG 以外のアシドーシスや，アルカローシスの合併は？⇒補正 $HCO_3^- > 24$ より，代謝性アルカローシスが合併している．

　　　　　補正 HCO_3^-＝HCO_3^-＋（AG-12）＝16＋（31-12）＝35＞24

　　　　代謝性アルカローシスの主な原因は，嘔吐と利尿薬である．症例では嘔吐で説明できる．やはり，胃液の嘔吐によりアシデミアがマスクされていたのである．

　　以上，症例の酸・塩基バランス異常は，メトホルミン大量服用による高 AG 代謝性アシドーシス（乳酸アシドーシス）＋代謝性アルカローシス（胃液の嘔吐）の合併である．

【治療および経過】

1）胃洗浄・活性炭の胃内注入は，服用後時間が経過しているため行わなかった．

2）呼吸性代償は適切であったが，呼吸筋の疲労を緩和する目的で，8.4% 重炭酸 Na（$NaHCO_3$）100 mL が点滴され，pH は 7.336→7.46，HCO_3^- は 16→28.4 mEq/L へと改善し，過呼吸は消失した．

3）メトホルミン除去とアシデミアと AKI に対して 4 時間の血液透析が施行された（A❸）．

4）翌日，全身状態は安定．BUN 20 mg/dL，Cr 2.71 mg/dL と，Cr はなお高値であったが，乏尿はなく，pH 7.433，HCO_3^- 24.1 mEq/L，AG 13.9 mEq/L，乳酸 2.84 と，AG と乳酸アシドーシスは改善したため，血液透析を離脱．第 6 病日には Cr 1.22 mg/dL と改善し，無事退院となった．

> ### *Answer*
> ❶呼吸性代償は適切である．
> ❷メトホルミンによる乳酸アシドーシスが，胃液嘔吐による代謝性アルカローシスが合併し，軽度のアルカレミアを呈している．
> ❸血液透析（メトホルミン除去，アシデミア改善，尿毒素除去が同時に可能）

【解説】

　　薬物による代謝性アシドーシスの場合，薬物やその代謝物自体が有機酸である場合と，薬物作用によって有機酸を生じる場合とがある．メトホルミンによる乳酸アシドーシスの場合は後者である．

【乳酸アシドーシスの原因】

乳酸アシドーシスの原因は2種類に分けられる．すなわち，

1）古典的乳酸アシドーシス（type A）：敗血症性ショック，心原性ショックなどに伴う組織灌流障害によって起きる．
2）非低酸素性乳酸アシドーシス（type B）：薬剤（メトホルミン，サリチル酸，イソニアジド，ジドブジン＝抗HIV薬など）過量，癌（リンパ腫，白血病）などに伴って起きる．

薬剤の場合はアルゴリズム（p176）に示したように，それぞれ特定の不揮発酸が蓄積するので確認してほしい．

【メトホルミンの肝臓における糖新生抑制メカニズム】

メトホルミンを含むビグアナイド系薬は，ミトコンドリア呼吸鎖複合体Iの活性阻害により，ATPの産生を抑制してAMP/ATP比を増加させ，細胞内エネルギーバランスセンサーであるAMP活性化プロテインキナーゼ（AMPK）を介した細胞内シグナル伝達系を刺激して糖新生を抑制する．この血糖降下作用の機序と乳酸アシドーシスの発症には次のような密接な関連がある．

【メトホルミンによる非低酸素性乳酸アシドーシスの機序】

メトホルミンがミトコンドリアにおけるATP産生を抑制する結果，ATPの分解が産生を上回りH$^+$が産生される（p177）．同時に嫌気性解糖の最終産物であるピルビン酸から乳酸が生じる（乳酸はATP枯渇のサロゲートマーカーでありH$^+$の発生源ではない）．

特にeGFRが低下した糖尿病性腎臓病（DKD）患者では，腎排泄性のメトホルミンが蓄積しやすいので，減量や中止が必要である．症例ではeGFR低下はなく，特にハイリスクではなかった．

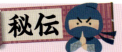

メトホルミンによる乳酸アシドーシス

- メトホルミンはミトコンドリアにおけるATP産生（好気性解糖）を抑制する．
- ATPの分解が産生を上回ることによってH$^+$が産生され，同時に嫌気性解糖の最終産物であるピルビン酸から乳酸が生じる．
- 治療は，血液透析によるメトホルミンの除去とアシデミア改善．

第7章 酸・塩基バランスの異常

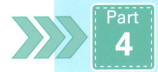

代謝性アルカローシス

 代謝性アルカローシスは，原因と持続要因に分けて考えます．

➡ **代謝性アルカローシスとは**

　代謝性アルカローシスとは，H^+の減少によって血液pHが上昇するもので，重炭酸-二酸化炭素緩衝系（$H^+ + HCO_3^- \Leftrightarrow CO_2 + H_2O$）が左にシフトする結果，$HCO_3^-$が増加します．

　アシデミア同様，アルカレミアもH^+濃度の異常により機能性タンパクの三次構造を変化させ，代謝に影響を与えます．

　その結果，①神経筋の興奮性を高め不整脈を引き起こし，②脳や心筋の血流低下や呼吸抑制が起きます．また，アルカレミアでは③イオン化カルシウム（Ca^{2+}）が減少して多彩な神経筋症状が出現します．すなわち，意識障害，テタニー（全身痙攣や「助産師の手」），不整脈などです．

➡ **代謝性アルカローシスの解析**

　解析は，❶原因　❷持続要因　の順に進めます．利尿薬は，❶❷の共通要因です．

【代謝性アルカローシスの原因】
Ⅰ．H^+の喪失
　A．消化管からの喪失
　　①胃液の嘔吐やドレナージ：
　　　塩酸としてH^+が失われ，同当量のHCO_3^-が血中に貯留する．
　　②制酸剤投与
　B．腎からの喪失
　　①Na利尿薬（ループ利尿薬・サイアザイド系利尿薬）：
　　　集合管でのNa^+再吸収亢進により，H^+が排泄されやすくなる．
　　　有効循環血液量減少⇒RAS亢進⇒アルドステロンがH^+-ATPaseを賦活してH^+分泌が亢進する．
　　②原発性アルドステロン症：
　　　アルドステロンがH^+-ATPaseを賦活して，H^+分泌が亢進．

代謝性アルカローシスの解析手順

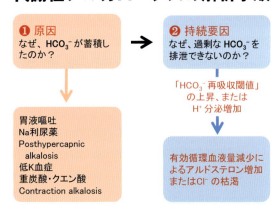

③Posthypercapnic alkalosis（高CO_2血症後アルカローシス）
　　慢性呼吸性アシドーシスに対して腎の代償（H^+排泄増加）が起きているとき，人工呼吸器装着後にPCO_2が低下してアルカレミアが出現する．
　C．低K血症（H^+の細胞内移行）
　集合管細胞内のH^+が増加するので，H^+分泌が増加する．
II．重炭酸イオン，またはその前駆物質（輸血中のクエン酸など）の投与
III．Contraction alkalosis（ECFの濃縮によるアルカローシス）
　浮腫に対して利尿薬を投与すると，比較的HCO_3^-を含まないECFを喪失するので，細胞外液のHCO_3^-が濃縮されてアルカレミアをきたす．

 胃液嘔吐と利尿薬は，代謝性アルカローシスの2大原因です．

➡ 代謝性アルカローシスの原因
　原因としては，胃液の嘔吐やドレナージ，利尿薬，アルドステロン症，低K血症，重炭酸過剰投与，細胞外液の濃縮などがあります．
　胃液は100 mmol/L（pH＝7.0）という大量のH^+を含むので，胃液1Lの喪失につき100 mEqものHCO_3^-が細胞外液に貯留することになります．

 代謝性アルカローシスの持続要因として重要なのは，脱水と利尿薬です．

➡ 代謝性アルカローシスの持続要因
　もし，健康人に8.4％重曹を点滴すれば，一時的にアルカレミアになってしまいます．しかし，過剰なHCO_3^-は尿中に排泄され，次の日の朝には正常に戻っているでしょう．
　しかし，何らかの「持続要因」がHCO_3^-の排泄をジャマすると，アルカレミアは持続することになります．その「持続要因」とは，①HCO_3^-再吸収閾値の上昇，②H^+分泌の増加，の2つです．

第7章 酸・塩基バランスの異常

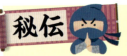

秘伝 利尿薬によるアルカローシスのメカニズム

- 利尿薬は①原因にも，②持続要因にもなる！
  ①集合管に到達するNa^+量が増加するため，同部位でのNa^+再吸収亢進により，電気的中性を保つためにH^+が排泄されやすくなる．また，浮腫に対して利尿薬を投与すると，HCO_3^-を含まないECFが失われ，ECFのHCO_3^-が濃縮される（Contraction alkalosis）．
  ②有効循環血液量減少⇒RAS亢進⇒ALDが集合管のH^+ ATPaseを賦活してH^+分泌が亢進する．また，ALDによって引き起こされた低K血症は集合管からのH^+分泌を促進し，尿細管のHCO_3^-再吸収を増加させてアルカレミアを持続させる（p142）．

➡ 代謝性アルカローシスの治療

体液量減少を伴う場合，<u>生理食塩水投与</u>によって①原因と②持続要因の両方を改善することができます．

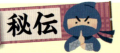

秘伝 代謝性アルカローシスの治療

① 脱水の改善 ＼
② 低Kの改善　}　生理食塩水をベースに，Kを適宜追加する．
③ Cl^-の補充 ／
④ アセタゾラミド（炭酸脱水酵素阻害薬）：近位尿細管のHCO_3^-再吸収を阻害．
　生食を投与できない浮腫・うっ血性心不全患者に投与する．
⑤ H^+の喪失を減らす：胃液喪失に対して，H_2遮断薬・プロトンポンプ阻害薬を投与する．
⑥ 緊急血液透析：pH＞7.6で危険な場合に行う（透析液：pH 7.2〜7.4，HCO_3^- 約27 mEq/L）．
　＊塩酸（HCl）などの投与は，溶血など合併症のリスクが高いため勧められない．
　＊ベッドサイドで治療効果を判定するには，尿pH＞7を確認する．
　　（過剰なHCO_3^-が排泄されれば，尿pH＞7となる）

Part 4　代謝性アルカローシス

チャレンジQ&A ⑫

糖尿病性腎臓病と慢性うっ血性心不全を基礎疾患に持つ 70 歳代男性が，肺炎と心不全の増悪で入院した．利尿薬としてフロセミド 40 mg/日，スピロノラクトン 50 mg/日を以前より処方されていた．

入院時に BUN 22 mg/dL，Cr 1.8 mg/dL，Na 142 mEq/L，K 2.0 mEq/L，Cl 100 mEq/L であった．心不全に対して，ループ利尿薬を増量したところ，1 週間後に体重が約 3 kg 減り（60→57 kg），浮腫は改善したものの，意識混濁が出現した．嘔吐はない．

検査所見：Hb 8.4 g/dL，TP 5.0 g/dL，Alb 2.6 g/dL，BUN 27 mg/dL，Cr 2.1 mg/dL，Na 144 mEq/L，K 1.5 mEq/L，Cl 99 mEq/L，P 2.4mg/dL，Ca 6.9 mg/dL，血糖 139 mg/dL，CRP 10.4 mg/mL
動脈血ガス：pH 7.52，$PaCO_2$ 41.7 mmHg，PaO_2 58.3 mmHg，HCO_3^- 33.3 mEq/L
心電図：U 波を認める

Clinical Question

❶代謝性アルカローシスの原因は？
❷濃縮によるアルカローシス（Contraction alkalosis）のメカニズムは？
❸推奨される治療は？

【解析】

Step 1：アシデミア or アルカレミア？⇒pH 7.52 のアルカレミア

Step 2：代謝性 or 呼吸性？⇒HCO_3^- は 33.3 と増加しているので，代謝性アルカローシス

Step 3：呼吸性代償は？⇒不適切

　　　　代謝性アルカローシスの場合，$\Delta PaCO_2 = \Delta HCO_3^- \times 0.7$ の呼吸性代償が起きる（p171）．

　　　　$\Delta HCO_3^- = 33.3 - 24 = 9.3$ なので，$PaCO_2$ は $9.3 \times 0.7 = 6.5$ 増加して 46.5 になるはず．実際には $PaCO_2 = 41.7$ なので，呼吸性代償は不適切．肺炎と肺うっ血による換気不全が原因と思われる．

【治療および経過】

　利尿薬を中止し，維持液に KCl を加えて K を補充したところ，低 K 血症と代謝性アルカローシスは徐々に是正された．

第7章　酸・塩基バランスの異常

> **Answer**
>
> ❶代謝性アルカローシスの原因は，1) 有効循環血液量減少による RAS 亢進（ALD が集合管の H^+-ATPase を賦活して H^+ 分泌が亢進），2) 低 K 血症（H^+ が細胞内にシフト），3) ECF の濃縮（Contraction alkalosis）である．
>
> ❷Contraction alkalosis のメカニズムは，ECF の濃縮により，H^+ よりも圧倒的に高濃度な HCO_3^- が濃縮されることによる．
>
> ❸急を要するのは K 補充である．また contraction alkalosis に対しては，Na 利尿薬を中止して生理食塩水を投与する（心不全の増悪に注意）．

【解説】

　症例のアルカレミアのメカニズムはいくつかありそうである．

　著明な低 K 血症（1.5 mEq/L）を認めるので，これだけでも細胞内外の H^+-K^+ 交換により H^+ が細胞内にシフトしてアルカレミアになる（A❶）．しかし，もう1つ別の原因がある．それは ECF の濃縮（Contraction）である．「一体どういうこと？」と思われるかもしれない．いくつかの仮定を設けて考えてみよう．

　入院時の HCO_3^- 濃度が 24 mEq/L，ECF が 12 L だったと仮定すると，ECF HCO_3^- の総量は 24×12＝288 mEq．Na 利尿薬によって，HCO_3^- を含まない ECF が 3 L 失われたとすれば，ECF は 9 L に減り，血漿 HCO_3^- 濃度は 288/9＝32 mEq/L に増加する．その結果，Henderson 式（p170）により，H^+＝24×40/32＝30 nmol/L. pH 換算表（p168）より，pH≒7.5 のアルカレミアになる．

　これを「ECF の濃縮によるアルカローシス（Contraction alkalosis）」と呼ぶ．つまり，症例のアルカレミアのメカニズムには，Contraction alkalosis もある（A❶）．

　ここでふと「ECF の濃縮によって HCO_3^- が増加するのはわかるが，H^+ も同様に増加するのだから，結局相殺されてしまうのでは？」との疑問が湧く．

　確かに，ECF の濃縮により H^+ も 40 nmol/L から 53 nmol/L に増加するので，53−40＝13 nmol/L だけ HCO_3^- を打ち消す．しかし，圧倒的に高濃度な HCO_3^- は影響を受けず，HCO_3^- 濃度の上昇が前面に出ることになる．そして，重炭酸緩衝系（H^+＋HCO_3^- ⇔CO_2＋H_2O）が右にシフトして H^+ 濃度が低下する結果アルカレミアになる（A❷）．

　結局，HCO_3^- の濃度単位 mmol（ミリモル）が，H^+ の濃度単位 nmol（ナノモル）の 100 万倍も大きいということが Contraction alkalosis のミソである．

【代謝性アルカローシスと低 K 血症の維持要因】

　なぜ腎臓は H^+ を排泄してアルカローシスを是正できないのだろうか？

　ここには前症例と同じ機序が働く．すなわち，有効循環血液量減少に対して，体内に Na を保持するために RAS が亢進する．ALD が増加し，集合管における Na^+-K^+ 交換を促進するとともに H^+ ATPase を賦活するので，低 K 血症とアルカレミアが持続する．

— 192 —

【治療】
①急を要するのはK補充である．心電図にてU波を認めるので，トルサデポアン（torsades de pointes；"尖端のねじれ"を意味する独特の心電図波形）から心室細動へ移行する可能性がある．

低K血症が改善すれば，H^+-K^+交換によりアルカローシスはかなり改善するはずである（A❸）．

②Contraction alkalosis に対しては，原因と持続要因を除去するために，Na利尿薬を中止して生食を投与すればよい（A❸）．

もし，うっ血性心不全のコントロール上，Na利尿薬も生理食塩水も不可能ならばどうするか？

水利尿薬（トルバプタン）を併用してNa利尿薬を減量するのも一手であろう．さらに，アセタゾラミド（250〜500 mg/日）を投与してHCO_3^-の再吸収を抑えるという奥の手がある（A❸）．

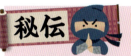

Contraction alkalosis

- 利尿薬などによって，HCO_3^-を含まないECFが失われて発症する．
- ECFの濃縮（Contraction）によってHCO_3^-濃度が増加し，重炭酸緩衝系（$H^+ + HCO_3^- \Leftrightarrow CO_2 + H_2O$）が右にシフトして$H^+$濃度が低下しアルカレミアになる．
- 治療は，Na利尿薬の中止と生理食塩水によってECFを補充する．

第7章　酸・塩基バランスの異常

チャレンジQ&A ⑬

32歳女性がウイルス性胃腸炎で激しい嘔吐をきたした．嘔吐は2日続き，患者はスープを少量摂取したのみであった．吐き気はやや治まったものの，全身倦怠感が強く，ERを受診した．軟便は数回あったが，水様便ではないと言う．

理学所見：血圧 110/70 mmHg
　　　　　皮膚ツルゴールは低下，体重は2 kg減少（60→58 kg）していた．
検査所見：Alb 4.1 g/dL，BUN 31 mg/dL，Cr 1.2 mg/dL，Na 141 mEq/L，K 3.2 mEq/L，Cl 90 mEq/L
動脈血ガス：pH 7.5，$PaCO_2$ 48 mmHg，HCO_3^- 27 mEq/L

Clinical Question

❶どんな酸塩基バランス異常が起きているのだろうか？
❷低K血症の原因は，胃液中のK喪失で説明できるだろうか？

Step 1：アシデミア or アルカレミア？⇒pH 7.5のアルカレミア
Step 2：代謝性 or 呼吸性？⇒HCO_3^-は27と増加しているので，代謝性アルカローシス
Step 3：呼吸性代償は？⇒適切

代謝性アルカローシスの場合，$\Delta PaCO_2 = \Delta HCO_3^- \times 0.7$の呼吸性代償が起きる（p171）．

$\Delta HCO_3^- = 27 - 24 = 3$増加しているので，$PaCO_2$は$3 \times 0.7 = 2.1$増加して，42.1になるはず．実際，$PaCO_2 = 48$なので，呼吸性代償は適切．

以上より，胃液の嘔吐によって発症した代謝性アルカローシスと診断された（A❶）．

【治療および経過】

生理食塩水＋KClによってECFとKを補充したところ，代謝性アルカローシスは是正された．

Answer

❶代謝性アルカローシスの原因は胃液の嘔吐．また維持要因は有効循環血液量減少（RAS亢進により，ALDが集合管のH^+-ATPaseを賦活してH^+分泌が亢進）．
❷低K血症の原因の1つは胃液の嘔吐であるが，尿中K排泄増加もあると推定される．そのメカニズムは，1）有効循環血液量減少によるRAS亢進（アルドステロンが集合管のNa^+-K^+交換を促進）と，2）アルカレミア（再吸収閾値値を超えたHCO_3^-が尿中に排泄され，電気的中性を保つためにNa^+とK^+が排泄される）である．

— 194 —

Part 4 代謝性アルカローシス

【解説】
　代謝性アルカローシスは,「原因」と「持続要因」とに分けて考えよう (p188).
《代謝性アルカローシスの原因》
　代謝性アルカローシスの主な原因は嘔吐と利尿薬である. 胃液の電解質組成は, Na 50〜70, K 5〜15, Cl 90〜120, HCO_3^- 0, H^+ 70〜100（すべて mEq/L）(p98 参照)なので, 胃液 1 L の喪失につき約 100 mEq の H^+ が失われ, アルカレミアになる. 症例の体内で次々に起きる緩衝や代償反応をイメージしてみよう.
　アルカレミアに対して, すぐさま重炭酸緩衝系（$H^+ + HCO_3^- \Leftrightarrow CO_2 + H_2O$）が左にシフトしてその影響を和らげる. と同時に, 呼吸性代償（CO_2 の蓄積）によりさらに左にシフトして, $H^+ = 32$ nmol/L（pH 7.5）まで戻り, HCO_3^- は 27 mEq/L に増加している. これが来院時の状態である.
《代謝性アルカローシスの維持要因》
　なぜ腎臓は, H^+ の排泄を減らしてアルカローシスを是正できないのだろうか?
　代謝性アルカローシスの維持要因は有効循環血液量の減少である. 胃液の Na 濃度は濃いので, 患者はかなりの細胞外液を喪失し, 有効循環血液量が減少している. それに対して, 腎臓は Na を保持するために Na 再吸収を亢進させる. すなわち, RAS 亢進により分泌されたアルドステロンが集合管に作用して Na^+-K^+ 交換を促進する結果, 尿中 Na 排泄が減少し K 排泄が増加する. 同時に, アルドステロンが H^+ ATPase を賦活して H^+ 分泌が亢進するため, アルカレミアが持続する.

【低 K 血症のメカニズム】
　胃液の K 濃度は 5〜15 mEq/L（p98 参照）しかなく, 嘔吐に伴って見られる低 K 血症は, 主として尿中 K 排泄増加による. 尿中 K 排泄増加のメカニズムは, ①アルドステロンによる Na^+-K^+ 交換の促進, ②再吸収閾値を超えた HCO_3^- が尿中に排泄され, 電気的中性を保つために, Na^+ と K^+ が強制的に排泄される（A❷）.
　生理食塩水＋KCl によって ECF と K を補充すると, 重炭酸 Na として重炭酸が尿中に排泄され, アルカローシスと低 K 血症が是正される.

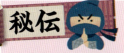

胃液嘔吐による代謝性アルカローシス

- 胃液 1 L の喪失につき約 100 mEq の H^+ が失われてアルカレミアになる.
- ECF 喪失（有効循環血液量減少）に対して, 体内に Na を保持するために RAS が亢進する.
- アルドステロンは, 集合管での Na^+-K^+ 交換を促進し, H^+ ATPase を賦活するので, 低 K 血症とアルカレミアが持続する.
- 生理食塩水＋KCl によって ECF と K を補充する.

第8章

輸液と利尿薬

体液コンパートメントの
変化をもたらす治療法

第 8 章　輸液と利尿薬

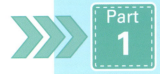

輸液の基礎

　「生理食塩水と 5％グルコースさえあれば，どんな患者にも輸液療法はできる」と言われています．

➡ 生理食塩水と 5％グルコース液が基本

　ちょっと大げさに聞こえるかもしれませんが，本当です．事実，今のように様々な輸液製剤がなかった時代には，生理食塩水と 5％グルコースの 2 種類の輸液が基本で，これらに高濃度グルコースや KCl などを混ぜて病棟で調製していたのです（血清と同じ電解質組成を持つリンゲル液はありましたが）．

　逆に今は輸液の種類が多すぎて，どれを使おうか迷ってしまいます．なので，まずこの 2 種類の輸液に精通することが，輸液療法攻略の近道です．

　生理食塩水（0.9％NaCl）の Na 濃度は 154 mEq/L です．

➡ 生理食塩水

　生理食塩水とは，「血清と Na 濃度が等しい生理的な食塩水」という意味です．であれば，「生理食塩水の Na 濃度は 140 mEq/L なのか!?」と思いきや，実は 154 mEq/L もあります．

　確かめてみましょう．

　NaCl の分子量は 58.5 ですから，0.9％ NaCl の Na 濃度は，$1{,}000 \times 0.009/58.5 \times 1{,}000 ≒ 154$ mEq/L となります．

　なぜ Na 濃度 154 mEq/L が生理的かというと，血漿の体積の 7％はタンパク

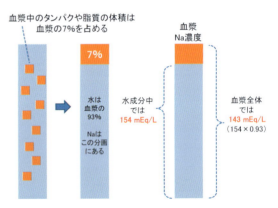

血中Na濃度の考え方

や脂質などの大分子が占め，水や電解質は残りの 93％にあるからです．図からわかるように，水成分中の Na 濃度 154 mEq/L のとき，血漿全体の Na 濃度は 143 mEq/L（生理的）となるのです．

Part 1 輸液の基礎

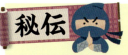

生理食塩水の濃度

- 水や電解質は，血漿中の93%を占める「水」成分中に存在する．
- Na実測値が143 mEq/Lの場合，血漿からタンパクや脂質を除いた「水成分中のNa濃度」は143÷0.93＝154 mEq/L．
- なので，生理食塩水のNa濃度は0.9%（154 mEq/L）にしてある．

維持輸液とは，水電解質の定常状態を「維持」する輸液です．

➡ 維持輸液

水電解質の欠乏（発汗・下痢・嘔吐）も，過剰（心不全・腎不全）もない，定常状態にある患者さんに行う輸液を「維持輸液」と言います．

例えば，軽い癒着性イレウスで絶食していて，嘔吐はなく，胃管も入れていない患者さんの維持輸液は，水電解質の所要量から，右のようになります．Na濃度（40 mEq/L）は生理食塩水の1/3〜1/4になりますから，「1/3生食」または「1/4生食」と呼ばれます．

維持輸液の組成

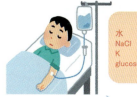

【1日所要量】
水　　　2,000 mL
NaCl　　5 g (Na⁺ 85 mEq)
K　　　60 mEq
glucose　200 g
　　　　（熱量 800 kcal）

↓ 1 L当たりでは

【維持輸液】
水　　　1,000 mL
Na　　　40 mEq/L
K　　　30 mEq/L
glucose　100 g/L（10%）

Na⁺濃度は生理食塩水の1/3〜1/4となっている

各種輸液製剤の組成には違いがありますが，結局は「生理食塩水と5%グルコースの比率」です．

➡ 輸液製剤の整理の仕方

輸液製剤をザックリと整理してゆきましょう．

①生理食塩水

ECFと同じNa濃度（154 mEq/L）の食塩水です．張度（有効浸透圧）が血漿と同じなので，ECFにとどまるため「ECF補充液」とも呼ばれます．ショック状態の患者さんで，血圧と末梢循環を維持したいときに使います．

②5%グルコース液

水にグルコースを加えて，血漿とほぼ等浸透圧に調整したものです〔50,000 (mg/L)/180＝278 mEq/L〕．投与後，グルコースは速やかに代謝されるので，実質的には浸透圧＝0で，水と同じです．

細胞内：細胞外＝2：1の割合で分布するので「細胞内液補充液」とも呼ばれます．ただ

— 199 —

第8章　輸液と利尿薬

し，細胞内に入ってゆくのは投与量の2/3であることに注意してください．

以下の輸液は，生理食塩水とグルコース（水）の混合物です．

③1/2生食
生理食塩水とグルコース（水）が1：1の混合物で，Na濃度は生理食塩水の1/2．ショック状態ではないが，ECFとICFがともに欠乏しているときに使います．「開始液」（誤解を招きやすい言葉ですね！）とも呼ばれます．

④1/3生食・1/4生食（維持輸液）
生理食塩水とグルコース（水）が1：2または1：3の混合物．「定常状態を維持」する輸液で，2L投与すれば，ほぼ1日の所要量を補充できます．

秘伝　輸液製剤の組成

- 生理食塩水は細胞外液にとどまる．
- 5%グルコース（水）は，細胞内：外＝2：1に分布．
- 1/2生食は，生理食塩水：グルコース＝1：1．
- 1/3・1/4生食（維持輸液）は，1日2Lで「定常状態を維持」．

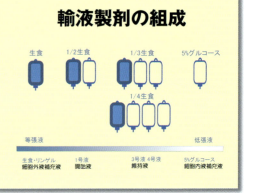

 絶え間ない水の移動によって，ICFとECFのボリューム比は常に2：1に保たれています．

➡ ICF・ECFの初期状態
体液コンパートメントの初期状態を示します．ICFとECFのボリューム比は，ICF：ECF＝2：1です．Na濃度は，それぞれ25 mEq/L，140 mEq/Lです．

➡ ICFとECFのボリューム比
ところで，ICFとECFのボリューム比が2：1に保たれるのは，なぜでしょう？
えっ，「改まって聞かれると困るよ?!」ですって？　じゃあ，1個の細胞になっ

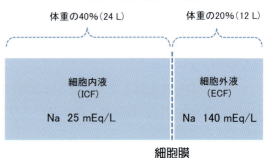

— 200 —

Part 1　輸液の基礎

たつもりで考えてみましょう．植物のように固い細胞膜でボリュームを維持することはできませんよね．では，どのようにして細胞内ボリュームを維持しているのでしょうか？不思議ですね．

実は，様々な輸送体が働いた総体として，ICFとECFの溶質量（分子・イオンの数）の比が2：1に維持されることで，ICFとECFのボリューム比が決まるのです．

最大の浸透圧物質であるNaは，Na^+-K^+ ATPaseで常に細胞内⇒細胞外に汲みだされています．

同様に他の電解質や有機物も，細胞内外で一定の割合を保ち，全溶質の比が2：1になっているのです．

秘伝　ICFとECFのボリューム比

- ICFに水が増加して，溶質濃度が低下すると仮定する（左）．
- 浸透圧が等しくなるまでICF⇒ECFに水が移動する（右）．
- このように，絶え間ない水の移動によってICFとECFのボリューム比は2：1に保たれている．

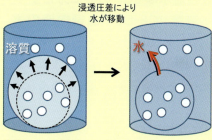

ICFとECFの溶質比とボリューム比

溶質比=2：1のままでボリューム比が変化すると，溶質濃度（浸透圧）が変化する

水の移動によって溶質濃度（浸透圧）が等しくなりボリューム比=2：1に戻る

第8章　輸液と利尿薬

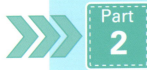

生理食塩水・ブドウ糖で血液はどれだけ増える？

> 生理食塩水は 1/4 が血管内に残るので，血圧低下に即効性があります．

　生理食塩水は，等張性脱水には第一選択です．実際よく効きます．
　では，生理食塩水 1 L の投与によって，循環血液量はどれだけ増えるでしょうか？　また，5％グルコースではどうでしょう？
　これを知っているだけで輸液療法が楽しくなりますよ．

➡ 生理食塩水は ECF のみに分布する

　総体液量-ICF-ECF-血管内液のボリューム比は「60-40-20-5」です．この比率は前項で述べたように「体液コンパートメントの溶質量の比」で決まります．

　生理食塩水の投与で，このボリューム比は変化します．例として，体重 60 kg の男性に 1 L の生理食塩水を点滴する場面（A）をイメージしてみましょう．

　血管内に入った生理食塩水は，ECF のみに分布します．そこでどうなるかというと——，その 3/4 が毛細血管内皮細胞間隙を自由に透過して血管外に出ますが，1/4 は血管内に残ります．その結果，血管内液は 250 mL 増えます（B）．浸透圧は変化しないので水の移動は起きず，ICF には増減はありません．

生食 1 L 投与時の体液コンパートメントの変化

〈体重60kgの場合〉

A
- ICF 40% 24 L
- ECF 20%（12 L）
- 血漿5%（3 L）
- 生食1L
- まず血管内に入る

⇩

B　細胞内液不変
- ICF 40% 24 L
- 1000 mL増加
- ECFに均等に分布　ECFは1000 mL増える
- 血管内液は 250 mL 増える
- 細胞内外の浸透圧差がないので，水は移動しない
- ICFの浸透圧 = ECFの浸透圧

秘伝　**生理食塩水の効果**

・生理食塩水は ECF のみに分布する．
・生理食塩水 1 L で，血管内液（循環血液量）は 250 mL 増え，血圧低下に即効性がある．

5％グルコースは 1/12 しか血管内に残らないので，血圧低下に対する効果は期待できません．

➡ 5％グルコースは細胞内と外に均等に分布

5％グルコース1Lを投与したときは，生理食塩水のようなわけにはいきません．

5％グルコースの浸透圧は280 mEq/L〔5,000（mg/dL）/18≒280 mEq/L〕で生理食塩水と同じですが，グルコースは直ちに細胞内に取り込まれるので，水を点滴したのと同じです（水は，浸透圧が0なので血管痛や溶血を起こすため，グルコースを加えて血漿と等浸透圧にしてある）．

血管内に入った水は，全コンパートメントに均等に分布します（A）．すると，5/60すなわち1/12しか血管内に残らないので，血管内液は 83 mL しか増えません（B）．ICFは667 mL（1 L×40/60）増えます．

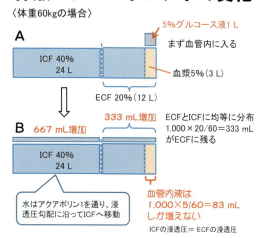

5％グルコース1L投与時の体液コンパートメントの変化

秘伝 5％グルコースの効果

- 5％グルコースは，全コンパートメントに均等に分布する．
- 5％グルコース1Lで，血管内液（循環血液量）は 83 mL しか増えないので，血圧を上げる効果は期待できない（生理食塩水1Lの場合は 250 mL 増加）．

第8章　輸液と利尿薬

チャレンジQ&A ⑭

生来健康な58歳女性が，ムール貝のバター炒めを食べた夜から3日間続く下痢で来院した．

理学所見：165 cm，60 kg（普段64 kg），BMI 25.7，36.5℃，血圧90/40 mmHg（普段120/75）
　　　　　顔面蒼白，口腔乾燥（＋），皮膚ツルゴール低下（＋），下肢浮腫（−）
検査所見：Hb 13 g/dL，BUN 30 mg/dL，Cr 1.5 mg/dL，Na 140 mEq/L，K 3.0 mEq/L，Cl 90 mEq/L，CRP 3.0 mg/dL
検　　尿：タンパク（−），潜血（−）

Clinical Question

❶輸液療法は，「とりあえず1号液（Na 77 mEq/L）」でよいだろうか？
❷生理食塩水1 Lを点滴投与すると，血管内液はどれだけ増えるだろうか？

【診断】
　下痢による等張性脱水である．体重減少は4 kgであるが，2日間の絶食による異化亢進もあるので，ECF喪失量は3 L程度と推定される．

【治療経過】
　末梢静脈より生理食塩水を全開で点滴投与したところ，約100 mL入った時点から徐々に血圧が上昇してきた．収縮期血圧＞100 mmHgに改善後は点滴速度を緩め，6時間で計3 Lの生理食塩水を投与したところ，全身状態は安定した．その後は，維持液（2 L）に加え，ECF補充液（下痢とほぼ同量の生理食塩水）を投与し，順調に回復した．

　等張性脱水には，等張液＝生理食塩水（またはリンゲル液）が第一選択である（A❶）．
　生理食塩水は，全量がECF（体重の20％）に分布し，その一部が血漿（体重の5％）に分布する．なので，生理食塩水1 Lを点滴投与するとECFは1,000 mL増加し，血漿は1,000×1/4＝250 mL増加するので，血圧低下に即効性がある．（A❷）
　実際，症例では生理食塩水が100 mL入った時点から血圧が上がってきた（この時点で血管内液はわずか100×1/4＝25 mL増加しただけである）．
　1号液は「1/2生食」とも言い，病態不明のときに開始する液であるが，血管外液補充効果は生理食塩水に及ばない．症例のように，等張性脱水であることがはっきりしている場合には，迷わず生理食塩水を選択すべきである．（A❶）

Part 2　生理食塩水・ブドウ糖で血液はどれだけ増える？

> **Answer**
>
> ❶下痢などの等張性脱水に対しては，ECF補充液として，等張液（生理食塩水）を投与すべきである．
>
> ❷生理食塩水1Lの投与により，血管内液は250 mL増える．

秘伝　等張性脱水

- 原因の多くは，下痢・嘔吐．
- 低血圧・頻脈・ツルゴール低下・口腔乾燥など，ECF減少のサイン．
- Hb・TPの増加，BUN/Cr比＞10など，脱水を示唆する検査所見．
- 補液は生理食塩水（リンゲル）を主体とする（生理食塩水1Lで血管内液は250 mL増える）．

第8章 輸液と利尿薬

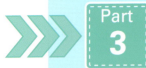

Part 3 浸透圧物質による体液コンパートメントの変動

 高血糖やマンニトールは，細胞内脱水と「高浸透圧性低 Na 血症」を起こします．

➡ 高血糖やマンニトールによる ICF と ECF のボリューム比

ECF にグルコースやマンニトールのような浸透圧物質が増えると，ICF から ECF へ水が移動します．

血漿浸透圧への関与は，Na が最大（140×2＝280 mOsm/kg H₂O）ですが，グルコースも高血糖状態では無視できません（血糖値 100 mg/dL では 100/18＝6 mOsm/kg H₂O ですが，900 mg/dL では 900/18＝50 mOsm/kg H₂O）．

浸透圧上昇により ECF は増えますから，血清 Na 濃度は低下することになります．これを「高浸透圧性低 Na 血症」と言います．わかりやすく図で説明しましょう．

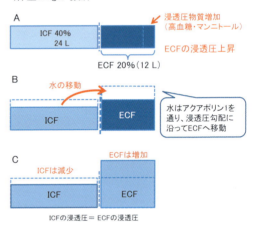

高血糖・マンニトール投与時の体液コンパートメントの変化

高血糖やマンニトールで血漿浸透圧が上がります（A）．水は，ICF から ECF へ移動し（B），ICF と ECF の浸透圧は等しくなります（C）．

ECF が増えるので，血清 Na 濃度は低下します（高浸透圧性低 Na 血症）．

秘伝　高血糖による「高浸透圧性低 Na 血症」

・血糖が 100 mg/dL 上昇するごとに，血清 Na 濃度は約 1.6 mEq/L 低下する．
・この場合，低 Na 血症であっても血漿浸透圧は上昇しているので，脳浮腫は生じない．
・浸透圧利尿により ECF も失われているので，生理食塩水を補充し，血糖を是正する．

第8章 輸液と利尿薬

利尿薬の作用部位と特徴

利尿薬の作用部位はそれぞれ異なります．

➡ 利尿薬の作用部位と効力

利尿薬には，Na利尿薬と水利尿薬があります．

Na利尿薬は「尿細管でのNa再吸収を阻害することにより，Na排泄をもたらす薬」です．

3種類のNa利尿薬（ループ利尿薬，サイアザイド系薬，K保持性利尿薬）は，それぞれ異なる尿細管セグメントに作用して，管腔側のNa輸送体を阻害します．作用する尿細管セグメントにより，効力や他の電解質に及ぼす影響など，薬理学的な性質が異なります．

各尿細管セグメントのNa再吸収率は，Na利尿薬の効力の目安になり，ループ利尿薬が最も効力が強いことがわかります．

一方，水利尿薬（トルバプタン）は，集合管のADH（バソプレシン）に対するV_2受容体を阻害することによって，アクアポリン2の発現を抑制し，水の再吸収を抑えるものです．（上図には記載していません）

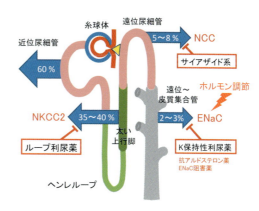

尿細管のNa再吸収率と利尿薬の作用部位

 秘伝　Naの利尿薬の作用点

- 管腔側のNa輸送体を阻害する．
- ループ利尿薬は，ヘンレループの太い上行脚のNa^+-K^+-$2Cl^-$共輸送体（NKCC2）を阻害し，最大35〜40%のNaを排泄させる．
- サイアザイド系利尿薬は，遠位曲尿細管のNCCを阻害し，最大5〜8%のNaを排泄させる．
- K保持性利尿薬は，集合管のENaC（上皮性Naチャンネル）を阻害し「Na^+-K^+交換」を減らし，最大2〜3%のNaを排泄させる．

ループ利尿薬は，Na利尿と同時に水利尿もきたすので，利尿作用は強力です．

➡ ループ利尿薬のNa利尿作用と水利尿作用

ループ利尿薬は，OAT-1（organic anion transporter-1）によって近位尿細管に取り込まれてから管腔内に分泌され，ヘンレループの太い上行脚のNa^+-K^+-$2Cl^-$共輸送体（NKCC2）のCl^-結合部位を競合阻害して，即効性にNa利尿を起こします．

ループ利尿薬の作用が，サイアザイド系薬や抗アルドステロン薬よりも強力な理由は2つあります．

① ヘンレループの太い上行脚では，濾過されたNaの35〜40％がNKCC2によって再吸収されるので，それを阻害することにより強力なNa利尿をきたす．
② ヘンレループの太い上行脚のNa再吸収を阻害すると，髄質に向かう浸透圧勾配が消失し，集合管で水が再吸収できず等張尿になる．

すなわち，「Na利尿と同時に水利尿もきたす」ことが，ループ利尿薬の作用が強力な理由です．

➡ ループ利尿薬による血管内脱水と腎障害の進行

浮腫患者にループ利尿薬を投与すると，血管内からNaと水が抜け（血管内脱水），毛細血管静水圧が低下するため，間質液が血管内に移動して浮腫が改善します．

しかし同時に，血管内脱水によって腎の虚血（髄質低酸素）が起き，TGF-βなどのサイトカインが増加して，間質線維化が加速します．そこで，過剰な血管内脱水を避けるために，体重や血圧を注意深くモニターし，浮腫が少し残る程度にコントロールするなどの工夫が必要です．

ループ利尿薬の作用（太い上行脚）

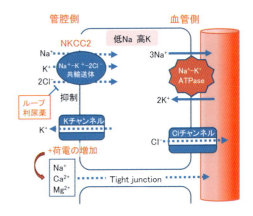

秘伝　ループ利尿薬の作用

- ループ利尿薬はNKCC2を阻害して，強力な「Na利尿」を発揮する（濾過Naの35〜40％）
- 浸透圧勾配が消失し，集合管で水が再吸収できず，「水利尿」も発揮する（等張尿）．
- 血管内脱水による腎虚血から，間質線維化が加速する可能性がある．

サイアザイド系利尿薬は遠位曲尿細管のNCCを阻害し，マイルドなNa利尿をきたします．

➡ サイアザイド系利尿薬のNa利尿作用とCa再吸収促進作用

　サイアザイド系利尿薬もまた，OAT-1によって近位尿細管に取り込まれてから管腔内に分泌され，遠位曲尿細管のNa$^+$-Cl$^-$共輸送体（NCC）のCl$^-$結合部位を競合阻害して，マイルドなNa利尿を起こします．また，細胞内Na濃度低下を介してCa^{2+}-3Na$^+$交換輸送を促進（「秘伝」図右下）して，Ca再吸収を促進します．

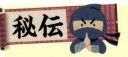 **サイアザイド系利尿薬の作用**

- サイアザイド系利尿薬は，遠位尿細管のNCCを阻害してNa利尿を発揮する（濾過Naの5～8%）．
- サイアザイド系利尿薬はCa^{2+}再吸収を促進する．

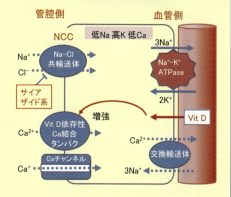

 K保持性利尿薬は，集合管のNaチャンネルの発現を減らし，Na$^+$-K$^+$交換を抑制します．

➡ アルドステロン受容体阻害薬とENaC阻害薬

　K保持性利尿薬には，アルドステロン受容体阻害薬とENaC阻害薬があります．

1）アルドステロン受容体阻害薬

　スピロノラクトンやエプレレノンは，遠位～皮質集合管のアルドステロン受容体を阻害します．その結果，上皮性Naチャンネル（ENaC）の発現量を減らしてNa再吸収を抑制し，Na$^+$-K$^+$交換を抑制します．

　ALDが細胞内受容体に結合して核に移行し，ENaC遺伝子を発現させるプロセスには，数時間から1日かかります．同じ理由で，アルドステロン受容体阻害薬の作用発現には数時間から1日かかるので，ループ利尿薬のような即効性はありません．

2）ENaC 阻害薬

トリアムテレンは，ENaC を直接阻害して Na^+-K^+ 交換を抑制するので，効果発現は迅速です．

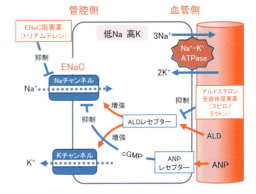

 スピロノラクトンは女性化乳房をきたすことがあります．

➡ スピロノラクトンによる女性化乳房

スピロノラクトンはステロイド構造を持つので，エストロゲン様作用による女性化乳房をきたすことがあります．その場合は，エストロゲン様作用を減弱させたエプレレノンに変更します．

➡ 肝硬変の腹水コントロール

肝硬変患者の腹水に対して，ループ利尿薬＋スピロノラクトンが併用される理由は，
①肝硬変では，アルドステロンの肝代謝障害（二次性アルドステロン症）がある
②ループ利尿薬による低 K 血症（肝性脳症の増悪因子）を避けられる
ことです．

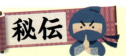 **K 保持性利尿薬**

- アルドステロン受容体阻害薬（スピロノラクトン・エプレレノン）と，ENaC 阻害薬（トリアムテレン）がある．前者の効果発現はゆっくりで，後者は迅速．
- いずれも Na 再吸収を抑制し，Na^+-K^+ 交換を抑制して K を保持する．
- スピロノラクトンにはエストロゲン様作用があり，女性化乳房をきたしやすい．
- アルドステロン受容体阻害薬は，肝硬変の腹水に用いると有効．

トルバプタンは，集合管における水の再吸収を減らします．

➡ トルバプタンの作用機序

　心不全の浮腫に対しては，Na 利尿薬を投与すれば低 Na 血症になり，Na を補充すれば心不全が増悪するというジレンマがあります．心不全では有効循環血液量減少によって ADH の分泌が亢進することも，低 Na 血症が進行しやすい理由です（p114 参照）．

　そこで，期待されるのが水利尿薬の**トルバプタン**です．集合管上皮血管側のバソプレシン（ADH）の **V_2 受容体を阻害**して水利尿を起こします．ICF から ECF へ水が移動するので，Na 利尿薬に比べて，血管内脱水をきたしにくいのが特徴です．ただし，単独で投与すると，高 Na 血症をきたすことがあるので，**原則としてループ利尿薬と併用**します．

　また，トルバプタンは**常染色体優性多発性嚢胞腎（ADPKD）の治療**に使われますが，これは水利尿作用とは異なるメカニズムによります．

ADPKD とトルバプタン

　常染色体優性多発性嚢胞腎（ADPKD：Autosomal Dominant Polycystic Kidney Disease）は，多発性腎嚢胞が大きくなるにつれて腎機能が低下してゆく疾患です．単一の遺伝子異常としては最も多い遺伝疾患（日本腎臓学会.『多発性嚢胞腎診療ガイドライン2014』参照）で，一般臨床でも出会う機会が多いので熟知しておきましょう．

　なぜ多発性腎嚢胞が生じるのでしょうか？　尿細管内皮細胞の管腔側には線毛（cilium）と呼ばれる毛のような突起物があり，液体の流れを感知しています．具体的には，cilium が動くと，その付け根に発現しているポリシスチンという Ca チャンネルがそれを感知して Ca^{2+} の流入を促進します（一種の進展受容器として機能するわけです）．

　ADPKD は，このポリシスチンタンパクをコードする PKD 遺伝子の異常により発症します．ポリシスチンの機能異常のため細胞内 Ca^{2+} 濃度が低下し，cyclic-AMP が増加して PKA（Protein Kinase A）など一連のシグナルが活性化されて，細胞増殖と嚢胞液の分泌を引き起こします〔腎と透析. 2011；70（2）：248-254〕.

　嚢胞の拡大につれて嚢胞周囲動脈は伸展・圧迫され，GFR 低下と RAS 亢進によって高血圧をきたし，60 歳までに約半数が末期腎不全に至ります（透析導入原疾患の 3.6%，年間約1,500 人）．また，全身の結合組織に異常が生じ，肝臓・膵臓・脾臓・くも膜などに嚢胞ができるほか，脳動脈瘤破裂や僧帽弁逆流症を起こすことがあります．

　長らく治療法のなかった「難病」でしたが，トルバプタンの登場により状況は一変しました．「えっ，水利尿薬であるトルバプタンが嚢胞腎に効くの？」とおっしゃるのも無理はありません．理由は次のように考えられています．

　実は，バソプレシンは V_2 受容体に結合し，細胞内 cyclic-AMP の減少を介して作用しているので，前記の細胞増殖シグナルをも抑制すると考えられているのです．大規模臨床研究では，トルバプタン群で腎容積増大が抑制され，さらに，日本人でのサブ解析では約 1/3 の患者で腎容積が減少するという良好な成績が報告されています〔N Engl J Med. 2012；367（25）：2407-2418〕.

　注意事項としては，治療開始時に数日の入院が必要なことと，口渇が生じるので，高 Na 血症などの副作用を防止するために自由に水を飲める環境が必要なことです．水分の摂れない「sick day」は，休薬するだけで OK です．皆さんも ADPKD の患者さんに出会ったら，こんな治療法があることを教えてあげてください．

第 8 章　輸液と利尿薬

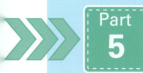
利尿薬による電解質異常

 ループ利尿薬やサイアザイド系利尿薬が低K血症を起こす理由は，3つもあります．

➡ Na^+-K^+ 交換の促進

　濾過された K の大部分は近位尿細管〜ヘンレループで再吸収され，皮質集合管から Na^+-K^+ 交換によって分泌されます．Na 利尿薬は集合管の Na^+-K^+ 交換を以下の 3 つのメカニズムにより促進するので，低 K 血症をきたします．

① Na 到達量の増加
　Na 利尿薬により K 分泌部位（皮質集合管）の Na 到達量が増加⇒Na^+-K^+ 交換量が増加．

② 循環血液量減少
　Na 利尿薬によって循環血液量減少⇒RAS 亢進⇒アルドステロンが ENaC 発現を増強⇒Na^+-K^+ 交換量が増加．

③「Cl 濃度が低い」という「誤情報」によってレニン分泌を刺激
　遠位尿細管にある緻密斑は，ヘンレループの太い上行脚と同じ共輸送体（NKCC2）を介して細胞内に入ってくる Cl 濃度を検出します．ループ利尿薬によって緻密斑の NKCC2 が阻害されると，「Cl 濃度が低い」という誤情報が傍糸球体装置に伝わってしまい，RAS が亢進し，ALD が ENaC 発現を増強します．

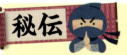 **Na 利尿薬による低 K 血症のメカニズム**

・K 分泌部位への Na 到達量の増加
・循環血液量減少による RAS 亢進　　　　　　　　　　　Na^+-K^+ 交換の促進
・「Cl 濃度が低い」という「誤情報」による RAS 亢進

ループ利尿薬による，低Ca血症や低Mg血症にも注意しましょう．

➡ ヘンレループにおけるCa・Mg再吸収

ヘンレループは，Ca^{2+}・Mg^{2+}の主な再吸収部位です．

ループ利尿薬（NKCC2阻害薬）はこのメカニズムを抑制するので，低Ca血症や低Mg血症が起きやすくなります．そこで，この作用を利用して高Ca血症や高Mg血症の治療にループ利尿薬を用いたりします．

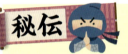

ループ利尿薬による低Ca・低Mg血症

- ループ利尿薬は，Ca^{2+}・Mg^{2+}などの陽イオン再吸収を抑制する．
- これを利用して，高Ca血症や高Mg血症の治療にループ利尿薬を投与する．
- サイアザイド系利尿薬は，逆に高Ca血症を悪化させる．

第 9 章

糸球体疾患

全身性疾患を映し出す不思議な鏡

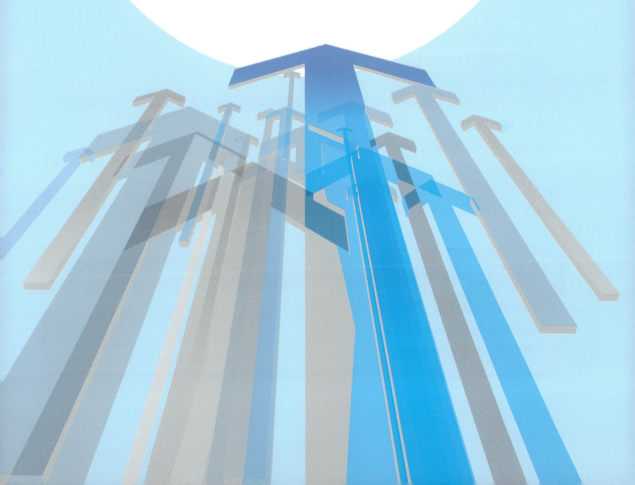

第9章 糸球体疾患

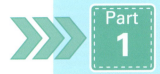

糸球体疾患の病態メカニズム

 たくさんの腎病理診断名を，ザックリと分類してみましょう．

➡ 糸球体疾患の分類

「糸球体疾患は全身性疾患を映し出す鏡」と言われます．その理由は，糸球体毛細血管が特異な構造・機能を有し，腎臓が全身性疾患（感染症・SLE・血管炎・高血圧など）の主な標的臓器になるからです．

はじめに，糸球体疾患をザックリと分類してみましょう．

糸球体疾患の種類と特徴

	一次性	二次性
沈着あり	急性糸球体腎炎* （溶連菌感染後など） IgA腎症* 膜性増殖性腎炎* 膜性腎症	ループス腎炎* ウイルス性肝炎関連腎炎* Goodpasture病* アミロイド・L鎖などの沈着症
沈着なし	微小変化型ネフローゼ	溶血性尿毒症症候群（HUS） 顕微鏡的多発血管炎（MPA）* 糖尿病性腎症*

＊：細胞増殖を認めるもの

1）一次性・二次性

一次性：標的臓器がほぼ腎臓に限局．微小血尿やタンパク尿以外の症状に乏しく，サイレントに進行．気づいたときには腎不全になっていることがしばしば．
二次性：全身疾患の部分症として腎障害が起きる．全身の炎症兆候や他臓器障害を呈する．

2）免疫沈着物（免疫複合体など）の有無

沈着あり：沈着物の種類や沈着部位によって免疫反応のプロセスが異なるため，病理所見や臨床経過が多様．
沈着なし：内皮細胞障害，血管炎，糖尿病など．

3）細胞増殖（血管内・血管外・メサンギウム）の有無

増殖あり：糸球体毛細血管の圧迫や閉塞によって，GFRが低下する．
増殖なし：GFRの低下は起きにくい．

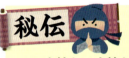

糸球体疾患のざっくりとした分類

・一次性か二次性か．
・免疫沈着物があるかないか．
・細胞増殖があるかないか．

Part 1　糸球体疾患の病態メカニズム

糸球体腎炎の Step 1 では，毛細血管壁に IC が沈着します．

➡ IC の沈着

　代表的な一次性糸球体疾患の糸球体腎炎には，免疫複合体 (IC) の沈着が認められます．
　標的抗原の種類，IC のサイズ，組織への親和性などによって沈着部位は異なり，さらに沈着部位によって炎症のプロセスが異なるため，病理所見や臨床経過も異なります．このことが，糸球体腎炎の多様性につながり，理解を困難にしています．

【糸球体疾患と IC の沈着部位】
① 血中の IC が沈着
　SLE では，ヒストンや DNA と自己抗体が，血中で IC を形成しますが，そのサイズが沈着部位を決定づけます．
ループス腎炎Ⅲ型：サイズの小さい IC が上皮下に沈着．
ループス腎炎Ⅳ型：サイズの大きい IC が内皮下に沈着（wire loop 病変）
② 局所的 IC 形成（*in situ* formation）
　内因性抗原に自己抗体が結合する．

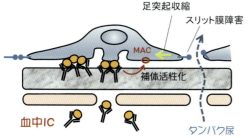

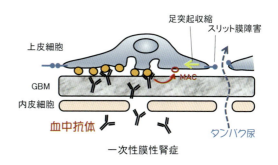

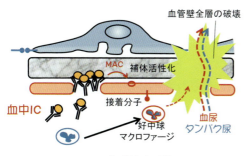

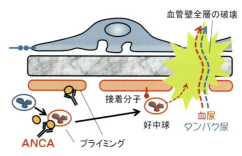

— 217 —

第9章　糸球体疾患

膜性腎症：上皮細胞の膜タンパクに自己抗体が結合し，上皮下に IC が沈着する（免疫染色で顆粒状パターン）．

Goodpasture 病：Ⅳ型コラーゲンに「抗基底膜抗体」が結合し，GBM に IC が沈着する（免疫染色で線状パターン）．

③自己凝集した抗体の沈着

IgA 腎症：自己凝集した異常糖鎖 IgA がメサンギウム領域に沈着する（免疫染色で mesangial パターン）．

上皮下の IC はネフローゼ症候群を起こし，内皮下やメサンギウムの IC は血尿や GFR 低下を起こします．

➡ IC の沈着部位と臨床経過

IC は沈着部位（①上皮下，②内皮下，③メサンギウム領域）により免疫反応が異なり，これが臨床経過を決定づけます．なので，逆に臨床経過から，IC の沈着部位やそこで起きている免疫反応を推測することができます．例を挙げましょう．

膜性腎症では IC が上皮下に沈着し，ネフローゼ症候群を起こします．

IC によって活性化された補体が膜攻撃複合体（MAC）を形成し，上皮細胞に穴を開けます．すると足突起が収縮し，スリット膜が破れ，GBM がむき出しになって，大量のタンパクが漏れ出します（ネフローゼ症候群）．

糸球体に沈着する物質の種類、部位、疾患

沈着様式	標的抗原など	沈着部位	疾患名
a： 糸球体固有抗原に抗体が結合	GBM 成分	GBM	抗糸球体基底膜腎炎（Goodpasture病）
	上皮細胞成分（PLA₂Rなど）	上皮下	一次性膜性腎症
b： 血中抗原の沈着（planted antigen）に抗体が結合	菌体成分	上皮下	溶連菌感染後糸球体腎炎
	ヒストン、DNAなど	上皮下	ループス腎炎（Ⅲ型）
c： 血中免疫複合体の沈着	ヒストン、DNAなど	内皮下（wire loop lesion）	ループス腎炎（Ⅳ型）
	IgA免疫複合体	メサンギウム領域	IgA腎症・紫斑病性腎炎
d： 免疫グロブリンの物理生化学的性質による沈着	Light chain	GBM	Light chain沈着症（骨髄腫など）

しかし，補体活性化によって生じた C3a や C5a などのケモカイン（白血球走化因子）は，血管内⇒外に向かう液体の流れにより，ボウマン腔に排泄され尿細管で処理されてしまいます．そのため，好中球やマクロファージを誘引しません．

プロテアーゼを持つこれらの細胞が活性化されないので，GBM は破壊されません．膜性腎症が，「大量のタンパク尿をきたしながら，血尿や GFR の急激な低下が起きない」という独特の臨床経過をとるのはこのためです．

ループス腎炎Ⅳ型では内皮下に，IgA 腎症ではメサンギウム領域に IC が沈着します．少し補足すると，実はメサンギウム領域には糸球体毛細血管内腔から糸球体血管極に向かう血漿の流れがあり，この流れに乗った異常糖鎖 IgA が，トラップされるというわけです．

IC の沈着部位②③の疾患では，IC によって活性化された補体が内皮細胞に接着分子を発現させるとともに，ケモカインとなって好中球やマクロファージを組織内に誘引します．

プロテアーゼを持つこれらの細胞が活性化されて GBM を破壊する結果，血尿＋タンパク尿を呈します．同時に，細胞増殖によって糸球体毛細血管が圧迫されて GFR が低下します．また，GBM の破壊が高度な場合は半月体形成性腎炎となります．

Part 1　糸球体疾患の病態メカニズム

 糸球体腎炎の Step 2 では，補体の活性化により MAC とケモカインが生じます．

➡ **補体の活性化**

　沈着した IC は「補体カスケード」を活性化し，MAC（Membrane Attack Complex：膜攻撃複合体）とケモカインが形成されます．

1) MAC の形成

　MAC は，補体（C5b-9）が結合してできたドーナツ状のタンパクで，細胞膜に穴を開け，細胞の壊死やアポトーシスを引き起こします．

　MAC が上皮細胞を障害すると，足突起が収縮し，スリット膜が破れ，GBM がむき出しになってタンパクが漏出します．また，MAC がメサンギウム細胞を障害すると，増殖因子が放出され，メサンギウム細胞と基質が増殖して血管を圧迫します．

2) ケモカインの生成

　C3a・C5a は，血管内皮細胞に接着分子を発現させると同時に，ケモカインとして好中球やマクロファージを，組織内へと誘引します．

 糸球体腎炎の Step 3 では，ケモカインと接着分子が好中球やマクロファージを誘引し，それらが GBM を破壊します．

➡ **好中球・マクロファージの誘引と GBM の破壊**

　補体のケモカイン作用と内皮細胞の接着分子発現により，血管内の炎症性細胞が組織内へと誘引されると，いよいよ炎症が最終ステップへと進みます．

　動員された好中球は活性酸素やライソゾーム酵素を放出し，コラーゲンを分解して GBM に穴を開けます．その結果，血液が漏れ，血尿・タンパク尿が生じます．

　炎症が高度な場合は，大量に漏出した血液に刺激されたボウマン嚢上皮が増殖して「半月体」を形成し，糸球体毛細血管を圧迫するので，急激に腎機能が低下します．病理学的には半月体形成性腎炎と呼ばれ，臨床的には急速進行性糸球体腎炎症候群の経過をとります．

　一方，炎症が軽い場合は，徐々に糸球体毛細血管が閉塞（糸球体硬化）して，ゆっくりと GFR が低下します（慢性糸球体腎炎症候群）．

秘伝　IC と補体の役割

・IC は，上皮下あるいは内皮下において補体カスケードを活性化する．
・上皮下では，補体（MAC）が上皮細胞を障害して，高度タンパク尿をきたす．
・内皮下では，補体（C3a，C5a）と接着分子に誘引された好中球やマクロファージが GBM を破壊して血尿・タンパク尿を生じ，高度な場合は半月体を形成する．

半月体の謎

半月体とは何？

　半月体（Crescent）とは，活動性の高い腎炎の腎生検組織像で，ボウマン嚢の内側にちょうど三日月〜半月のような形をした細胞増殖を認めることから名づけられました．

　この半月体の正体は，糸球体毛細血管の破綻により漏出した血液成分に刺激された，リンパ球・活性化マクロファージなどの侵襲性の強い細胞とボウマン嚢上皮とが，肉芽腫様に増殖したものです．「急速進行性糸球体腎炎（RPGN）症候群」患者の病理像は，多数の糸球体が半月体に押しつぶされた「半月体形成性腎炎」を呈します．

半月体は悪者か？

　半月体には「GFRを低下させる悪者」のイメージが付きまといます．でも，悪者と決めつけるのは早過ぎます．虫垂炎のときに大網が癒着して炎症を限局化するように，半月体も血管の穴を塞ぐための一種の防御機転（適応）とは考えられないでしょうか？

　というのは，臨床経過がマイルドな糸球体腎炎においても，部分性の線維性半月体を認めることがあるからです．これは，過去に炎症によって糸球体毛細血管に穴が開き，それを半月体が塞いで治癒した傷跡なのです．

　しかし，糸球体毛細血管にたくさんの穴が開くと，穴を塞いでくれるはずの半月体が全周性となり，一気に糸球体を押しつぶしてしまいます．細胞性半月体は現在進行形の強い糸球体炎を，線維性半月体は過去に強い糸球体炎が起きたことを示しています．

　このように，「適応が限界を超えると病気が発症する」という基本構造は，腎臓病のあらゆる場面で出てきます．

第 9 章　糸球体疾患

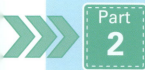

糸球体疾患の診断と治療

 糸球体疾患は，「○○症候群」のように病型診断します．

➡ 鑑別診断アルゴリズム

　この章の冒頭で述べたように，糸球体疾患は①一次性か二次性か，②免疫沈着物があるかないか，③細胞増殖を認めるか否か，という順に鑑別診断してゆきます．
　この手順をアルゴリズムで確認してから，本文に進んでみてください．

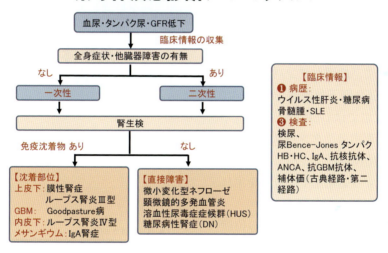

➡ 糸球体疾患は症候群

　糸球体疾患は，臨床症状（尿所見と臨床経過）から「○○症候群」のように表現します．

【糸球体疾患の病型診断名】
①血尿とタンパク尿を呈し，腎機能が低下していれば「糸球体腎炎症候群」
②尿タンパク＞3.5 g/日，血清アルブミン＜3.0 mg/dL で浮腫があれば「ネフローゼ症候群」
③上記の2つが同時に見られる場合は，「ネフローゼ症候群を伴う糸球体腎炎症候群」と表現します．

第 9 章　糸球体疾患

　尿所見と GFR から病理診断を推測し，治療に取りかかりましょう．

➡ スペクトラムによる病理診断の推測

　病理診断を確定するためには腎生検が必要ですが，高齢者や全身状態不良の患者では腎生検ができないことがしばしばあります．その場合は，臨床症状から病理診断を推測して治療に取りかかる必要があります．では，筆者の方法論をご披露しましょう．

　図は，横軸に検尿，縦軸に GFR をとり，これに病名を当てはめてスペクトラム（分布図）にしたものです．患者の臨床症状をこの図に当てはめると，診断を絞り込むことができます．なぜなら，前項で述べたように，血管壁の障害部位（上皮側，内皮側，メサンギウム領域）によって，血尿・タンパク尿の程度や GFR の低下速度がおおよそ決まるからです．

Step 1：まず，血尿・タンパク尿の程度から横軸の位置を決めます．
Step 2：次に，GFR の低下速度から縦軸の位置を決めます．
Step 3：最後に，他の臨床情報と合わせて腎病理診断を推測します．

　図の横軸を見てください．良性家族性血尿は別として，血尿とタンパク尿の強い疾患では GFR 低下が急速で，タンパク尿のみの疾患では GFR 低下はゆっくりです．その理由は，タンパク尿単独の場合は上皮細胞の障害なので，GBM は破れずメサンギウム増殖や半月体を生じないからです（第 2 章参照）．

　ここで，糖尿病性腎症（DN）の位置に注目してください．不思議なことに，DN では血尿がないのに 3 期以降に GFR 低下が急速に進みます．これは，上皮細胞障害からだけでは説明できません．結論を先に言いますと，実は DN ではメサンギウム領域を含む糸球体血管壁全体が障害され，さらに尿細管間質にも病変が及ぶからなのです．すなわち，「ここもあそこも，全部やられている！」という状況になるわけです（第 12 章「糖尿病性腎症」参照）．

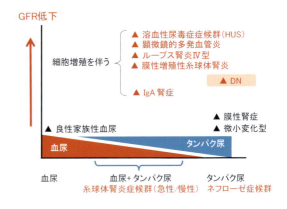

糸球体疾患の「検尿/GFR スペクトラム」

➡ 糸球体疾患の治療

　糸球体疾患は，免疫反応を基礎としているものがほとんどなので，免疫学的治療が中心になります．

- **ステロイド薬や免疫抑制薬**：ほとんどすべての糸球体疾患に適応（良性家族性血尿や悪

性高血圧を除く).
- **血漿交換（自己抗体やサイトカイン除去）**：SLE，顕微鏡的多発血管炎（MPA），Goodpasture 病，溶血性尿毒症症候群（HUS），膜性増殖性糸球体腎炎（MPGN）などに適応.

 膜性腎症は中高年に，微小変化型は若年者に発症するネフローゼ症候群です．

➡ ネフローゼ症候群の種類

ネフローゼ症候群には，先天性ネフローゼ症候群と後天性ネフローゼ症候群があります．先天性ネフローゼ症候群は乳幼児期に発症するまれな遺伝疾患で，スリット膜タンパクの先天異常が原因です．一方，後天性ネフローゼ症候群には一次性と二次性があり，一次性としては微小変化型（小児に多い），膜性腎症（中高年齢者に多い），二次性としては肝炎ウイルス抗原や悪性腫瘍抗原を標的とするものや，ループス腎炎（Ⅲ型），DN などがあります．

➡ 膜性腎症の原因抗原

膜性腎症は，中高年齢者に発症するネフローゼ症候群のなかで頻度が高く，内科医なら必ず遭遇する疾患なので熟知しておく必要があります．上皮細胞直下に IC が沈着し，活性化補体によって上皮細胞が障害されて発症します．その抗原は，内因性抗原（上皮細胞のタンパク）や腎外性抗原（肝炎ウイルス，SLE におけるヒストンや DNA 成分，腫瘍タンパク薬剤性抗原）など多様です．

最近，一次性膜性腎症の約 70％において，上皮細胞表面に発現する「膜型ホスホリパーゼ A_2 受容体（PLA_2R）」に対する自己抗体が陽性であることがわかり，この疾患の主因と考えられています．

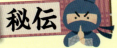 **膜性腎症の標的抗原**

- **内因性抗原（一次性膜性腎症）**：膜型ホスホリパーゼ A_2 受容体（PLA_2R）に対する自己抗体が約 70％で陽性.
- **腎外抗原（二次性膜性腎症）**：肝炎ウイルス抗原，SLE（ループス腎炎Ⅲ型），悪性腫瘍抗原，病原体関連抗原，抗リウマチ薬（金製剤や D-ペニシラミン）や NSAIDs などの薬剤性抗原.

第9章　糸球体疾患

　一次性膜性腎症のキーワードは，「成人・緩徐発症・血尿なし・GFR維持」です．

➡ 一次性膜性腎症の診断

　一次性膜性腎症では，上皮細胞直下に沈着したICによって補体カスケードが活性化され，その結果生じたMACが上皮細胞を障害します．しかしC3a, C5aなどのケモカインは原尿の流れに乗ってボウマン腔に排泄されるため，好中球やマクロファージを誘引しません．

　GBMが破壊されないので血尿はなく，細胞増殖を伴わないので短期的にはGFRは保たれます．そこで，「成人，緩徐発症，血尿なし，GFR維持」のキーワードから一次性膜性腎症と診断します．

　腎生検では，上皮下に沈着したICが「突起（Spicula）」や「打ち抜き像（punched out lesion）」として観察され，蛍光抗体法では，免疫グロブリンや補体が顆粒状に染まります（granular pattern）．

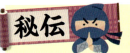　**ネフローゼ症候群の診断基準**

厚生省ネフローゼ症候群調査研究班（1974年）
1) 尿タンパク≧3.5 g/日
2) 低タンパク血症
　　血清総タンパク≦6.0 g/dL
　　血清アルブミン≦3.0 g/dL
3) 高脂血症　血清総コレステロール≧250 mg/dL
4) 浮腫
1) と2) は必須条件
　参考：尿沈渣中，卵円形脂肪体，重屈折脂肪体

MPAは，肺や腎など多臓器障害を起こす全身疾患です．

➡ MPA

顕微鏡的多発血管炎（MPA）は，抗好中球細胞質抗体（ANCA）によって活性化された好中球が，血管内皮細胞を攻撃することにより発症する血管炎です．主に輸入動脈から糸球体毛細血管を侵し，RPGNの臨床病型をとります．多臓器病変を合併し，なかでも急性腎障害（AKI）と肺出血が合併した「Goodpasture症候群」の臨床病型をとる場合は死に至ることがあります．

激しい炎症によりGBMが破壊されるため，高度の血尿・タンパク尿を呈します．また，半月体が糸球体を圧迫するため，GFRが急速に低下します．

Goodpasture症候群は，抗GBM抗体による狭義のGoodpasture病のみならず，ANCAによるMPAによっても発症します．早期診断治療が救命の決め手となるので，血尿・タンパク尿，腎機能障害を呈する患者を診たら，必ずANCAと抗GBM抗体を測定しておく習慣をつけましょう．抗GBM抗体価やANCA抗体価は病勢と正相関するので，治療効果判定のマーカーにもなります．

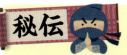 **MPAとGoodpasture症候群**

- MPAはANCAによって発症する血管炎で，腎や肺などの多臓器障害を起こす全身疾患．
- 急性腎障害と肺出血が合併した「Goodpasture症候群」の臨床病型をとる場合は，予後不良（「Goodpasture症候群」のなかで，抗GBM抗体を有するものを「Goodpasture病」と言う）．
- 血尿・タンパク尿，腎機能低下があれば，必ずANCAと抗GBM抗体を測定しておく．

ネフローゼ症候群と間質線維化

　一次性膜性腎症によるネフローゼ症候群の約30％は自然寛解すると言われます．ただし，寛解しても25〜40％は再発しますから，長期間の経過観察が欠かせません．また，完全寛解した場合の10年腎生存率（100％）に比べると，「部分寛解」・「寛解なし」では腎生存率がそれぞれ90％および45％と低下し，長期的には末期腎不全に進行するリスクが高くなります（Comprehensive Clinical Nephrology. 5ed, Elsevier, 2014）．

　「それじゃー，『上皮細胞障害の場合は（GBM が破壊されず細胞増殖を伴わないので）GFR は保たれる』という原則と矛盾するじゃないか！」，と言われてしまいそうですね．

　これには，いくつかの理由が考えられます．1つ目は，低アルブミン血症や利尿薬による「長期の血管内脱水」です．2つ目は，ネフローゼ症候群に随伴する高コレステロール血症が促進する「動脈硬化症」です．3つ目は，糸球体から漏出したある種のタンパクが尿細管上皮細胞に作用して，サイトカインや増殖因子の産生を促進し，これらがマクロファージやリンパ球の浸潤を誘発して「間質線維化」を進展させるということです．

　この線維化促進物質として，サイトカインの1つである TGF-β が注目されています〔日本内科学会誌．1999；88（8）：1480-1485〕．また，「小胞体ストレス」も関係していると言われています〔日本腎臓学会誌．2007；49（2）：72-76〕．

　ちょっと込みいった話になりましたが，このようなわけで，ネフローゼ症候群の患者さんには，脱水予防や高脂血症の治療など，長期間にわたるきめ細かな管理が欠かせないのです．

Part 2 糸球体疾患の診断と治療

チャレンジQ&A ⑮

生来健康な 62 歳男性，数か月前からときどき足がむくんでいた．最近，バス旅行から帰ってから下肢のむくみが増悪したので来院した．感染症の先行はなく，肝炎ウイルスのキャリアでもない．

> 検査値：SCr 0.9 mg/dL，TP 6.0 g/dL，Alb 3.2 g/dL，HBsAg（－），HCV（－）
> 検　尿：潜血（－），タンパク（4＋），尿タンパク定量 4.5 g/g Cr
> 腎生検：光顕にて，GBM に多数の突起（spicula）を認めた．免疫染色にて，上皮下に免疫複合体の顆粒状沈着を認めた．以上より，一次性膜性腎症と診断した．

【治療経過】

　ステロイド薬（プレドニソロン 20 mg/日）と免疫抑制薬（ミゾリビン 150 mg/日）で治療開始した．3 か月を過ぎるころから尿タンパクの減少傾向を認め，1 年後には軽い浮腫を残す程度に寛解した．eGFR の低下は認めなかった．

Clinical Question

❶一次性膜性腎症で，ネフローゼ症候群の寛解に長期間を要する理由は？

Answer

❶膜性腎症では，ステロイドや免疫抑制薬は新たな IC の沈着を抑えるが，すでに沈着した IC を溶かすことはできない．IC が自然に分解消失してゆく間，活性化補体による上皮細胞障害が続くので，寛解には長期間（通常 1 年程度）を要する．

秘伝　膜性腎症のポイント

・中高年，緩徐発症，血尿（－）ならば，膜性腎症を疑う．
・MAC が上皮細胞を障害し，アルブミンが漏れるが，GBM は破壊されないので血尿なし．
・ステロイド薬や免疫抑制薬が奏効するが，寛解には長期間を要する．

第9章 糸球体疾患

チャレンジQ&A ⑯

生来健康な21歳女性が1週前に顔のむくみに気づいた．受診前4日間で体重が3kg増加し，下肢・眼瞼浮腫も出現してきた．

> 検査値：BUN 27 mg/dL, SCr 0.9 mg/dL, TP 5.3 g/dL, Alb 1.8 g/dL
> 検　尿：潜血（−），タンパク（3+），尿タンパク定量 28 g/g Cr

【治療経過】
　若年，急性発症より微小変化型が強く疑われたので，腎生検は施行しなかった．ステロイド薬と免疫抑制薬により，2週間後には速やかに寛解し，eGFRの低下は認めなかった．

Clinical Question
❶微小変化型ネフローゼ症候群が短期間で寛解する理由は？

Answer
❶微小変化型では，ステロイド薬や免疫抑制薬によって透過性因子が減ると，スリット膜（ネフリン）が回復して速やかに寛解する．

【解説】
　上皮細胞（足細胞）が障害されることは膜性腎症と同様であるが，微小変化型はステロイド薬によって急速に寛解する．この臨床像の違いはIC沈着の有無で説明できる．微小変化型は，T細胞由来の未知の透過性因子が原因と推定されており，ICは沈着せず，補体の持続的活性化もない．それゆえ，治療によって透過性因子が減ると，上皮細胞足突起間のスリット膜（ネフリン）が回復して速やかに寛解する．

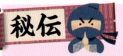

微小変化型ネフローゼ症候群
・若年，急性発症，血尿（−）ならば，微小変化型を疑う．
・膜性腎症と異なり，ICの沈着がなく，T細胞由来の透過性因子が想定されている．
・ステロイド薬により速やかに寛解する．

チャレンジQ&A ⑰

1年前から学校検尿で血尿・タンパク尿を指摘されていた18歳女性が，浮腫を主訴として受診した．数か月間で体重が2kg増加し，最近，下肢浮腫が出現してきたという．数年前にかぜで発熱した翌日，赤色尿が出たことがあるが，精査は受けていない．

> 検査値：BUN 18 mg/dL，SCr 1.0 mg/dL，eGFR 62.5 mL/分/1.73 m²，TP 5.3 g/dL，
> 　　　　Alb 3.1 g/dL
> 検　尿：色調は薄いワインレッド（またはスモーキーブラウン），潜血（3＋），タン
> 　　　　パク（3＋），RBC＞100/HPF，顆粒円柱（＋），尿タンパク定量3.4 g/日
> 画像所見：腹部エコー　腎サイズ正常，萎縮や腫大なし
> 免疫学的検査：IgG 578 mg/dL，IgA 210 mg/dL，IgM 128 mg/dL，IgE 640 mg/dL，
> 　　　　C3 127 mg/dL，C4 27 mg/dL，CH50 41.2 U/nL，HbsAg（－），HCV抗体
> 　　　　（－），抗核抗体（－）

　上気道炎による発熱直後の肉眼的血尿の既往歴よりIgA腎症が強く疑われたが，血清IgAは高値ではない．診断と治療方針確定のために腎生検を行った．

【腎生検】

　光顕では，46個の糸球体のうち，30％が荒廃し，22％に線維細胞性半月体を認めた．免疫染色では，メサンギウム領域にIgA ICの沈着を認めた．以上より，非常に活動性の高いIgA腎症と診断した．

> *Clinical Question*
> ❶eGFRが保たれているIgA腎症は，経過観察でよいか？

【治療経過】

　症例では，ネフローゼレベルのタンパク尿と，若年者にしては明らかな腎機能低下があるので，活動性が高く（GBMや上皮細胞が強く障害されている），RPGNの経過を辿ることが予測された．腎生検もそれを裏づける結果であった．

　ステロイドセミパルス療法および扁桃摘出術を施行し，後療法として，ステロイド薬（プレドニゾロン20 mg/日）と免疫抑制薬（ミゾリビン150 mg/日）を投与した．3か月を過ぎるころから血尿・タンパク尿の改善傾向を認め，3年後には尿潜血（－），タンパク（－）と，完全寛解した．eGFRは，76.4 mL/分/1.73 m²まで改善した．

> *Answer*
> ❶IgA腎症は，緩徐に進行して腎不全に至ることが多いので，たとえeGFRが保たれていても，尿潜血（－）を目指した治療（扁桃腺摘出術＋ステロイドパルス療法など）を積極的に行うべきである．

【解説】

　IgA 腎症は，アジア人に多く，糸球体腎炎の 7 割程度を占める．発熱直後に生じる肉眼的血尿が特徴で，さらに血清 IgA 高値であれば，ほぼ診断が確定する．腎生検ではメサンギウム領域に IC の沈着を認める．

　IgA 腎症の発症メカニズムは，「自己凝集した異常糖鎖 IgA」がメサンギウム領域にトラップされ，活性化補体が好中球やマクロファージを誘導し，GBM が破壊されて血尿・タンパク尿をきたす．メサンギウム領域は GBM の内側に接しているので，この領域で免疫反応が起きると GBM が破壊される．

　ワインレッド尿は，糸球体から漏出した赤血球のヘム鉄が，尿細管を通過する間に酸化して褐色調を帯びるためである（赤血球により濁っているので「スモーキーブラウン」とも称される）．

　以前は「予後比較的良好」とされてきたが，近年の疫学研究により，緩徐に進行して腎不全に至る患者が約 40% にものぼることがわかった．つまり症例のような重症型は少なく，多くは明らかな症状をきたすことなくゆっくりと腎不全に進行してゆくわけである．

　そこで，尿潜血（−）を目指した治療（扁桃腺摘出術＋ステロイドパルス療法など）が提唱され，IgA 腎症からの透析導入を大いに減らす成果を上げている（A❶）．

　扁桃腺摘出術自体は，肉眼的血尿発作を繰り返す患者に対して古くから行われている治療であるが，これをステロイドパルス療法と組み合わせて施行するのが「扁桃腺摘出術＋ステロイドパルス療法」である．これは，「主に扁桃腺で産生される異常糖鎖 IgA の放出を抑える」という理論に基づく治療法で，1 年後寛解率は約 70%（CKD ステージ 1～3 までの患者）という優れた効果が得られている（堀田　修．IgA 腎症の病態と扁摘パルス療法．メディカル・サイエンス・インターナショナル，2008）．

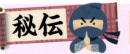

秘伝　IgA 腎症

- アジア人に多く，糸球体腎炎の 7 割程度を占め，発熱直後のワインレッド尿が特徴．
- 放置すれば緩徐に進行して腎不全に至る例が多く，決して「予後比較的良好」ではない．
- 「扁桃腺摘出術＋ステロイドパルス療法」などにより，血尿（−）を目指して積極的に治療する．

Part 2　糸球体疾患の診断と治療

チャレンジQ&A ⑱

高血圧，脳梗塞を既往に持つ65歳男性．アスピリン，アムロジピン，エナラプリルを服用していた．2か月前，側溝に落ちて意識不明で入院時，血尿・タンパク尿，腎機能障害を指摘されていた．リハビリ病院に転院し歩行訓練を受けていたところ，1週間前から喀血し，呼吸困難となって再転院した．

> 理学所見：意識清明，血圧170/70 mmHg，脈拍65/分，体温37.3℃，右肺に湿性ラ音を聴取．胸部レントゲンにて，右肺に肺胞陰影を認めた．
>
> 検査値：WBC 14,600/mm^3，Hb 4.2 g/dL，血小板数18.4×10^4/mm^3，BUN 68 mg/dL，Cr 4.8 mg/dL，TP 6.8 g/dL，Na 138 mEq/L，K 6.6 mEq/L，Cl 113 mEq/L，CRP 12.7 mg/dL
>
> 検　尿：潜血（2＋），タンパク（3＋），WBC 5-9/HPF，RBC＞100/HPF，顆粒円柱（＋）
>
> 動脈血ガス：pH 7.24，PCO$_2$ 18.2，PO$_2$ 109，HCO$_3$ 7.6（酸素6 L/分），AG 17.4
>
> 免疫学的検査：MPO-ANCA 294 EU，PR3-ANCA＜10 EU，抗GBM抗体＜10 EU，抗核抗体80倍，C3 95 mg/dL，C4 39 mg/dL

【問題リスト】

＃肺出血，＃AKI，＃高AG代謝性アシドーシス，＃MPO-ANCA陽性

　肺出血とAKIの合併により診断は絞り込まれる．

【診断および治療経過】

　急性腎不全と肺出血を伴う「Goodpasture症候群」と診断した．さらにその原因は，MPO-ANCA（＋），抗GBM抗体（−）よりMPAと診断した．

　連日透析，血漿交換1回，輸血，ステロイドパルス療法（メチルプレドニゾロン1,000 mg/日×3日）を施行し，後療法としてプレドニゾロン40 mg/日，ミゾリビン100 mg/日を投与した．

　肺胞出血は治まり全身状態は安定したが，腎機能は回復せず維持透析に移行した．入院1か月後，転院準備をしていたところ，突然，MRSA敗血症・DICを発症して死亡された．

Clinical Question

❶MPAはいつ発症したのだろうか？

❷高齢者に血尿・タンパク尿を認めたとき，抗核抗体以外にチェックすべき自己抗体は何か？

— 231 —

第9章　糸球体疾患

Answer

❶前回入院時に血尿・タンパク尿を認めた時点で，すでに MPA を発症していたと思われる．

❷高齢者で血尿・タンパク尿を認めたら，積極的に ANCA や抗 GBM 抗体もチェックする．

【解説】

　血尿・タンパク尿を伴う腎性 AKI に，肺出血が合併した「Goodpasture 症候群」である．その原因が ANCA によるものを MPA，抗 GBM 抗体によるものを Goodpasture 病と呼ぶ．したがって，最終的な臨床診断は MPA ということになる．

　前掲図（p217）に示すように，ANCA によって刺激された好中球は血管壁内に侵入し，ライソゾーム酵素や活性酸素を放出して血管炎を引き起こす．GBM を含む血管壁全層が破壊され，漏出した多量の血液に反応して半月体が形成される（半月体形成性腎炎）．

　本症例の死後剖検が行われ，臨床病理検討会で MPA の発症時期について議論になった．その結果，前回入院時に血尿・タンパク尿を認めた時点ですでに MPA を発症していたと推測された．この時点で ANCA を測定していれば早期治療につながり，死を避けられた可能性がある（A❶）．

　高齢者で血尿・タンパク尿を認めたら，肺出血が起きるまで待つのではなく，積極的にANCA や抗 GBM 抗体をチェックして，「MPA を捜しにいく」習慣をつけることが大切である（A❷）．

第 10 章

急性腎障害（AKI）

ホメオスターシスの急激な破綻

第 10 章　急性腎障害（AKI）

Part 1　AKI とは？

AKI とは「ホメオスターシスの破綻」です．

➡ AKI はホメオスターシスの破綻

急性腎障害（AKI）とは，「急激な腎機能低下により，高窒素血症，高 K 血症，代謝性アシドーシス，溢水などをきたす症候群」で，腎臓のホメオスターシス維持機能が破綻している状態です．これに対して慢性腎臓病（CKD）では，腎の代償作用により体液恒常性（ホメオスターシス）は維持されています．AKI のほうが CKD よりも臨床症状が重篤になるのはそのためです．

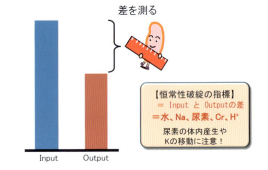

急性腎障害＝体液恒常性の破綻

差を測る

【恒常性破綻の指標】
＝ Input と Output の差
＝水、Na、尿素、Cr、H⁺
尿素の体内産生や
K の移動に注意！

Input　Output

秘伝　ホメオスターシス破綻の物差し

・水，Na，窒素代謝物（BUN・Cr・尿酸など），水素イオンの貯留（pH の低下）．

➡ AKI と ARF

第二次大戦中のドイツ軍によるロンドン大空襲により挫滅症候群（crush syndrome）が多発したことをきっかけに，「急性腎不全（ARF：acute renal failure）」の概念が生まれたとされます．

この ARF では近位尿細管の壊死を認めることから，当初は病理診断名の「急性尿細管壊死（ATN：acute tubular necrosis）」が，ARF とほぼ同義に用いられていました．そして近年になると，ICU に入院する患者が腎不全を合併すると予後不良であることや，たとえ腎不全から回復しても CKD への移行が多いこともわかってきました．高齢化や NSAIDs の多用，大侵襲手術や重症患者の生存率向上により AKI は増加していて，入院患者における頻度は一般人口の 5〜10 倍とも言われます．このような背景から，新たに AKI の概念が生まれました．つまり，早期診断と予後改善という目的において，AKI は CKD と対をなす概念なのです．

【AKI の診断基準】

ステージ	クレアチニンによる分類 （AKIN：48 時間以内に　KDIGO：7 日以内に）	尿量による分類
Stage 1	0.3 mg/dL 以上または 1.5〜2 倍の上昇	0.5 mL/kg/時以下が 6 時間以上
Stage 2	2〜3 倍の上昇	0.5 mL/kg/時以下が 12 時間以上
Stage 3	0.5 mg/dL 以上増加を伴う 4 mg/dL の値 3 倍〜の上昇，または透析導入	

 AKI は，炎症性メディエーターや酸化ストレスにより多臓器障害を起こします．

➡ AKI における臓器連関

　AKI は，炎症性メディエーター（ホルモン・サイトカイン・凝固因子など）や酸化ストレス（活性酸素種）により多臓器障害を起こし，生命予後に重大な影響を与えます．

　例えば「心腎連関」は，CKD と同様に AKI でも高頻度に起きます．すなわち，AKI では体液量過剰による心負荷の増大がうっ血性心不全を起こし，逆に心不全が腎血流量減少やカテコラミンを介して腎の虚血障害を増悪させます．また最近では，AKI における心筋のミトコンドリア障害なども報告されており，そのメカニズムの詳細はまだ研究途上です．

　また，「肺腎連関」も AKI で高頻度に起きます．体液量過剰が肺毛細血管静水圧を上昇させて肺水腫を起こすのみならず，傷害された腎臓から出る炎症性メディエーターが肺毛細血管の透過性を亢進させて急性肺障害（ARDS）を起こします．これとは逆に，呼吸障害は低酸素血症やカテコラミンを介して腎の虚血障害を増悪させます．

　その他，「脳腎連関」による意識障害など，本書の冒頭で述べた「臓器間クロストーク」の多くの実例を AKI で見ることができます．

【AKI における臓器連関】
・心腎連関：体液量過剰による心負荷の増大や，心筋のミトコンドリア障害を引き起こす．
　　　　　　心不全が腎の虚血障害を増悪させる．
・肺腎連関：体液量過剰による肺水腫や，傷害された腎臓から出る炎症性メディエーターによる ARDS．逆に，呼吸不全が腎の虚血障害を増悪させる．

第10章　急性腎障害（AKI）

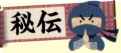

秘伝　AKI の治療

- 予防として，高齢者・糖尿病・CKD など，AKI 発症リスクの高い症例では，造影剤やアミノグリコシド系抗菌薬などの腎毒性薬剤を避け，脱水や溢水をきたさぬよう適正な体液量を維持する．
- AKI が生じたら速やかに腎血行動態を改善し，酸素供給を回復させる．
- 現時点では，エビデンスのある AKI に有効な薬物療法はない．利尿薬はあくまでも体液量のコントロール目的で用いる．
- コントロール困難な体液量過剰，高 K 血症，代謝性アシドーシス，尿毒症が見られた場合には血液浄化療法を行う．

AKI は，「腎前性」「腎後性」「腎性」に分けます．

➡ AKI の機能的診断

①**腎前性 AKI**：腎血流の低下による出血・脱水・心拍出量減少・血圧低下・薬剤（RAS 阻害薬など）．

②**腎後性 AKI**：尿路の閉塞による悪性腫瘍・後腹膜線維症・前立腺肥大など．画像診断で両側水腎症を認める．

③**腎性 AKI**：腎の器質的障害による急性尿細管壊死（ATN）・糸球体疾患・急性間質性腎炎．

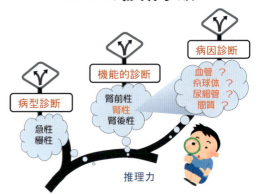

➡ 腎性 AKI の尿量による分類

腎性 AKI では**尿量が少ないほど腎予後/生命予後が不良**なので，**尿量を重症度の指標**とします．

　　尿量 400 mL/日以上＝非乏尿性
　　　　 400 mL/日未満＝乏尿性
　　　　 100 mL/日未満＝無尿性

＊CKD では，GFR が低下しても代償によって尿量は保たれるので，尿量は重症度の指標にはなりません．

➡ AKI の臨床経過

それでは，各 AKI の典型的な臨床経過を比較しておきましょう．

腎前性AKI（図中青点線）

出血・脱水・心不全など有効循環血液量が減少する病態では，一過性に糸球体内圧が低下してGFRが減少します．この際，NSAIDsを服用していると，プロスタグランディン（PG）による代償性の輸入細動脈の拡張が起きないのでAKIになりやすいことに注意が必要です．

腎前性AKIでは，輸出細動脈〜間質毛細血管の血流量は一過性に減少しますが，尿細管には一定の酸素が供給されるので，上皮細胞の脱落や壊死はほとんど起きません．したがって，原因が除去されて糸球体内圧が回復すれば，速やかに元のGFR近くにまで回復します．

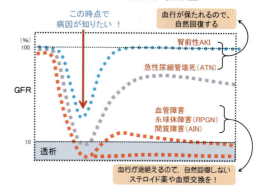

急性尿細管壊死（ATN）（図中紫点線）

ATNは，ショック（腎血管の強い収縮）や尿細管毒性物質（薬物やミオグロビン）により，尿細管上皮細胞が強く障害されて発症します．脱落した上皮細胞は「細胞性円柱」を形成して管腔を閉塞します．それに加えて，上皮細胞の欠落部位から管腔内液の「逆漏出（back leak）」が生じて乏尿になります（後述）．

ATNでは輸出動脈〜間質毛細血管の血流は保たれているので，原因が消失すれば尿細管上皮が再生し，「多尿期」を経てGFRが回復します．多尿期は，円柱による閉塞やback leakが改善しても，まだNaと水の再吸収能が回復していないために，多量の等張尿が排泄される時期です．この時期には，脱水や電解質異常をきたしやすいので要注意です．

腎前性AKIとは異なり，元のGFRまでは回復しません．なぜなら，強いダメージを受けた一部の尿細管は回復しませんし，尿細管から放出される増殖因子（TGF-βなど）により間質の線維化が生じるからです．したがって，回復の度合は，いかに早期に原因を取り除けるかにかかっています．

血管障害，糸球体障害，間質障害によるAKI（図中赤点線）

これらの炎症が主役を演じるAKIでは事態はもっと深刻です．腎障害が透析が必要なレベルにまで至るとGFRの十分な回復は望めません．たとえ一時的に透析から離脱できても，長期的に末期腎不全に至ることが多く，腎予後は不良です．

その理由は，血管障害や糸球体障害によるAKIでは，多くの糸球体が半月体によってつぶれ，同じネフロンに属する尿細管全体が虚血壊死（全ネフロン壊死）に陥るからです．一方，間質障害によるAKIでは糸球体は障害されないのに，GFRの回復は困難です．それはなぜでしょうか？

その理由は，炎症細胞浸潤により間質毛細血管が圧迫されたり，血管と尿細管の距離が離れることにより酸素供給が低下し，尿細管が虚血壊死に陥るからです．免疫治療（ステ

第10章　急性腎障害（AKI）

ロイド薬や血漿交換）の開始が遅れると，広範に浸潤した炎症細胞は容易に消失せず，炎症性サイトカインや増殖因子を放出し続けて間質線維化が進行します．その結果，血行は逆行性に（間質毛細血管→糸球体毛細血管）停止してしまうのです．

このように，早期の AKI 病因診断が大切なことは言うまでもありませんが，問題は「いかに早く病因診断するか」という方法論です．腎生検は緊急にできませんし，免疫学的検査の結果が出るには時間がかかります．そこで，次項からはその方法論について考えてみましょう．

⇅ 「腎前性」か「腎性」か，尿細管の「元気度」で鑑別します．

➡ 腎前性 AKI と腎性 AKI の鑑別

腎前性 AKI では，糸球体濾過が減少していても尿細管周囲の血流は保たれ，「尿細管が元気」なので尿素や Na を再吸収できます．それに対して，腎性 AKI では「尿細管に元気がない」ので，尿素や Na を再吸収することができません．

そこで，この点に注目して鑑別してゆきましょう．

「尿細管の元気度」を測る3つの指標には，次のようなものがあります．

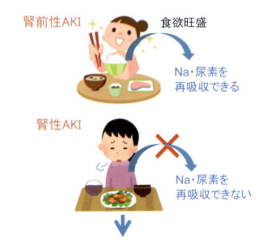

＜指標①　BUN/Cr 比＞

これは，外来ですぐに判定できる便利な指標です．

腎前性 AKI では，BUN/Cr 比＞20 に上昇します．有効循環血液量の減少により，ノルアドレナリンと AT II（RAS 亢進）は増加します．これらのメディエーターが近位尿細管に作用して，Na とそれに伴う水の再吸収を促進する結果，近位尿細管腔の尿素濃度が高まり，尿素の再吸収が亢進します．そのため BUN/Cr 比が上昇するのです．

それに対して，腎性 AKI では BUN や Cr が上昇しても，BUN/Cr 比は健常者と同じ 15〜20 の範囲です．それは，近位尿細管が障害されるために，上記の Na と水の再吸収亢進が起きないからなのです．

ただし，「BUN/Cr 比＞20 が腎前性 AKI」であるとは限りません．消化管出血や異化亢進など，体内で尿素が産生される病態でも，BUN/Cr 比が 20 以上に上昇することがありますから早計な判断は禁物です．

Part 1 AKI とは?

＜指標② 尿浸透圧，尿比重＞

尿浸透圧・尿比重も，尿細管機能の指標になります．

ここで思い出してほしいのですが，尿を濃縮するためにはヘンレループが髄質へ向かう浸透圧勾配を作り，集合管が水を再吸収するという共同作業が必要でしたよね（p56）．

腎前性 AKI ではこの尿濃縮能が保たれているので，尿浸透圧＞500 mOsm/kg H_2O の「高張尿」となります．なぜならば，糸球体濾過が減ると尿細管流量が減るので，水の再吸収比率が上昇するからです．一方，腎性 AKI では上記の尿濃縮能が障害されているので，血漿とほぼ等しい 300〜350 mOsm/kg H_2（尿比重 1.01）の「等張尿」となります．

＜指標③ FENa＞

Na 分画排泄（FENa：fractional excretion of sodium）は少し計算を要します（計算式は次項を参照）が，上記①②よりも信頼性の高い指標です．

腎前性 AKI では尿細管の Na 再吸収が保たれているので，FENa＜1％ となります．一方，腎性 AKI では尿細管の Na 再吸収が障害されるので，FENa＞1％（通常 2％以上）となります．

秘伝　腎前性 AKI と腎性 AKI の鑑別

- 腎前性は尿細管が"元気"で食欲旺盛なので，ネフロン辺りの尿素やNaの再吸収が亢進する．また，尿濃縮能が保たれる
- 腎前性は BUN/Cr 比＞20，「腎性」では 10〜15．
- 腎前性は尿浸透圧＞500 mOsm/kg H_2O の「高張尿」，腎性は 300〜350 mOsm/kg H_2O の「等張尿」．
- 腎前性は FENa＜1％，腎性は FENa＞1％（通常 2％以上）．

「尿細管の元気度」指標

食欲旺盛　Naや尿素の再吸収正常

食欲なし　再吸収低下

	腎前性AKI	腎性AKI
●血液所見		
BUN / Cr 比	＞20	10〜15
●尿所見		
尿Na (mEq/L)	＜20	＞40
FENa (%)	＜1	＞1
尿浸透圧 (mOsm/kg H_2O)	＞500	＜350

> **FENa は，「Na の GFR を 100％としたとき，何％が尿に排泄されるか」を示します．**

➡ FENa

FENa は，「Na の尿排泄量/Na の GFR」で定義され，「Na の GFR を 100％としたとき，何％が尿に排泄されるか」を示します．

第10章　急性腎障害 (AKI)

　腎前性AKIでは，尿細管が元気でNa再吸収が亢進するので，FENa＜1％となります．つまり99％以上が再吸収されることを意味します．腎性AKIではNa再吸収が障害されるので，FENa＞1％（通常2％以上）となります．

【FENaの計算】
①FENa（％）＝Naのクリアランス/Crのクリアランス
　　　　　　＝(尿Na×尿量/血清Na)/(尿Cr×尿量/血清Cr)×100
尿量が相殺され，
　　　　　　＝(尿Na/血清Na)/(尿Cr/血清Cr)×100
となります．ただし，利尿薬投与下ではFENaは使えないので，代わりに尿素排泄率のFEUN（fractional excretion of urea nitrogen）を使い，FEUN＜35％なら，腎前性と判定します．
②FEUN（％）＝(尿UN/BUN)/(尿Cr/血清Cr)×100

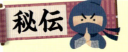

FENaの理解

・「腎前性AKI」の場合
　尿細管周囲の血流が保たれ，尿細管が食欲旺盛なので，濾過されたNaの99％以上を再吸収するため，FENa＜1％となる．
・「腎性AKI」の場合
　尿細管周囲の血流低下や尿細管上皮障害により，尿細管は食欲不振に陥っているので，Na再吸収率が99％未満に減り，FENa＞1％となる（通常＞2％，図は10％の場合）．

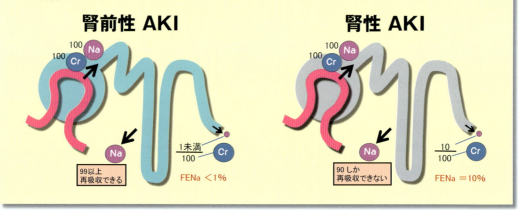

第10章 急性腎障害（AKI）

Part 2 腎前性 AKI

腎前性 AKI は，有効循環血液量の減少や血管の収縮/拡張のバランスが崩れて発症します．

腎前性 AKI の主な原因には以下のようなものがあります．

【腎前性 AKI の主な原因】

①胃腸や腎臓からの喪失，サードスペースへの移動（循環血液量減少）
②うっ血性心不全（有効循環血液量減少）
③肝腎症候群（進行した肝硬変）（有効循環血液量減少＋腎血管収縮）
④NSAIDs，RAS 阻害薬（糸球体内圧低下　＊脱水や腎動脈狭窄などの条件下で）
⑤ショック（体液喪失，敗血症，心不全）（糸球体内圧低下　＊重篤なショックは ATN に進展）

➡ 血管収縮と拡張の絶妙なバランス

上記のような有効循環血液量が減少する病態では，「血管収縮と拡張のバランス」により糸球体濾過が維持されます．このような「収縮と拡張の絶妙なバランス」が崩れると，腎前性 AKI が発症します．具体例を挙げて見ていきましょう．

➡ NSAIDs による腎前性 AKI

下痢など有効循環血液量が減少する病態では，ノルアドレナリンが輸入細動脈を収縮させます．❶その一方で，傍糸球

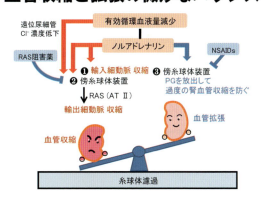

血管収縮と拡張の微妙なバランス

体装置から PG を放出させて，輸入細動脈の過度な収縮を防いでいます（❸）．つまり，❶と❸で「収縮と拡張の絶妙なバランス」が成り立っているわけです．その状態で NSAIDs を投与すると，PG 合成阻害により輸入細動脈が収縮して腎前性 AKI を発症するのです．

なので，NSAIDs を常用している患者さんに対しては，下痢のときには NSAIDs を休薬するよう指導しましょう．

➡ RAS 阻害薬による腎前性 AKI

また有効循環血液量減少状態では，ノルアドレナリンや遠位尿細管中の Cl 濃度低下が傍糸球体装置を刺激して RAS を亢進させ，AT II が輸出細動脈を収縮させて糸球体内圧を維持しています．❷その状態で RAS 阻害薬（ACE 阻害薬・ARB）を投与すると，輸出細動脈が拡張し，糸球体内圧が低下して腎前性 AKI をきたします．

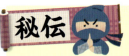

腎前性 AKI の原因薬剤

- NSAIDs や RAS 阻害薬は，脱水時に「血管収縮と拡張バランス」を崩し，腎前性 AKI を起こす．
- その他，造影剤，シクロスポリン，タクロリムス，アムホテリシン，IL-2 なども腎前性 AKI の原因になる．

➡ 高 Ca 血症による腎前性 AKI

13 mg/dL 以上の高 Ca 血症は，腎性尿崩症による脱水や腎血管収縮により腎前性 AKI を引き起こします．さらに，尿細管内に Ca が沈着すると腎性 AKI に進展します．

高 Ca 血症の原因には悪性腫瘍（多発性骨髄腫，転移性骨腫瘍，副甲状腺ホルモン様物質産生肺癌）が多く，難治性です．

治療としては，生理食塩水による脱水の補正，ループ利尿薬による Ca 排泄，カルシトニン・ビスホスホネート・デノスマブによる骨吸収抑制を行い，AKI に対しては透析を行います．（p156 参照）

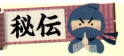

高 Ca 血症による AKI

- 13 mg/dL 以上の高 Ca 血症は腎前性 AKI をきたし，尿細管内に Ca が沈着すると，腎性 AKI に進展する．

第10章　急性腎障害（AKI）

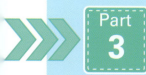

腎性 AKI

腎性 AKI の病因は，「4つの病変の首座」に分けて推理します．

まず，最初のステップで画像診断により腎後性を否定し，次のステップで「尿細管の元気度」から腎前性を否定したら，腎性 AKI の診断が確定します．

➡ 腎性 AKI の病因

次に腎性 AKI の病因診断に入ります．腎前性と腎後性が否定され，腎性 AKI の診断が確定したら，病因診断に入ります．前述のように，腎性 AKI では，早期診断治療が腎予後や生命予後を決定するので，すぐにでも鑑別診断したいところです．

でも，ちょっと待ってください．腎性 AKI の原因は多岐にわたるので，ピンポイントで病因診断しようとすると，迷路に踏み込むことになります．

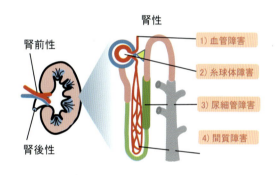

腎性AKI「4つの病変の首座」

そこで，腎の解剖学的な4要素（❶血管，❷糸球体，❸尿細管，❹間質）に対応する「4つの病変の首座」を想定し，臨床データと照らし合わせて「病変の首座」を推理します．「病変の首座」がわかれば，腎生検ができなくとも治療にとりかかることができます．

「3つのフィルター」により，腎性 AKI 患者を「4つの病変の首座」に分けます．

➡ 3つのフィルター

もちろん，腎性 AKI の確定診断には，腎生検や免疫学的検査が欠かせません．しかし，腎生検は全身状態が悪い患者には施行できませんし，自己抗体などの特殊検査には時間がかかります．

そこで，次に述べる「3つのフィルター」によって「病変の首座」を推理し，速やかに治療を開始するのが得策です．ここでは，ER 受診時におおよその病因診断をつける方法として，筆者独自の方法論を紹介します．

ここで言う「3つのフィルター」とは，「血尿/タンパク尿フィルター」「溶血/血小板フィ

ルター」「腎サイズ/ガリウム（Ga）フィルター」の3つです．

AKIの病因首座診断アルゴリズム

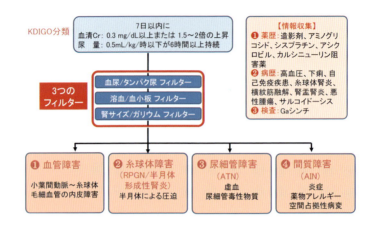

➡ 血尿/タンパク尿フィルター

横軸に血尿，縦軸にタンパク尿の「血尿/タンパク尿フィルター」に検尿データをかけます．

高度な血尿/タンパク尿があれば，GBMの破壊と糸球体上皮細胞障害が共存しているので，診断は❶血管障害（血管炎など）か，❷糸球体障害に絞られます．

一方，血尿/タンパク尿が軽微なら，GBMの破壊も糸球体上皮細胞障害もないことを示し，診断は❸尿細管障害か❹間質障害に絞られます．

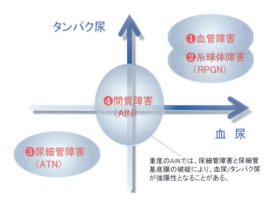

❸尿細管障害では，アルブミン再吸収の低下により軽度のタンパク尿が出ますが，通常，血尿はありません．一方，❹間質障害は通常，血尿/タンパク尿は陰性か軽微です．しかし，重度のAINでは毛細血管壁と尿細管基底膜（TBM）が破壊され，血液が尿細管腔に流入して血尿/タンパク尿をきたすことがあります．ただ，程度は強くありません．

秘伝 血尿/タンパク尿フィルターのポイント

・高度な「血尿＋タンパク尿」は，「GBMの破れ＋糸球体上皮細胞障害」を意味する．
・高度な「血尿＋タンパク尿」をきたすのは，糸球体障害か血管障害．

➡ 溶血/血小板フィルター

次に，横軸に溶血，縦軸に血小板減少の「溶血/血小板フィルター」に血液データをかけます．

溶血＋血小板減少の病態は **TMA**（Thrombotic microangiopathy）と呼ばれ，「全身の血管内皮障害」が存在することを示しています．そこで，診断は❶血管障害（顕微鏡的多発血管炎，悪性高血圧，HUS/TTP 症候群（溶血性尿毒症症候群/血栓性血小板減少性紫斑病），強皮症腎など）に絞られます．

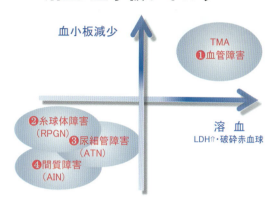

秘伝　溶血/血小板減少フィルター

- 溶血＋血小板減少＝TMA．全身の「血管内皮障害」を意味する．
- TMA は，「マチュピチュへの道を行く"赤血球"が壊れる」イメージ．
- HUS/TTP 症候群や悪性高血圧では全身の内皮細胞障害をきたす．

➡ 腎サイズ/Ga フィルター

続いて，横軸に腎サイズ（またはガリウムシンチグラフの腎集積）の「腎サイズ/Ga フィルター」に画像データをかけます．

Ga はリンパ球や腫瘍細胞に取り込まれるので，両側腎実質腫大や Ga 集積は，間質に炎症細胞や腫瘍細胞が集積していることを意味し，診断は❹間質障害（**急性間質性腎炎＝AIN**）に絞られます．ただし，腎硬化症による腎萎縮がある高齢者では，腎腫大を認めなくても両側腎への Ga 集積を認めれば AIN の可能性が高くなります．

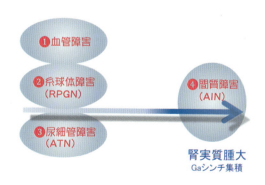

前述のように，間質の炎症が軽ければ血尿/タンパク尿は軽微ですが，激しい炎症で間質毛細血管壁と **TBM が破壊されると，血液が尿細管腔に流入**して血尿/タンパク尿をきたすので，血尿/タンパク尿フィルターだけでは診断が困難です．このような場合に腎サイズ/Ga フィルターが役に立つわけです．

AIN の多くが薬剤アレルギーなので，薬歴から原因薬剤を推定します．リンパ球幼若化

第10章　急性腎障害（AKI）

反応が陽性なら原因薬剤は確定的ですが，陰性でも否定できません．

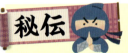

秘伝　腎サイズ/Ga フィルター

・両側腎実質腫大や Ga の集積は，「間質の炎症や腫瘍細胞の集積」を意味する．
・AIN の多くは，薬剤アレルギー．

➡ **腎性 AKI の治療**

病変の首座と病因によって適切な治療方針を決定します．

❸尿細管障害（急性尿細管壊死）ならば，ショックからの離脱，腎毒性薬物の中止，透析などの支持療法によって乏尿期を乗り切り回復を待ちます．

❶血管障害，❷糸球体障害，❹間質障害ならば自然回復は期待できないので，ステロイド，免疫抑制薬，血漿交換など，積極的な治療介入を行います．

腎性AKI　病変の首座と病因に応じた治療

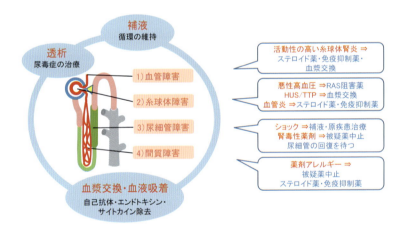

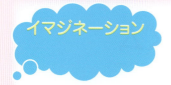

TMA
（Thrombotic microangiopathy）

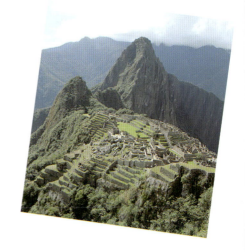

　南米ペルーのアンデス山脈に位置する古代インカ帝国の都市遺跡，マチュピチュ．標高2,450 mの山の尾根にたたずむこの不思議な都市は，山裾からはその存在を確認できないことから"天空都市"とも呼ばれます．ちなみに，「マチュピチュ」とはケテュア語で「老いた峰」を意味します．マチュピチュへの主なルートは，海抜3,600 mの街，クスコから列車でマチュピチュの麓の街，マチュピチュ村へ．マチュピチュ村からは，バスと徒歩が一般的です．そして観光客の多くは，遺跡を見渡せる高台まで登ってゆきます．

　この遺跡を訪ねることは，いまでこそ比較的容易にはなりましたが，この都市を建設していた当時は人力が頼りですから，さぞや大変だったことでしょう．想像してみてください．狭く険しい，天空の街・マチュピチュへの道……．重い石を担いだ工夫たちの体は岩壁にこすれて，衣服はボロボロに……．

　TMAという病態は，マチュピチュへ続く岩山を登ってゆくこの工夫たちの姿にも重なります．さしずめ，次第に疲れてきた工夫たち（赤血球）の足元はおぼつかなくなり，ややもすれば脇の岩山（血小板血栓に覆われた血管内皮）に体をぶつけてしまいます．そうして，次第次第に赤血球はボロボロに——．

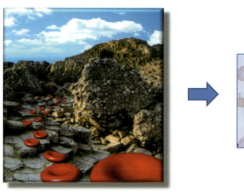 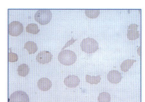

　小葉間動脈～輸入細動脈の内皮細胞が障害されると，血小板凝集・内皮下浮腫・細胞増殖により内腔が狭窄します．そこを血液は高速で流れることになりますから，赤血球は壊れていきます．この溶血（LDH高値や破砕赤血球）と消費性血小板減少症を認める病態をTMAと言います．

　破砕赤血球の数が少ないと，慣れた検査技師でも見落とすことがありますから，TMAを疑ったら必ず自分自身で末梢血塗抹標本をチェックしましょう．

第 10 章　急性腎障害（AKI）

Part 4　腎性 AKI のメカニズム

　❶血管障害による AKI は，腎臓の血管内皮が強く障害されることにより発症します．

➡ 血管障害による AKI

　障害される血管のサイズによって分類します．本書で扱う「血管障害による AKI」とは，表下段の「小葉間動脈から糸球体毛細血管までが侵される疾患」を指します．

【血管サイズによる分類】

血管サイズ	疾　患	特　徴
腎動脈〜葉間動脈	腎動脈塞栓，多発性動脈炎（PN）	血尿/タンパク尿は軽微
小葉間動脈 　〜輸入細動脈 　〜糸球体毛細血管	顕微鏡的多発血管炎（MPA） 悪性高血圧 HUS/TTP，子癇，DIC，強皮症腎クリーゼ，など	血尿/タンパク尿は高度

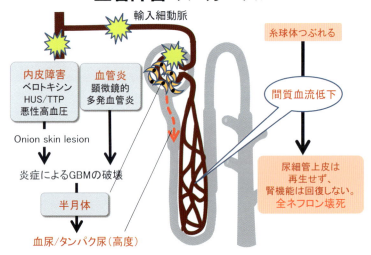

秘伝　血管障害による腎性 AKI

・血管内皮障害の病理学的特徴＝内皮下腔の拡大，内腔狭窄，Onion skin lesion．
・細小血管障害では糸球体も障害されるので，血尿/タンパク尿が陽性になる．

Part 4 腎性AKIのメカニズム

❷糸球体障害によるAKIは，糸球体毛細血管が破壊されることにより発症します．

➡ 糸球体障害とRPGN

　糸球体障害によるAKIは，「亜急性」の経過を辿ります．すなわち，臨床的には数週間から数か月間でGFRが低下するRPGNとなり，病理学的には「半月体形成性腎炎」を呈します．これらの呼称は，ほぼ同義に使われます．

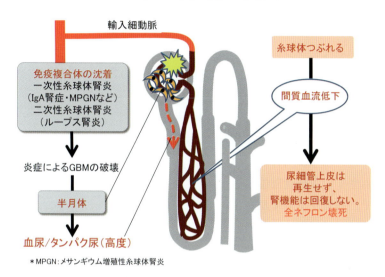

秘伝　糸球体障害によるAKI

・好中球やマクロファージがGBMを破壊するので，高度血尿/タンパク尿が必発．
・臨床的にはRPGNの経過をとり，病理学的には半月体形成性腎炎となる．

第10章　急性腎障害（AKI）

  ❸尿細管障害では，虚血や薬剤によって尿細管上皮が障害されます．

➡ ショックによるATN

　尿細管障害によるAKIは，ショック，腎毒性薬物，ミオグロビンなどによって引き起こされ，入院患者に発症するAKIの多くを占めます．病理学的には，急性尿細管壊死（ATN：Acute tubular necrosis）と呼ばれます．

　ショック時には，低血圧とカテコラミンによる血管収縮により髄質の酸素濃度が著しく低下します．その結果，普段から酸素需要の多い近位尿細管髄質部とヘンレループの太い上行脚が，特に強い虚血障害を受けます．虚血（低酸素）は細胞内酸化ストレスを亢進させ，細胞の壊死やアポトーシスを招きます．

　実際，動物実験ではヒツジ腎にプローベを装着し，細菌性ショックに対してノルエピネフリンを投与すると，血流再配分により髄質酸素濃度の著しい低下が観察されています〔Kidney Int. 2016；90（1）：100-108〕．

《近位尿細管とヘンレループ上行脚が虚血に弱い》

♯　赤枠で囲んだところが，ATNにおいて障害されやすい尿細管部位じゃ．
♭　皮質が上で，髄質が下ですね．
♯　図の左側には，腎間質液の酸素分圧が記載してある．尿細管のなかで特に虚血の影響を受けやすいのは，近位尿細管のS3セグメントとヘンレループの太い上行脚で，赤で囲んだ部分じゃ．ここは，酸素の供給と需要のバランスが悪い場所なんじゃ．
♭　酸素がたくさん必要なのに，不足しやすい場所ということですか？

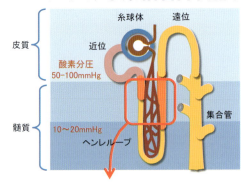

ATNにおける尿細管障害部位

酸素の需給バランスの悪い
近位尿細管髄質部とヘンレ上行脚が 虚血に弱い

《尿細管は糸球体よりもATPを大量に消費する》

♯　そうじゃ．尿細管は糸球体よりもATPを消費することは知っておろう？
♭　ええっ？　わたし，糸球体のほうがATPをたくさん消費すると思ってました．
♯　よく考えてごらん．糸球体は，スリット膜の構造を維持するだけで能動輸送はしていないじゃろ？　一方の近位尿細管は，ブドウ糖・アミノ酸などを細胞内に輸送するために，多くのATPを使っている．
♭　確かに，そう言われればそうですねぇ——．

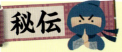

秘伝 ショック時の腎虚血

・ショック時には髄質酸素濃度が低下し，近位尿細管髄質部とヘンレループの太い上行脚が強く障害される．

➡ ATN における乏尿の機序

　ATN における乏尿の原因は，細胞円柱による尿細管の閉塞である——と理解している方が多いと思われます．しかし実際は，❶「細胞膜の極性喪失」，❷「細胞円柱（顆粒円柱）」，❸逆漏出（back leak）の 3 つの要因により乏尿になるのです．❷はご存知のとおりですが，❶と❸がわかりにくいですね．順に説明してゆきましょう．

　❶「細胞膜の極性喪失」とは，特定の部位に局在して発現している膜タンパク（接着分子，ポンプ，トランスポーター，チャネルなど）が細胞表面全体にばらけることです．

1）Na^+-K^+ポンプ

　血管側に局在している Na^+-K^+ ポンプが，「極性」を失って管腔側にも現れると，Na の一方向輸送ができなくなり，緻密斑に到達する NaCl が増加し，Na を逃すまいと TGF が働いて GFR が低下します．

2）接着分子（インテグリンやタイトジャンクション）

　接着分子の極性が失われると，死んだ細胞のみならず，生きている細胞も次々に脱落して❷「顆粒円柱」を形成し，尿細管腔を閉塞します．さらに，細胞が脱落した部位では，水や溶質に対するバリアがなくなるので，管腔から毛細血管への❸逆漏出（back leak）が起きます．

ATN のメカニズム

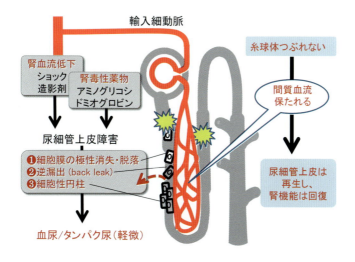

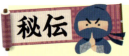

ATNの予後

・ATNでは間質血流が保たれるので尿細管上皮は再生し，腎機能は回復する．

➡ ATNの治療

　ATNでは，基本的に尿細管間質の血流は保たれているので，原因が取り除かれれば尿細管上皮が再生し，多尿期を経て治癒に至ります．ただし，完全に元の腎機能には回復せず，CKDから末期腎不全に至る患者も少なくないので，長期フォローアップが必要です．

　ATNに対する治療薬は今のところなく，原疾患に応じて補液や原因薬剤の中止を行い，尿細管上皮の再生を待ちます．

 敗血症性AKIでは，腎虚血に加えてPAMPsやDAMPsが自然免疫系を賦活するので，重篤になります．

➡ 敗血症性AKI

　敗血症性AKIは死亡率が高く，腎予後も悪いのが特徴です．その理由は，血圧低下による腎虚血に加えて，病原体の内毒素であるPAMPs（pathogen-associated molecular patterns）や，傷害された細胞が放出するDAMPs（damage-associated molecular patterns）が自然免疫系を賦活し，強い腎血管収縮を引き起こすためと考えられています．

　今のところ特異的な治療薬はなく，体液量や腎灌流圧の維持に努め，炎症性サイトカインやエンドトキシンを除去する血液浄化法（血液濾過透析や血液吸着など）を行います．

 ミオグロビン尿症では，炎症惹起物質も放出されて多臓器不全をきたします．

➡ ミオグロビン尿症の診断

　骨格筋が壊れてミオグロビンが血中に遊離すると（血中にはミオグロビン結合タンパクがないため），比較的低分子のミオグロビン（分子量約17,800）は糸球体で濾過されて尿細管内で円柱を形成します．すると，ミオグロビンから遊離した鉄原子を触媒として活性酸素が生じ，尿細管上皮を障害します（ミオグロビン尿症）．

　尿試験紙法では，鉄の偽性ペルオキシダーゼ活性により尿潜血陽性となりますが，当然，沈渣では赤血球の増加を認めません．この尿潜血と尿沈渣との乖離に目をつけるのが診断のポイントです．

　重症ミオグロビン尿症の原因としては「挫滅症候群（crush syndrome）」（p257参照）がよく知られていますが，それ以外にも痙攣の重責や熱中症，アルコール依存患者（低K・低P血症）でも起きます．崩壊した筋細胞からは，ミオグロビンのみならず炎症惹起物質（HMGB1など）も放出されるので，多臓器不全をきたして死に至ることがあります．

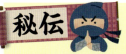 **ミオグロビン尿症のポイント**

- 挫滅症候群，熱中症，アルコール依存患者（低K血症＋低P血症）などで発症する．
- 崩壊した筋細胞から炎症惹起物質（HMGB1など）も放出されて，多臓器不全をきたす．救命のために患肢の切断が必要となる．
- AKIで，尿潜血陽性なのに沈渣に赤血球を認めない場合はミオグロビンをチェックする．

 ❹**間質障害によるAKIは，間質毛細血管が障害されることにより発症します．**

➡ **AIN**

AINは，文字どおり尿細管間質の炎症です．炎症の原因としては，薬物アレルギー，腎盂腎炎，自己免疫性，空間占拠性病変（白血病，リンパ腫，サルコイドーシスなど）があります．間質にマクロファージ・好中球・リンパ球・腫瘍細胞などが浸潤して炎症が生じる結果，間質の毛細血管が閉塞してネフロン全体が虚血に陥ります．

活動性が高いAINでは炎症性細胞浸潤によって腎実質が腫大し，CT画像で「リンゴの実」のような形態を呈します．また，マクロファージ・好中球によってTBMが破られると，尿細管に血液が流入して，血尿/タンパク尿や濃尿（白血球尿）をきたします．

一方，活動性がさほど高くないAINでは，TBMは破壊されないので血尿/タンパク尿は陰性か軽微です．また，腎硬化症を有する高齢者にAINが起きた場合，腎腫大が目立たず見逃しやすいので注意を要します．

薬剤アレルギーの場合でも，全身の発疹や好酸球増多などのアレルギー徴候を呈さない場合が多いので，AINを疑ってかからないと見逃してしまいます．見逃しを避けるためには，尿所見に乏しい進行性腎機能障害を見たら，たとえ腎腫大がなくてもAINを疑ってGaシンチを行うのがコツです（炎症細胞や腫瘍細胞はGaを取り込むので，シンチグラムで腎に集積します）．

第10章　急性腎障害（AKI）

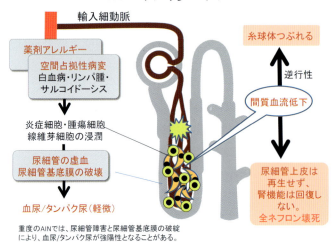

AINのメカニズム

重度のAINでは、尿細管障害と尿細管基底膜の破綻により、血尿/タンパク尿が強陽性となることがある。

秘伝　AINのポイント

・間質の血行障害のため，尿細管への酸素供給が途絶し，逆行性に糸球体血流も途絶してつぶれてゆく．
・尿所見に乏しく，腎腫大が軽微なことがあり，見逃しやすい．
・尿所見に乏しい進行性腎機能障害を見たら，AINを疑ってGaシンチを行う．

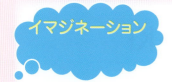

H難度のバランス技

体操競技というのは本当にすごいですね．どの種目もいいのですが，私は特に床運動が好きです．白井健三君のくるくる回る錐もみのような回転技など，とても人間業とは思えませんね．でも，わが腎臓君も負けてはいませんよ（!?）．腎臓君も「H難度のバランス技」で観客をアッと言わせます．今回は，そんな"バランス技"についてお話ししましょう．

人体が循環血液量減少という「バイオハザード」に直面すると，ノルアドレナリンは輸入・輸出細動脈を収縮させますが，一方でPGが輸入細動脈を拡張させてこれに拮抗するので，糸球体内圧は維持されます．でも，尿が出続けると，循環血液量は一層減少して不利ですよね．そこで，RASが尿細管（近位および集合管）でのNa・水の再吸収を亢進させ，循環血液量を維持しようとします．これが「乏尿」です．つまり，乏尿とは単に病的な現象を意味するではなく，循環血液量を維持しようとする「適応現象」を包括しているのです．

日常的な下痢などの脱水症に対してはこのバランス技が決まるので，尿量は減少しますが，血清Crはさほど上昇しません．しかし，脱水が適応の限界を超えたり，NSAIDsによってせっかくのバランス技が発揮できないと，AKIが発症するというわけです．このことを理解すると，AKIは格段に面白くなります．

この"絶妙なバランス"を体操競技に例えると，「H難度のバランス技」になるでしょうか．

（実況中継）

さあ，腎臓君が最後のバランス技に入りました．おっと，ここで客席のNSAIDs君から大きなヤジが飛んだ！

「PG合成を邪魔してやるぞ！」

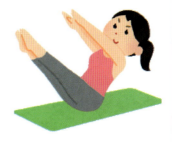

おっと，どうした腎臓君？ 腎臓君，ここでバランスを崩しました．苦しそうな顔をしています（どよめく会場）．ここで，客席のNSAIDs君のところに係員が駆けつけてきました．

係員が，大声を出しているNSAIDs君を羽交い絞めにして会場の外に連れ出そうとしています．そのすきに，腎臓君がバランスを立て直しました．成功です！

さあ点数は――？ オー，10点満点が出ました?! 会場内が大歓声に包まれています．

ちなみに，白井健三の「シライ3」（後方伸身2回宙返り3回ひねり）は，現時点で最高のH難度の技だそうです．さて皆さん，わが腎臓君の「H難度のバランス技」にアッと言っていただけるでしょうか？

第 10 章　急性腎障害（AKI）

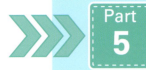

癌患者に発症する AKI

 癌患者の AKI は，腎前性・腎性・腎後性の原因が複合するので難治性になります．

➡ 癌患者に発症する AKI の特徴

　癌患者の場合は，腎前性・腎性・腎後性の原因が複合し難治性になることが多いのが特徴です．診断に当たっては，非癌患者の場合と同様に，病型診断（腎前性，腎性，腎後性）から腎性 AKI の鑑別診断へと進みます．

➡ 癌患者に発症する AKI のメカニズム

1) 癌に由来する直接的な腎障害
- 腎への腫瘍細胞浸潤，腫瘍による尿路閉塞，リゾチーム尿（白血病）
- 単クローン性免疫グロブリンおよび遊離軽鎖による糸球体および尿細管障害（多発性骨髄腫）
- 高 Ca 血症（多発性骨髄腫，転移性骨腫瘍，PTH 様物質産生肺癌）
  高 Ca 血症は，腎性尿崩症による脱水や腎血管収縮による腎前性 AKI をきたし，さらに尿細管内 Ca 沈着による腎性 AKI をきたします．
- 悪性腫瘍に伴う糸球体障害

2) 治療に関連した腎障害
- 抗癌薬の薬物毒性（尿細管上皮細胞障害など）
- 腫瘍崩壊症候群
- 薬物による尿細管閉塞（メトトレキサート）

3) その他の要因による腎障害
- 血管内脱水，敗血症，造影剤腎症，NSAIDs や抗菌薬に伴う薬剤性腎障害

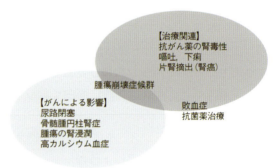

癌診療における AKI 発症要因

〔日本腎臓学会誌．2017；59（5）：615-618 より引用〕

ミオグロビン尿症と多臓器不全

ミオグロビンはX線解析によって三次元構造が決定された最初のタンパクで，その業績によりJohn KendrewとMax Perutzは1962年にノーベル化学賞を受賞しています．

ミオグロビン尿症は多臓器不全

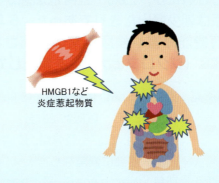

ミオグロビンは，骨格筋中の酸素結合タンパクです．酸素に対する親和性が高く，中央の鉄イオンが酸素1分子を結合し，呼吸を止めた状態でもミトコンドリアに酸素を供給することができます．平滑筋にはミオグロビンはありませんが，長時間潜るクジラやアザラシなどの骨格筋には，多くのミオグロビンが含まれています．

筋肉が挫滅すると，HMGB1などの炎症惹起物質やミオグロビンなどが放出されるため，多臓器不全を起こし，やがては死に至ることが往々にしてあります．これを防ぐには，挫滅した患部（患肢など）を切断するしか方法がありません．災害救援の現場で患肢を切断する場面を見ることがありますが，これは後の多臓器不全を予防するという意味合いもあるのです．

1995年の阪神淡路大震災の際に，挫滅症候群患者の治療に当たった医師から聞いた，生々しい体験談をご紹介します．彼によれば，ミオグロビン尿症によるAKIに対しては血液透析を施行していたものの，患肢があまりにもきれいな状態だったので，患者さんの希望もあって切断を躊躇していたそうです．すると容態が急変し，とうとう多臓器不全のためその患者さんは亡くなってしまったそうです．

第 10 章　急性腎障害（AKI）

チャレンジQ&A ⑲

74 歳男性が，下痢・乏尿で ER を受診した．雨中ゴルフをした翌朝，発熱・咽頭痛あり，午後より頻回の下痢が出現した．解熱目的でジクロフェナクを服用したが，その後も下痢が続き食事が摂れなかった．翌日，近医を受診し整腸剤を処方されたが，口渇・全身倦怠感が強くなったため，夜になって ER 受診した．尿は朝少量出たきりであった．5 年前から高血圧のため減塩食を続けており，腎機能障害や検尿異常は指摘されていない．6 か月前から腰痛のためNSAIDs（ジクロフェナク）を常用していた．

理学所見：身長 165 cm，体重 47 kg（3 kg 減少），血圧 100/50 mmHg，脈拍 108/分，
　　　　　体温 38.5℃，呼吸数 23/分
　　　　　意識清明，口腔粘膜乾燥，皮膚ツルゴール低下あり．瞼結膜・咽頭・頸部・
　　　　　胸部・腹部に異常なし．

血液生化学所見：WBC 9,900/mm^3，RBC 426×10^4/mm^3，Hb 12.9 g/dL，Plt 17.9×
　　　　　10^4/mm^3，TP 7.3 g/dL，Alb 4.4 g/dL，AST 19 IU/L，ALT 25 IU/L，BUN
　　　　　99 mg/dL，Cr 3.5 mg/dL，Na 145 mEq/L，K 3.2 mEq/L，Cl 103 mEq/
　　　　　L，Ca 8.9 mg/dL，Pi 4.3 mg/dL

検尿所見：潜血（−），糖（−），タンパク（−），ウロビリノーゲン（±），硝子様円
　　　　　柱（＋），尿 Na 13 mEq/L，尿 K 20 mEq/L，尿 Cr 158 mg/dL，尿比重
　　　　　1.03，尿浸透圧 1,000 mOsm/kg H$_2$O

画像検査：超音波および腹部 CT にて，腎の左右差・萎縮・腎盂尿管の拡張はなく，
　　　　　膀胱内に尿を認めなかった．

Clinical Question

❶「尿細管の元気度」指標から，AKI の原因は，腎前性，腎性のいずれと考えられるか？
❷AKI の発症要因は何だろうか？
❸この症例に対する輸液作戦は？

【問題リスト】

＃発熱，＃下痢，＃脱水，＃乏尿，＃低 K 血症，＃ NSAIDs 常用

　AKI では，いきなり病因診断しようとすると道に迷いやすい．「急がば回れ」という諺もある．順序立てて解析してみよう．

Step 1：病型診断

　KDIGO（Kidney Disease Improving Global Outcomes）の AKI 診断基準は「7 日以内にクレアチニン 0.3 mg/dL 以上または前値の 50％以上の上昇，または乏尿の進行」である．症例には乏尿があり，過去に腎障害なく，腎萎縮を認めないことから「AKI」と診

— 258 —

断できる.

Step 2：機能的診断

画像検査で腎後性を否定できるので，腎前性か腎性かの鑑別に移る．ここで「尿細管の元気度」を見てみよう．

BUN/Cr 比＝99/3.5＝28＞20

尿 Na 濃度（mEq/L）＝13＜20

FENa（%）＝（尿 Na/血清 Na）÷（尿 Cr/血清 Cr）×100＝0.2

尿浸透圧（mOsm/kg H_2O）＝1,000＞500

尿素や Na の再吸収障害がなく，「尿細管は元気で食欲旺盛」であることを示しているので「腎前性 AKI」と診断できる（A❶）．

Step 3：原因診断

症例の「腎前性 AKI」発病のきっかけは下痢である．等張性脱水（有効循環血液量減少）では輸入動脈圧が低下する．これに対して筋原反応と PG 分泌増加が起き，輸入動脈は拡張する．一方，有効循環血液量減少は交感神経系を介して，また GFR 減少は TGF を介して，いずれもレニン分泌を刺激する．そのレニンは AT II を介して輸出動脈を収縮させる．このように，輸入動脈拡張と輸出動脈収縮によって GFR はかろうじて維持されている．

この状況でシクロオキシゲナーゼ阻害薬である NSAIDs（ジクロフェナク）を服用したため PG が減少し，輸入動脈が収縮（糸球体内圧が減少）して乏尿をきたしたと考えられる．

このように，下痢による等張性脱水に NSAIDs による輸入動脈の収縮が加わると，「腎前性 AKI」が発症する（A❷）．

Step 4：治療

腎前性 AKI の場合は，尿細管周囲の血流が維持されているので，原因の除去によって速やかに乏尿は回復する．症例では，ジクロフェナクを中止し，生理食塩水によって等張性脱水を是正したところ利尿がつき，数日後には血清 Cr 1.2 mg/dL まで改善した．

【症例に対する輸液作戦】

等張液（Na 濃度 140 mEq/L）が失われると細胞外液が失われ，血清 Na 濃度は変化しないはずである．しかし，症例では血清 Na 濃度が Na 145 mEq/L と上昇しているので，等張液＋水の合計 3 L が失われたと考えることができる（腸液の Na 濃度は 80〜140 mEq/L，p98 参照）．

そこで現実的な輸液作戦としては，まず等張液（生理食塩水またはリンゲル液）2 L 程度を急速に補充して循環動態を安定させ，利尿を確認したら維持液（1/3〜1/4 生食）に切り替える．下痢が持続していれば同量の等張液を補充液として加える（A❸）．

第 10 章　急性腎障害（AKI）

> *Answer*
> ❶尿素や Na の再吸収障害がないことから腎前性 AKI を診断する．
> ❷下痢による等張性脱水に，NSAIDs による輸入動脈の収縮が加わったことによる．
> ❸等張液（生理食塩水など）により ECF を補充して循環動態を安定させ，維持液に切り換える．

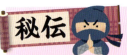

NSAIDs 服用患者に対する指導

・等張性脱水時に NSAIDs を服用すると，「腎前性 AKI」が発症する．
・下痢など脱水をきたす状況では，NSAIDs を休薬するように指導しておく．

Part 5 癌患者に発症する AKI

チャレンジQ&A ⑳

視力障害で眼科受診した 39 歳男性が，著明な高血圧（230/150 mmHg）を指摘され，ER 対応を依頼された．生来健康で，6 か月前にたまたま血圧を測定し，180 以上であったが放置していた．5 か月前より視力低下，頭痛，嘔気があり，体重は 2 kg 減少した．数週間前より尿がオレンジ色になり，尿量が減少してきた．検査の結果，高血圧性緊急症と腎不全の診断で入院した．

理学所見：意識清明，独歩可能，呼気に尿素臭を認めた．
　　　　　身長 175 cm，体重 75 kg，BMI 31.1，血圧 230/150 mmHg，脈拍 115/分
頭 頸 部：顔面浮腫（2＋），頸静脈怒張（2＋），眼瞼結膜貧血状，甲状腺蝕知せず
胸　　部：心音純　両肺底部に湿性ラ音を聴取
腹　　部：平坦軟，圧痛（－），肝脾腫（－），腎叩打痛（－），血管雑音（－），腹部腫瘤（－）
四　　肢：下肢浮腫（2＋），皮疹（－），リンパ節腫脹（－）
眼　　底：KW-Ⅲ度，硬性・軟性白斑（＋），乳頭浮腫（－）

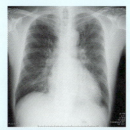

胸部単純レントゲン像

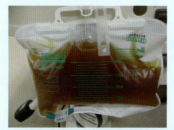

蓄尿バッグの外観

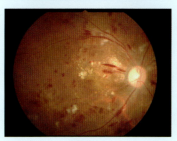

眼底

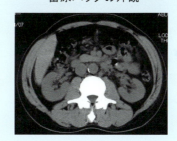

腹部単純CT像

検査所見
《血液生化学》
　WBC 8,300/mm^3，RBC 277×10^4/mm^3，Hb 8.1 g/dL，Pl 9.9×10^4/mm^3，クームステスト（－），ADAMTS-13 活性 96%，TP 6.3 g/dL，LDH 962 IU/L，CPK 187 IU/L，T-Bil 0.5 mg/dL，BUN 89 mg/dL，Cr 17.4 mg/dL，尿酸 9.2 mg/dL，Na 137 mEq/L，K 3.3 mEq/L，Pi 6.1 mg/dL，Ca 7.4 mg/dL，eGFR 40.5 mL/分/1.73 m^2，ハプトグロビン＜10 mg/dL，レニン活性 12 ng/mL/時（臥位基準値 0.3〜2.9），アルドステロン濃度 417 pg/mL（臥位基準値 30〜159）

第 10 章　急性腎障害（AKI）

《動脈血ガス》

　pH 7.48 ↑，PCO$_2$ 29.8 mmHg ↓，HCO$_3^-$ 22.0 mEq/L ↓，amion gap 21 ↑，補正 HCO$_3^-$ 31 mEq/L ↑

《検尿》

　潜血（3＋），タンパク（2＋），糖（±），ウロビリノーゲン（±），pH 6.0，RBC ＞ 100/HPF，尿タンパク 4.1 g/日，尿ミオグロビン 659 ng/mL，尿浸透圧 221 mOsm/kg H$_2$O，尿 Na 59 mEq/L，尿 Cr 87 mg/dL，尿 β$_2$-m 51,900 μg/日（基準値 150 以下），NAG 8.7 U/L（基準値 0.97〜4.17）

《免疫学的検査》

　ANCA（－），抗 GBM 抗体（－），抗核抗体（－），抗血小板抗体（－），血清補体価正常

《画像検査》

　胸部レントゲン：心胸郭比 56%，肺血管影増強（＋）

　頭部 MRI：異常なし

　腹部 CT：腎萎縮（－），腎盂拡張（－），右大腿動脈に動脈瘤を認めた．

　腎血管エコー：両側腎動脈描出不良．

　カプトプリル負荷腎シンチ：両側腎機能低下パターンで，左右差なし．

Clinical Question

❶「尿細管の元気度」指標から考えられる AKI の原因は，腎前性，腎性のいずれ？

❷AKI の発症要因は何だろうか？

❸この症例に対する降圧作戦は？

【問題リスト】

＃高血圧（高レニン高アルドステロン），＃ AKI，＃高度血尿タンパク尿，＃溶血性貧血，＃血小板減少，＃ミオグロビン尿，＃低 K 血症，＃高 AG 代謝性アシドーシス，＃代謝性アルカローシス（補正 HCO$_3$↑）

　特に，著明な高血圧と低 K 血症（腎不全にもかかわらず）が目を引く．順序立てて解析してみよう．

Step 1：病型診断

　ベースラインの Cr 値は不明だが，腎機能障害の既往なく腎萎縮を認めないことから AKI と診断する．

Step 2：機能的診断

　画像検査で腎後性を否定できるので，腎前性か腎性かの鑑別に移る．

　「尿細管の元気度」指標は，以下のとおり．

　　　BUN/Cr 比＝89/17.4＝5.1＜20

尿 Na 濃度（mEq/L）＝59＞40
FENa（%）＝（尿 Na/血清 Na）÷（尿 Cr/血清 Cr）×100＝8.6＞1
尿浸透圧（mOsm/kg H_2O）＝221＜350

　尿素や Na の再吸収障害があり，「尿細管の食欲低下」を示しているので，「腎性 AKI」と診断できる（A❶）．ただ，BUN/Cr 比が妙に低いのが気になる．後で検討することにしよう．

Step 3：原因診断

　「腎性 AKI」の原因診断には，3 つのフィルターを使おう（p243 参照）．最初に「血尿/タンパク尿フィルター」にかけてみる．高度な血尿タンパク尿があるので，①血管障害，②糸球体障害に絞られる．

　次に「溶血/血小板フィルター」にかけてみる（p244 参照）．溶血性貧血と消費性血小板減少は TMA の病態を示しているので，診断は①血管障害に決定する（A❶）．TMA は，ベロトキシンや ADAMTS-13 活性低下による HUS/TTP 症候群のほか，悪性高血圧や強皮症などでも発症する．本症例では下痢がなく，ADAMTS-13 活性も正常なので，悪性高血圧による TMA と診断した（A❷）．

　その他の問題についての解釈は，
#低 K 血症：レニンによって刺激された二次性アルドステロン症による
#高 AG 代謝性アシドーシス：尿毒症に伴う不揮発酸の蓄積
#代謝性アルカローシス（補正 HCO_3↑）：低 K 血症による H^+ の細胞内移行により集合
　管細胞内の H^+ が増加し，H^+ 分泌が増加することによる
#ミオグロビン尿：強い動脈収縮（筋虚血）により引き起こされた紋筋融解症

　BUN/Cr 比が 5.1（通常 10～15）と異常に低いのは，筋肉から放出されたクレアチンが代謝されて Cr が増加したため（ここで最初に感じた疑問が氷解した）．

Step 4：治療

　悪性高血圧は「RAS の暴走」なので，RAS 阻害薬によって暴走を止めるのがポイント．
①血圧コントロール：ニカルジピンの点滴投与により，血圧は 160 mmHg 程度まで下がり，溶血と血小板減少は改善した（A❸）．
②ステロイド：高度の血尿/タンパク尿より，糸球体病変（RPGN）が否定できなかったので，第 4 病日，ステロイドセミパルス療法を施行したが，腎機能は改善しなかった．
③RAS 阻害薬：第 19 病日，降圧薬をRAS 阻害薬（バルサルタン＋エナラプリル）に切り替えたところアルドステ

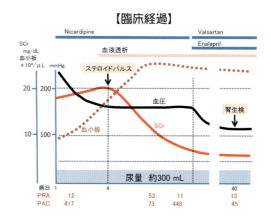

第10章　急性腎障害（AKI）

ロンは正常化し，収縮期血圧 120 mmHg と正常化した（A❸）．
レニンは依然として高値のままであった．腎障害は回復せず，維持透析に移行した．

【腎病理所見】
　第40病日，全身状態の安定を待って腎生検を施行した．
　糸球体は 23/31 個が硬化し，残存糸球体は虚脱．メサンギウム増殖や半月体を認めない．小葉間動脈・輸入動脈の内皮下腔に，細胞と線維の増殖による「onion skin lesion」を認め，内腔は高度に狭窄．免疫染色では，免疫グロブリンや補体の沈着を認めない．

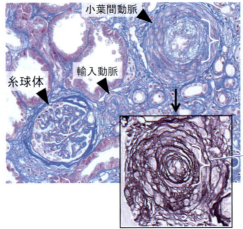

第40病日　腎生検

〈Trichrome染色〉
・小葉間動脈（右）は、筋層、内膜ともに肥厚内腔は狭窄している。
・輸入動脈（中）は屈曲蛇行し内腔は狭窄している。
・糸球体（左）は虚血によって萎縮している。

〈Silver-methenamine染色〉
・小葉間動脈の内膜には、膠原線維が増殖し、特徴的な「onion skin lesion」を呈している。

【最終診断】
　以上，悪性高血圧に合致する所見であった．悪性高血圧による腎性 AKI
　自営業で健診の機会がなく，悪性高血圧に至った症例であり，健診の重要性を再認識させられた．

> **Answer**
> ❶尿素や Na の再吸収障害があることから，腎性 AKI と診断する．
> ❷高度な血尿/タンパク尿と TMA を認めることから，悪性高血圧による血管障害と考えられる．
> ❸ニカルジピン（Ca 拮抗薬）などの点滴により血圧を安全なレベルにまで下げ，RAS 阻害薬を中心とした降圧薬に切り換えてゆく．

秘伝　悪性高血圧

・悪性高血圧は「RAS の暴走」である．
・RAS 阻害薬によって暴走を止めるのが治療のポイント．

Part 5 癌患者に発症する AKI

チャレンジQ&A ㉑

オセルタミビル，アセトアミノフェン服用後に，乏尿と呼吸困難を主訴に 33 歳男性が ER 受診した．入院 4 日前から 40℃の発熱・咳・頭痛があり，翌日水様下痢頻回となったため近医を受診した．検尿で，尿潜血（2＋），尿タンパク（2＋）を指摘され，インフルエンザ疑いでオセルタミビルとアセトアミノフェンを処方された．翌々日から，乏尿と呼吸困難が出現し ER を受診した．

理学所見：身長 172 cm，体重 66.5 kg（6.5 kg 増加），血圧 129/51 mmHg，体温 39.3℃
頭 頸 部：頸静脈怒張（2＋），顔面浮腫（2＋）
胸　　部：心音純，両肺に湿性ラ音を聴取
腹　　部：平坦軟，圧痛（−），肝脾腫（−），腎叩打痛（−），腹部血管雑音（−），腹部腫瘤（−）
四　　肢：下肢浮腫（2＋）
　うっ血性心不全および AKI と診断された．

検査所見
《画像検査》
　CXR：心拡大（＋），肺うっ血（＋）
　CT：胸水（＋），両腎実質の浮腫性腫大を認めた（腎実質の CT 値は 32Hu と低下）．

《血液生化学》
　WBC 5,900/mm^3，RBC 427×10^4/mm^3，Hb 13 g/dL，Pl 8.0×10^4/mm^3，TP 5.4 g/dL，LDH 644 IU/L，CPK 746 IU/L，T-Bil 0.4 mg/dL，BUN 62 mg/dL，Cr 8.7 mg/dL，Na 124 mEq/L，K 4.3 mEq/L，Cl 86 mEq/L，尿酸 9.2 mg/dL，eGFR 40.5 mL/分/1.73 m^2，CRP 7.1 mg/dL，血糖 125 mg/dL，直接・間接クームステスト（−），PT（INR）1.27，フィブリノーゲン 190 mg/dL，FDP 67 μg/ml↑，D-Dダイマー＞500↑，ADAMTS-13 活性 80％，ハプトグロビン 491 mg/dL

《免疫学的検査》
　インフルエンザ抗原 A（−）B（−），ANCA（−），抗 GBM 抗体（−），抗血小板抗体（−），抗核抗体（−）

《検尿》
　潜血（2＋），タンパク（3＋），糖（±），ウロビリノーゲン（±），pH 5.0

《動脈血ガス》
　pH 7.41，P-CO$_2$ 25.7 mmHg↓，H-CO$_3$ 16.3 mEq/L↓，anion gap 21.7↑，補正

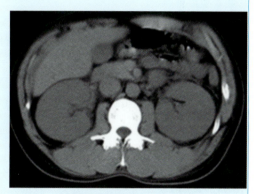

腹部単純 CT 像

第10章　急性腎障害（AKI）

> HCO$_3$$^-$ 26 mEq/L
>
> 《便培養》
>
> 　入院時の検便から，ベロトキシン陽性病原性大腸菌（O-157以外）を検出した.

Clinical Question

❶「尿細管の元気度」指標から考えて，AKIの原因は腎前性か，腎性？

❷AKIの発症要因は何だろうか？

❸治療方針は？

【問題リスト】

＃AKI，＃腎実質腫大，＃ベロトキシン陽性病原性大腸菌感染症，＃DIC（消費性血小板減少），＃低Na血症，＃高AG代謝性アシドーシス（＋呼吸性代償）

　以上より，「ベロトキシンによるHUS！」と診断したいところだが，著明な腎実質腫大が気になる．こういうときは「急がば回れ」．順序立てて解析してみよう．

Step 1：病型診断　　AKI

Step 2：機能的診断

　画像検査で腎後性を否定できるので，腎前性か腎性かの鑑別に移る．

　「尿細管の元気度」指標は，BUN/Cr比＝62/8.7≒7＜20

　残念ながら，尿Na濃度（mEq/L），FENa（％），尿浸透圧（mOsm/kg H$_2$O）のデータはないが，尿素の再吸収障害があるので「腎性AKI」と診断する（A❷）.

Step 3：原因診断

　さて，「腎性AKI」の原因診断では3つのフィルターの出番である．最初に「血尿/タンパク尿フィルター」にかけてみる．高度な血尿/タンパク尿から，血管障害あるいは糸球体障害の可能性が高いが，間質障害も否定できない．次に「溶血/血小板フィルター」にかけてみる．血小板減少があるが，溶血がない（LDH高値だがハプトグロビンの減少なし）ので，TMAとは言えない．血小板減少はDICによるものと考えたほうが自然である．最後に「腎サイズ/ガリウムフィルター」にかけてみる．著明な腎実質の腫大を認めるので，間質障害の可能性が高い．

　以上を総合すると，薬剤性AINが主病因と思われる（A❷）．しかし，薬剤投与前から血尿/タンパク尿を指摘されているので，血管障害（ベロトキシンによるHUS/TTP症候群）の合併が疑われる（A❷）.

Step 4：治療

　入院後に夜間せん妄を認め，尿毒症・HUS/TTP症候群・DICによる中枢神経障害が疑われた．そこで，

①尿毒症に対して血液透析導入（A❸）
②DICに対してヘパリン10,000単位/日を投与（A❸）

により，翌日から症状は改善した．FDPは第2病日をピークとして，血小板は第4病日を最低値として改善した．

③抗菌薬は，DIC悪化の兆候を認めたため中止

AINに対しては通常ステロイド薬を投与する（A❸）が，感染症を合併しているため投与せず自然回復を待った．2週間後に血液透析を離脱し，CT上腎腫大は徐々に改善した．

【腎病理所見】

第39病日，全身状態の安定を待って腎生検を施行した．

糸球体にはメサンギウム増殖や半月体を認めない．尿細管間質には広範なリンパ球浸潤を認め，間質毛細血管や尿細管は圧排されていた．HUS/TTP症候群やDICの関与は腎生検では確認できず，免疫染色では免疫グロブリンや補体の沈着を認めない．

以上，AINに合致する所見であった．

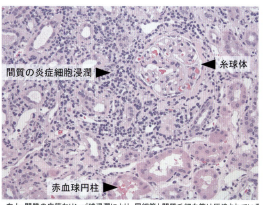

左上：間質の広範なリンパ球浸潤により，尿細管と間質毛細血管は圧迫されている．
左下：赤血球円柱．
右上：糸球体に半月体やメサンジウム増殖は認めない．

> **Answer**
> ❶尿素の再吸収障害があるので腎性と診断する．
> ❷薬剤性AINと，血管障害（ベロトキシンによるHUS/TTP症候群）が重複している可能性がある．
> ❸尿毒症に対して血液透析を行い，DICに対してヘパリンを投与する．感染症がコントロールされていればステロイド薬を投与する．

このように，複数の病変の首座が重複している場合は，3つのフィルターによる鑑別診断が有効である．

秘伝 AIN

・尿細管間質で起きる炎症であり，薬剤アレルギーが多い．
・炎症が高度な場合には，血尿/タンパク尿が陽性となる．
・腎実質腫大や，Gaの腎への集積により診断する．

悪性高血圧はなぜ"悪性"か？

　突然ですが，悪性高血圧（Malignant Hypertension）は，なぜ"悪性"と呼ばれるのでしょう？　実は，かつて「悪性腫瘍と診断されたら余命1年未満」が常識だった頃，悪性腫瘍と同様に1年以内に死に至ることから名づけられた病名なのです．

　当時は使える降圧薬の種類が限られ，十分な降圧ができませんでした．それどころか「高血圧は，組織灌流低下に対する適応現象だから，血圧は無理に下げないほうがよい」という意見も多かったのです．透析療法はまだ動物実験の段階でした．こんな状況ですから，「悪性高血圧」と診断されたら本当に余命1年未満だったのです．

　当時を彷彿とさせる事例がNEJM誌〔1995；332（15）：1038-1039〕に掲載されていますので，ご紹介しましょう．

　第二次世界大戦末期，第32代アメリカ合衆国大統領フランクリン・ルーズベルトは，持病の高血圧が悪化して「悪性高血圧」の段階に入っていました．主治医の記録からは，心肥大やタンパク尿の増悪が見て取れます．「D-day」とはノルマンディー上陸作戦で，その直前には極度の緊張からでしょうか，収縮期血圧が250近くまで跳ね上がっているのがわかります．その後，大統領選挙で再選されたルーズベルトは，英国首相のチャーチルらとともにヤルタ会談に臨みます．そのときの写真を見ると，チャーチルと談笑している彼の姿はやつれて見えますが，それもそのはず，病状は悪性高血圧の最終段階に入っていたのです．

　そして，ついに運命の1945年4月12日の朝，彼は激しい頭痛に見舞われ意識を失いました．かけつけた医師は血圧300以上/190 mmHgと記録しています．結局，彼の意識が戻ることはなく，午後3時35分に死が宣告され，「ルーズベルト死去」のニュースは世界中に打電されたのでした．

70年前＝悪性高血圧が"悪性"だった時代

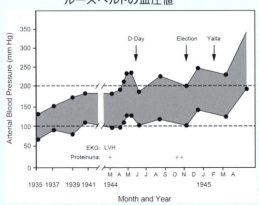

〔West J Med. 2001 Aug；175（2）：119-124 より引用〕

悪性高血圧とHUS/TTPの病態

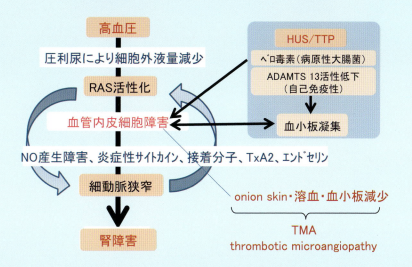

　病理解剖は行われませんでしたが，遺体処理業者の記録（通常は，頸動脈，腋下動脈，大動脈の順にホルマリンを注入するそうです）には，"the arteries were so severely clogged with plaques that the pump [serving to inject formaldehyde] strained and stopped."と書かれていたそうです．

　この記録からも，ルーズベルトの全身に高度の動脈硬化があったことは間違いありません．本態性高血圧とヘビースモーキングが動脈硬化症を進行させ，やがて腎血管性高血圧が重複して悪性高血圧となり，彼の死を早めたと推測されます．

　高血圧の原因には，本態性・腎血管性・アルドステロン症などがありますが，原因が何であれ，腎血管の狭窄によりいったんRASが暴走を始めると，悪性高血圧になり生命を脅かします．悪性高血圧（加速型/悪性高血圧）の病態をひと言で言うならば，「レニン-アンジオテンシン系の暴走」です．この暴走を止められるのはRAS阻害薬しかないと言っても過言ではありません．

　105例の悪性高血圧例を調査したKincaid-Smithらの報告〔Q J Med. 1958；27(105)：117-153〕によれば，未治療の場合，約50％が6か月以内に，約80％が1年以内に死亡し，5年生存率は1例のみでした．また死因は尿毒症，心不全，脳血管障害，心筋梗塞，解離性大動脈瘤の順となっています．降圧薬の乏しかった時代には，高血圧患者の相当数が悪性高血圧化して死亡していたことがわかります．

　1981年，最初のRAS阻害薬であるACE阻害薬（カプトプリル）が米国で認可され，それ以降，悪性高血圧の予後は劇的に改善しました．さらに，近年の優れた降圧薬（特にRAS阻害薬）の登場も，悪性高血圧の生命予後に大きく寄与しています．それでも，急性期を乗り切った後にCKDに移行する例は多く，腎予後はいまだ不良です．

　高血圧の長い経過を凝縮して見せてくれる悪性高血圧．私たちは，この病気を常に念頭に置いて高血圧診療に当たる必要があると思います．

第 11 章

慢性腎臓病（CKD）

ホメオスターシスを維持する
腎の代償を引き出す

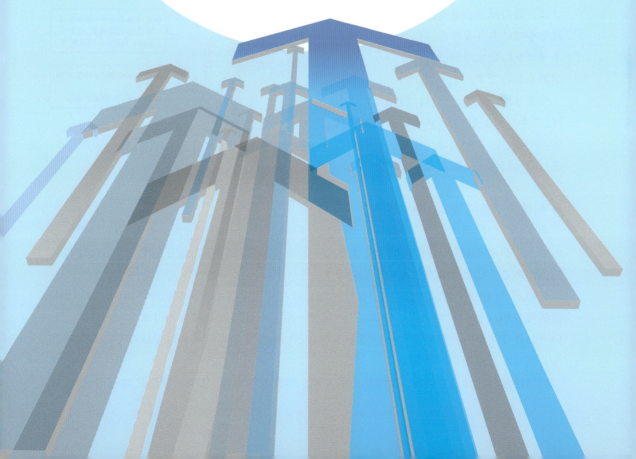

第 11 章　慢性腎臓病（CKD）

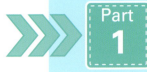

CKD のコンセプト

　慢性腎臓病（CKD）で現れてくる諸現象は，「腎臓の代償反応」という観点から捉えるとよく理解できます．また CKD の概念には，腎不全の分類を超えた，「末期腎不全や心血管病の予防医療」の側面があります．

腎機能低下とは，「ネフロン数の減少＋ネフロンの代償」です．

➡ ネフロン数

　腎臓のミクロの基本単位である「ネフロン」は，糸球体と尿細管から成ります．
　ヒトの腎臓 1 個には，約 100 万個（実はかなりの個体差や人種差があります）のネフロンがあります．ネフロン数は胎生期に決まり，出生後は増加せず再生もできません．

➡ 腎機能低下とはネフロン数の減少＋ネフロンの代償

　腎疾患でネフロンがつぶれると腎機能が低下します．なので，「腎機能低下≒ネフロン数の減少」と考えがちですが，実はそうではありません．なぜなら，残存ネフロンの肥大や機能亢進という「代償」が働くからです．
　つまり，正確に言えば，腎機能低下とは，「ネフロン数の減少＋ネフロンの代償」であり，この「ネフロンの代償」こそが慢性腎臓病の本質なのです．

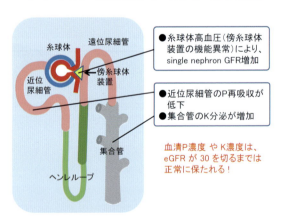

➡ 腎機能障害に気づかない時期

　ネフロンの代償により，糸球体 1 個当たりの濾過量（Single nephron GFR）は増えるので，CKD 初期には GFR は低下しません．つまり，「腎障害があってもそれに気づかない時期がある」ことを強調したいと思います．
　この，「GFR が正常範囲なのに，病理組織ではネフロン数の減少を認める時期」は，CKD 重症度分類（ヒートマップ）では CKD ステージ G1 期（緑）に当たります（p275）．というわけですから，緑のステージであるからといって安全というわけではなく，この時期から慎重な経過観察が必要です．
　特に注意してほしいのは，糖尿病患者です．糖尿病性腎症（DN）早期には GFR が増加

する（p304 参照）ので，さらに腎障害に気づくのが遅れるからです．

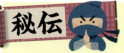

ネフロンの代償

- 腎機能低下とは「ネフロン数の減少＋ネフロンの代償」．
- 糸球体の代償により，糸球体1個当たりの濾過量が増えるので，CKD 初期には腎機能の低下に気づかないので注意を要す．
- 尿細管の代償により，GFR が 30 mL/分を切るまでは通常，高 K 血症や高 P 血症は見られない．
- 気づかないところで作動している「ネフロンの代償」こそが CKD の本質．

 日本の透析患者数は 32 万人を超え，原疾患は DN がトップです．

➡ **増え続ける CKD 患者と透析患者**

日本では，**成人の約 13%（1,330 万人）が CKD 患者**と推定されています．透析患者数は毎年1万人ずつ（4万人の導入に対して3万人が死亡）増加しており，2015 年末には **32 万人**を超えました．今後も 35 万人程度まで増え続け，人口減少に伴って減少に転じるものと予測されています．透析医療費は1人当たり年間 480 万円もかかりますので，医療財政を大きく圧迫しているのが現状です．

一方，世界的には 2010 年時点で腎代替療法患者は 260 万人に達し，2030 年には 540 万人に増えると予測され，アジアやアフリカなどの低所得国では，年間 220 万人が治療を受けられずに死亡しています〔Lancet. 2015 ; 385（9981）: 1975-1982〕．

【透析導入の原疾患】

1998 年以降，DN がトップとなり，年間透析導入患者4万人の半数近くを占めています．**2位の慢性糸球体腎炎**は，早期診断・治療の成果で実数・割合ともに減少しています．**3位の腎硬化症**は増加傾向で，高齢者人口の増加を反映しています．

それ以降は，原因不明，多発性嚢胞腎，慢性腎盂腎炎，急速進行性糸球体腎炎（RPGN）と続きます．

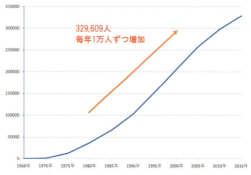

（日本透析医学会「図説わが国の慢性透析療法の現況」2016 を基に作図）

第11章　慢性腎臓病（CKD）

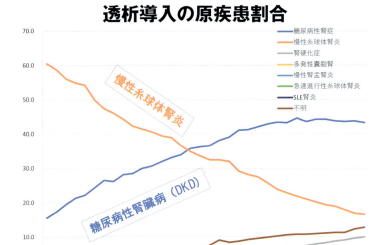

（日本透析医学会「図説わが国の慢性透析療法の現況」2016 を基に作図）

 CKD は，「心血管イベントと末期腎不全を予防するために作られた概念」です．

➡ **CKD は心血管病リスクファクター**

　このような腎不全患者の増加に対して，「手詰まり感」「閉塞感」が蔓延していたとき，1 つの疫学研究がブレイクスルーをもたらしました．

　民間保険加入者 112 万人を対象にした前向き観察研究で，腎機能低下につれて心血管イベント・死亡・入院の相対リスクが高くなることが明らかになったのです〔N Engl J Med. 2004；351（13）：1296-1305〕．これらの疫学研究をきっかけに腎機能障害予防の重要性が認識され，CKD の概念が生まれました．米国心臓病学会（AHA）はすでに 2003 年の時点で「CKD は，人類の最大の死因である心血管病の重要なリスクファクターである」との声明を発表しています．

　かくして，「CKD 患者に積極的に介入して心血管イベントを予防しよう」というグローバルな運動が始まったのです．それまでは，漠然と「腎障害のマーカー」と考えられていた GFR とタンパク尿が，心血管イベントや末期腎不全の予測因子であると同時に，治療のサロゲートマーカーになりました．

ヒートマップにより，患者さんのリスクや治療目標が一目瞭然です．

➡ CKD 重症度分類

　CKD の重症度は，当初は GFR の低下度によって分類されていましたが，その後，タンパク尿も心血管イベントのリスク因子であることがわかりました．そこで，縦軸を腎機能 (eGFR)，横軸をタンパク尿として 18 のマトリックスを作り，末期腎不全への進展および心血管病死亡の危険率で色分けした重症度分類（ヒートマップ）が作られました．これにより，目の前にいる患者さんのリスクや治療目標が一目瞭然になりました．

【CKD 重症度分類】
　CKD の重症度を原因（Cause）・腎機能（GFR）・タンパク尿（Albumin）で評価（CGA 分類）します．

CKD の重症度分類

原疾患	蛋白尿区分		A1	A2	A3
糖尿病	尿アルブミン定量 (mg/日)		正常	微量アルブミン尿	顕性アルブミン尿
	尿アルブミン/Cr比 (mg/gCr)		30未満	30～299	300以上
高血圧 腎炎 多発性嚢胞腎 移植腎 不明 その他	尿蛋白定量 (g/日)		正常	軽度蛋白尿	高度蛋白尿
	尿蛋白/Cr比 (g/gCr)		0.15未満	0.15～0.49	0.50以上
GFR区分 (mL/分 /1.73 m²)	G1	正常または高値	≧90		
	G2	正常または軽度低下	60～89		
	G3a	軽度～中等度低下	45～59		
	G3b	中等度～高度低下	30～44		
	G4	高度低下	15～29		
	G5	末期腎不全(ESKD)	<15		

重症度は原疾患・GFR区分・蛋白尿区分を合わせたステージにより評価する．CKDの重症度は死亡，末期腎不全，心血管死発症のリスクを緑 ■ のステージを基準に，黄 ■，オレンジ ■，赤 ■ の順にステージが上昇するほどリスクは上昇する．
(KDIGO CKD guideline 2012を日本人用に改変)

（日本腎臓学会「エビデンスに基づく CKD 診療ガイドライン 2018」より引用）

【eGFR 推算式】
　推算糸球体濾過量（eGFR）推算式は，血清クレアチニン・年齢・性別から GFR を推算するものです．GFR 測定のゴールドスタンダードであるイヌリンクリアランスを，約 1,000 名の日本人 CKD 患者に実施し，そのデータを解析して得られました〔日本内科学会雑誌．2016；105（9）：1600-1610〕．

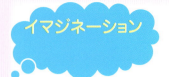

CKDのコンセプト

CKDのコンセプトを「川のイメージ」で説明しましょう.

川の上流では次々にCKD患者さんが生まれ，下流へと流れてきます．下流には助けを求める腎不全患者さんがひしめいており，私たちは腎代替医療に追われて，全体を見回すゆとりはありませんでした．

ふと気がつくと，中流では多くの患者さんが心血管病で亡くなっていました．

「おーい，川の中流が大変な状況になってるぞーー！」ということで，「発症するまでわからない心血管病を，腎臓を窓にして予防しよう」ということになりました．

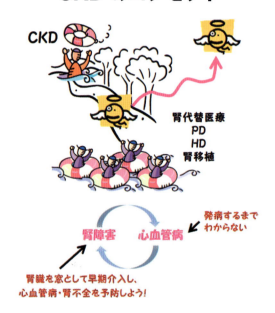

- 心血管病は発病するまでわからないが，GFR低下・タンパク尿と，心血管イベント発生率は正相関する．
- ならば，腎臓（GFR低下とタンパク尿）を窓にして心血管病を予防しようではないか．これがCKDのコンセプトです．

CKDの定義

CKDをグローバルな予防運動にするために，徹底的にわかりやすくする工夫がなされました．その「簡便化と標準化」により，CKDの概念は瞬く間に世界中から支持され，広がってゆきました．

CKDをわかりやすくするための工夫

❶CKDとは「腎臓の障害（血尿・タンパク尿，片腎など）もしくはeGFR（GFR推算値）60 mL/分/1.73 m²未満の腎機能低下が3か月以上持続するもの」とシンプルに定義.
❷CKD医療の目標は，「CKDの制御によって末期腎不全の発症を減らすと同時に，心血管病の発症進展やそれによる死亡を減らす」ことと明快に設定.
❸実地医家のために重症度分類（ヒートマップ）が作られた.

第11章 慢性腎臓病（CKD）

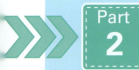

血圧とタンパク尿

 まずは，CKD の管理目標を把握しておきましょう！

CKD の管理目標は以下のとおりです．

（青色は筆者）

7. CKD の治療にあたっては，まず生活習慣の改善（禁煙，減塩，肥満の改善など）を行う．
8. CKD 患者の血圧の**管理目標は 130/80 mmHg 以下**である．
9. 高齢者においては 140/90 mmHg を目標に降圧し，腎機能悪化や臓器の虚血症状がみられないことを確認し，130/80 mmHg 以下に慎重に降圧する．また，収縮期血圧 110 mmHg 未満への降圧を避ける．
10. 糖尿病患者および 0.15 g/gCr 以上（アルブミン尿 30 mg/gCr 以上）の蛋白尿を有する患者において，第一選択の降圧薬は **ACE 阻害薬とアンジオテンシン受容体拮抗薬**（ARB）である．
11. 蛋白尿が 0.15 g/gCr 未満の非糖尿病患者の降圧には，降圧薬の種類を問わない．
12. 高度蛋白尿（0.50 g/gCr 以上）を呈する若年・中年の患者では，**尿蛋白 0.50 g/gCr 未満を目標**として RAS 阻害薬を使用して治療する．
13. ACE 阻害薬や ARB 投与時には，血清クレアチニン値の上昇（eGFR の低下）や高 K 血症に注意する．
14. 糖尿病では血糖を **HbA1c 6.9%**（NGSP）未満に管理する．
15. CKD で CVD の予防を含めて LDL コレステロールは **120 mg/dL 未満**にコントロールする．
16. CKD 患者の貧血では，消化管出血などを除外し，フェリチン 100 ng/mL 以上または TSAT 20% 以上で鉄が不足していないことを確認する．
17. 腎性貧血に対する赤血球造血刺激因子製剤(erythropoiesis stimulating agent：ESA) を使用した治療の目標値は，**Hb 10〜12 g/dL** である．
18. CKD ステージ G3a より，血清 P，Ca，PTH，ALP のモニターを行い，基準値内に維持するよう適切な治療を行う．
19. CKD ステージ G3a より，高 K 血症，代謝性アシドーシスに対する定期的な検査を行う．
20. CKD 患者には腎障害性の薬物投与を避け，腎排泄性の薬剤は腎機能に応じて減量や投与間隔の延長を行う．

（日本腎臓財団「CKD 患者診療のエッセンス 2012」より抜粋）

タンパク尿は,「糸球体高血圧」を反映します.

➡ 血圧コントロール

　CKD患者では,糸球体内圧調節メカニズムが異常をきたし,糸球体内圧が本来の50 mmHgよりも上昇し,全身血圧依存性になっています(糸球体高血圧).糸球体高血圧はメサンギウム増殖や上皮細胞障害を引き起こし,糸球体硬化を促進します.また,高血圧は動脈硬化による心血管合併症を引き起こすので,血圧管理はCKD医療の中心です.

　メタ解析で130/80 mmHg程度までは,血圧を下げるほど腎保護効果が得られることが示されているので,CKD患者の血圧管理目標は130/80 mmHg以下となっています.ただし,高齢者では脳などの臓器虚血を予防するために,収縮期血圧110 mmHg未満の降圧は避けるようにします.

➡ 糸球体高血圧とタンパク尿

　CKDでは,原疾患にかかわらず腎機能を悪化させる「共通経路(Final Common Pathway)」の存在が従来から想定されていました.近年,その正体が「糸球体高血圧」や「タンパク尿」,さらにはそれらを引き起こす「酸化ストレス」「微小炎症」であることが明らかになってきました.

　糸球体高血圧・酸化ストレス・微小炎症はメサンギウム増殖を引き起こす一方,上皮細胞障害によりタンパク尿をもたらします.このタンパク尿が尿細管から再吸収される過程で小胞体ストレスからTGF-βなどの増殖因子の放出を招

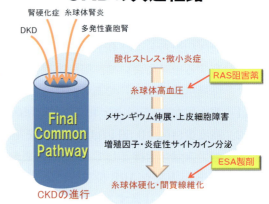

(日本内科学雑誌.2013;102(5):1166-1171を参考に作図)

き,尿細管間質の線維化につながってゆきます.そのためタンパク尿は,「CKD増悪の指標であると同時に,CKD治療の指標」ともなり,ガイドラインでは「尿蛋白0.50 g/gCr未満を目標としてRAS阻害薬を使用して治療する」としています.

　RAS阻害薬は,輸出動脈を拡張して糸球体高血圧を是正するので,より高い腎保護効果が得られるのです.

【タンパク尿の評価】

　タンパク尿は,随時尿で尿タンパク(g/dL)と尿Cr(g/dL)を測定し,尿タンパク/Cr比(g/gCr)で表します.

Part 2　血圧とタンパク尿

【タンパク尿のCKD進展メカニズム】
　CKD患者では糸球体内圧調節機構が破綻するので，全身血圧依存性の「糸球体高血圧」が生じます．糸球体高血圧は，
①メサンギウム細胞を伸展して増殖を促進する．
②糸球体上皮細胞を障害してタンパク尿を増加させる．
③タンパク尿は，尿細管から再吸収される過程で，小胞体ストレスを介して尿細管上皮細胞からの増殖因子の分泌を促進し，間質の線維化をもたらす．

タンパク尿の治療

- タンパク尿は，糸球体高血圧や上皮細胞障害を示す．
- 尿タンパク/Cr比＜0.5 g/gCrを目標として，RAS阻害薬により治療する．

CKDに対する降圧薬は，「糸球体高血圧」を是正するACE阻害薬とARBを第一選択とします．

➡ RAS阻害薬の使い方

　RAS阻害薬（ACE阻害薬，ARB，抗レニン薬など）は，ATⅡ作用を阻害して輸出細動脈を拡張し糸球体内圧を下げ，腎保護作用を有することがわかり，ガイドラインに反映されています．

　糸球体内圧が下がれば当然，糸球体濾過が減少するので，腎機能が低下した患者では血清Crが上昇することがあります．薬剤の添付文書にも「血清Crの1.3倍以上の上昇は休薬」と注意喚起されているので，ちょっとドキドキします．しかし，RAS阻害薬を中止すれば，血清Crは速やかに元に戻り腎障害を残しません．それはなぜでしょうか？　その理由はRAS阻害薬は，輸出細動脈を拡張するため，尿細管間質の血流は減少せず，虚血による間質線維化をきたさないからです．この点は，NSAIDsによる腎障害（p296参照）との大きな違いです．

　ただし，CKDステージG4（eGFR 15～30）以上の患者に初回投与する場合は，GFR低下やALD産生抑制による高K血症が強く出てしまうことがあるので注意を要します．1週間後の診察前採血でCrが30％以上上昇していればいったん休薬し，元のCr値に回

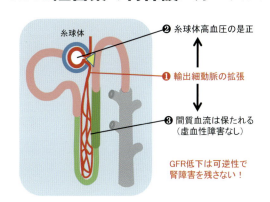

RAS阻害薬の腎保護メカニズム

復後に減量再投与すればよいでしょう．

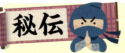

RAS 阻害薬の使い方

- AT II 作用を阻害し輸出細動脈を拡張して糸球体内圧を下げ，腎保護作用を有する．
- CKD ステージ G4（eGFR 15〜30）以降の患者に初回投与するときは，少量から開始し，1 週間後に Cr が 30％以上上昇すれば休薬する．
- RAS 阻害薬は，尿細管間質の虚血線維化を起こさないので，休薬により GFR は速やかに回復する．

RAS 阻害薬の腎保護効果

RAS 阻害薬の腎保護効果

多くの RAS 阻害薬に腎保護効果があることは，大規模介入試験によって確認されています．一例を挙げれば，ACE 阻害薬としては 1 型糖尿病性腎症に対するカプトプリル，非糖尿病性腎疾患に対するベンザプリル・エナラプリル・ラミプリル．また，ARB（アンギオテンシンⅡ受容体拮抗薬）としては，2 型糖尿病性腎症に対するロサルタンとイルベサルタンで腎保護効果が確認されています．

また，イルベサルタンにはアルブミン尿を発症した 2 型糖尿病患者の顕性腎症への進展を遅延させることも示されています．

RAS 阻害薬開始後の GFR の推移

RAS 阻害薬の投与開始直後にはしばしば GFR が低下（通常前値の 20％以内）し，血清 Cr 値が上昇することがあります．これは，残存ネフロンの糸球体高血圧が緩和された結果として起こるもので，長期的な腎保護作用を期待させるものです．通常，CKD ステージ G1〜G3 の患者は，この一過性の血清 Cr 値の上昇に十分に耐えることができます．

しかし，進行した腎障害患者（CKD ステージ G4 以降）では，一過性に血清 Cr 値が上昇したあと腎機能の低下にブレーキがかかったとしても，長期的な腎保護効果が表れないことがあります．したがって，この病期の患者に RAS 阻害薬を投与する場合には少量から投与を開始し，1 週間後に Cr が 30％以上上昇するか，あるいは高 K 血症を認めれば投与を中止しなければなりません．

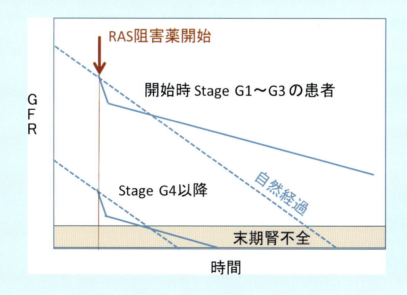

第 11 章 慢性腎臓病（CKD）

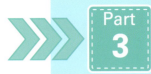

腎性貧血

腎性貧血では，血清 EPO 濃度「正常」は「異常」です．

➡ 腎性貧血のメカニズム

エリスロポエチン（EPO）の純化精製は，宮家らによって成し遂げられ，1997 年に報告されました．彼らは再生不良性貧血患者の大量の尿から 10 mg の高純度の EPO を精製し，その後のアミノ配列の決定と EPO 製剤の実用化に道を拓きました．

それでも EPO 産生細胞の所在は長らく不明でしたが，2008 年山本らによって，髄質外層の間質にある線維芽細胞（腎線維芽細胞）であることが突き止められました〔Blood. 2008；111（10）：5223-5232／臨床血液．2010；51（10）：1607-1615〕．

貧血で腎髄質の酸素濃度が低下すると，腎線維芽細胞の低酸素誘導因子（HIF）の分解が抑制されて，EPO 遺伝子・VEGF（血管内皮増殖因子）などの「低酸素誘導遺伝子」の転写が促進されます．産生された EPO は，骨髄の赤芽球に作用して造血を促進します．腎不全では，EPO 産生細胞の機能障害により十分な EPO を産生できず，腎性貧血が起きるのです．

【3 ステップで考える腎性貧血】

腎性貧血は次の3要因の複合で生じます．

❶ **EPO産生障害**：尿毒素や低酸素による酸化ストレス亢進によるEPO産生細胞の機能低下．

❷ **造血能低下**：炎症性サイトカイン（IL-6，ヘプシジン-25）による鉄利用障害や骨髄抑制．

したがって，感染症などで IL-6 が増加すると，急に貧血が増悪したりします（p286 参照）．

❸ **赤血球寿命短縮**：尿毒素による赤血球変形能低下などが原因．

腎性貧血の3つのメカニズム

❶EPO産生↓　❷造血↓　❸赤血球寿命↓

  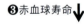

尿毒素　　尿毒素　　尿毒素
　　　　鉄代謝異常
　　（ヘプシジン-25，IL-6 など）

➡ 血中 EPO 濃度の解釈

CKD ステージ G4（eGFR 15～30）以降で正球性正色素性貧血を認めた場合，他の原因を除外できれば腎性貧血と診断します．ただし，ここで強調したいのは，「EPO 産生不全

だから EPO 濃度は低下する」と思いがちですが，実は血中 EPO 濃度は低下せず，「正常値」（健常人の基準値）を示すということです．

「うーん，何だかわかったようでわからない」ですって？　無理もありません．では，こう考えてみてはどうでしょう？

一般に内分泌機能を評価するためには「負荷試験」を行いますよね．EPO の場合は，貧血という「低酸素負荷」に反応して，血中 EPO 濃度が増加するのが正常ですから，「貧血にもかかわらず EPO 濃度が増加しないのは異常」となるわけです．

秘伝　EPO 濃度「正常」が異常

- EPO 産生能が正常な場合（子宮筋腫による鉄欠乏性貧血など），Hb 濃度低下（低酸素）に対して EPO 産生細胞が反応して血中 EPO 濃度が著しく増加する．
- 一方，腎性貧血では，EPO 産生細胞の反応性が低下しているため，血中 EPO 濃度は「正常値」（健常人の基準値）にとどまる．

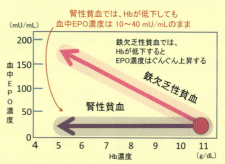

（臨床検査ガイド．文光堂，1993 を参考に作図）

 腎性貧血の積極的な治療は「間質の線維化」を抑制し，腎障害の進行を抑制します．

➡ 間質線維化のメカニズムと腎性貧血

腎性貧血が CKD の共通経路である「間質線維化」のメカニズムに関係することが明らかになりました．低酸素によって生じる活性酸素種（ROS）や炎症性サイトカインが作用すると，EPO 産生細胞（腎線維芽細胞）は形質転換して EPO 産生能を失い，勝手に増殖する「筋線維芽細胞」に変わってしまうのです．

この形質転換は早期には可逆的であることがわかっているので，腎性貧血治療によって組織低酸素を是正することが「間質の線維化」を抑制することにもなります．なので，たとえ貧血の症状がなくても，早期から治療開始することが有利です．具体的には Hb 濃度 <10 g/dL で開始し，Hb 濃度 >11 g/dL をキープすると腎保護効果が得られ，明らかに腎機能が改善する例もしばしば見られます．

貧血治療は筋線維芽細胞をEPO産生細胞に戻し線維化も抑制する

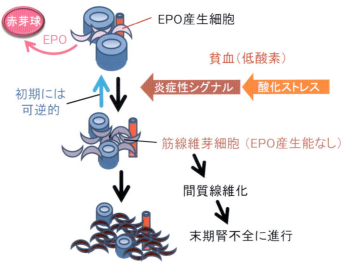

〔Kidney Int. 2013；84（4）：693-702 を参考に作図〕

秘伝　間質線維化の抑制

- 低酸素によって生じるROSや炎症性サイトカインが作用すると，EPO産生細胞が筋線維芽細胞に変わり，間質の線維化を進行させる．
- 腎性貧血の積極的な治療により，「間質の線維化」を抑制し，腎障害の進行を抑制することができる．

➡ 腎性貧血の治療薬

ESA（Erythropoietic Stimulating Agent）を静注投与します．ESAとは，ヒト遺伝子組換えEPOや，その誘導体（ダルベポエチンアルファやエポエチンベータペゴル）の総称です．

『腎性貧血治療ガイドライン2015』（日本透析医学会）では，Hb目標値を保存期CKDや腹膜透析患者では11〜13 g/dL，血液透析患者は10〜12 g/dLとしています．

ESAが効かない「ESA低反応性貧血」に対しては，慢性炎症，低栄養，消化管出血，鉄欠乏などの原因を突きとめて治療します．

ESAによって造血が亢進すると鉄欠乏が表面化してくるので，血清フェリチン値＜100 ng/mL，かつトランスフェリン飽和度（TSAT）＜20％の場合は鉄補充を行います．

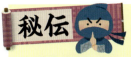

腎性貧血のコツ

- 腎性貧血においては，血中 EPO 濃度は低下せず「正常値」を示す．
- CKD ステージ G4（eGFR 15〜30）以降で貧血を認めた場合，血中 EPO 濃度が「正常値」であっても他の原因を除外できれば腎性貧血と診断する．
- 腎性貧血の積極的な治療は「間質の線維化」を抑制し，腎障害の進行を抑制する．
- 無症状でも積極的に治療する（Hb＜10 g/dL で ESA を開始し，Hb＞11 g/dL をキープ）．

炎症による ESA低反応性貧血のメカニズム

❶炎症による鉄利用障害

　炎症性サイトカインの一種であるIL-6が肝に作用すると，ヘプシジン-25が分泌され，鉄トランスポーターであるフェロポルチン（腸管・肝・網内系の細胞膜に分布）の分解を促進します．すると，鉄が吸収できないばかりか，鉄が網内系から血中に出てくることもできません．そうなると，赤芽球は鉄を利用できないので貧血は増悪することになります．

❷鉄利用障害の指標

　炎症があると，急性期タンパクであるフェリチンの合成が肝で亢進します．その結果，血清フェリチン値＞100 ng/mL（通常数百），かつトランスフェリン飽和度（TSAT）＜20％となります．これは，鉄原子を結合していない「空のコンテナ」（フェリチン）が増えているだけで，利用可能な鉄（トランスフェリン結合鉄）は増加していないことを示します．

❸鉄利用障害の臨床例

　透析患者さんが感染症に罹ると貧血が急速に進行し，感染症が治癒すると貧血は改善します．これには，上記の炎症性サイトカインによる鉄利用障害や，赤芽球の分化抑制などのメカニズムが関与していると考えられています．
　同様のことが保存期CKD患者でも見られ，感染症による腎性貧血の増悪には要注意です．こんなときは，ESAを増量して貧血の腎への悪影響を最小限に食い止めましょう．

ヘプシジン-25 が 鉄動態をコントロールする

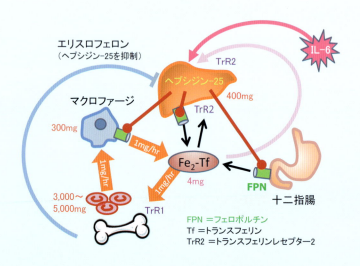

第 11 章　慢性腎臓病（CKD）

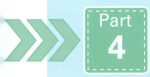

CKD-MBD

CKD-MBDとは，「骨病変と心血管病変の同時進行」という概念です．

➡ CKD-MBD

　CKD患者では，Caと無機リン（Pi）の調節不全によって骨病変や副甲状腺機能亢進症が生じやすく，「腎性骨異栄養症（ROD）」と呼ばれてきました．

　近年，骨病変と心血管石灰化に密接な関係があることがわかり，今は「慢性腎臓病に伴う骨・ミネラル代謝異常（CKD-Mineral and Bone Disorder：CKD-MBD）」と呼ばれます．少々わかりにくい用語ですが，平たく言えばCKD-MBDとは「骨病変と心血管病変の同時進行」病態という概念です．

➡ CKD-MBDのメカニズム

　「CKD-MBDはPiの蓄積から始まる」と考えられています．しかし，Piの蓄積はCKD早期にはキャッチできません．なぜならば，血中Pi濃度が上昇すると，骨からリン利尿ホルモンであるFGF-23が分泌され，腎臓に作用してPi排泄を促進するからです．このため，CKDステージG3期頃までは血清Pi濃度は正常に保たれます．

　すなわち，「血清Pi濃度上昇はCKD-MBDの早期の指標にはならない」ということです（FGF-23検査の保険適用が待たれます）．

　CKDステージG4期になると代償が限界に達し，Pi濃度が上昇し始めます．それに刺激されて，さらに増加したFGF-23は，腎臓におけるビタミンD活性化を抑制し，Ca濃度低下からPTH分泌が亢進します（二次性副甲状腺機能亢進症，p152参照）．その結果，

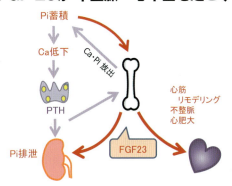

FGF-23が 不整脈・心不全を起こす

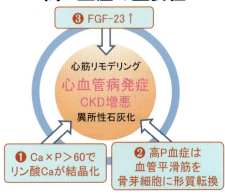

高P血症の重要性

— 287 —

骨吸収が亢進してCa濃度は維持されますが，同時に骨からPiが放出されるので，Pi濃度はさらに上昇し，骨粗鬆症が進行します．

さらに，Pi濃度の上昇により血管平滑筋が骨芽細胞様に形質転換して血管石灰化が進行するとともに，FGF-23自体が心筋リモデリングを引き起こしてきます．

このように，「骨病変と心血管病変の同時進行が，CKDにおいて心血管イベントを増加させる一因となる」というのがCKD-MBDのコンセプトです．

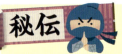

CKD-MBDのメカニズム

- CKD-MBDは，Piの蓄積から始まる．
- FGF-23がPi排泄を促進するため，CKDステージG3期までは血清Pi濃度は上昇しない．
- FGF-23はビタミンD活性化を抑制し，Ca低下から二次性副甲状腺機能亢進症を惹起する．
- 血清Pi濃度の上昇による血管平滑筋の形質転換と，FGF-23が惹起する心筋リモデリングにより，心血管イベントが増加する．

CDK-MBDの治療は3つの血液指標により行います．

➡ CKD-MBDの治療

ガイドラインでは，「CKDステージG3aより，血清P，Ca，PTH，ALPのモニターを行い，基準値内に維持するよう適切な治療を行う」としています．具体的には，

①血清P値のコントロールは，P制限食とP吸着薬によって行います．

P制限食に関しては，有機リン（Po）の吸収率が50％程度であるのに対し，食品添加物や保存料に含まれるPiの吸収率は90％と高いため，加工食品全般，インスタント食品，コーラなどの摂取を控えることが重要です．

P吸着薬に関しては，炭酸Ca，炭酸ランタン，クエン酸二鉄，スクロオキシ水酸化鉄，ポリマー系のセベラマーやビキサロマーなどが使用されます．胃内pHの上昇によって効果が減弱するものが多いので，プロトンポンプ阻害薬（PPI）などを服用している患者では注意を要します．

②血清Ca値のコントロールは，Ca製剤や活性型ビタミンD製剤によって行います．

③PTH値のコントロールは，透析患者においては，Ca受容体作動薬（シナカルセト，エボカルセト，エテルカルセチドなど）によって行います．

Ca受容体作動薬は，副甲状腺細胞のCaセンサー（Ca sensing receptor）を刺激し，PTH分泌を抑制する薬剤です．シナカルセトの登場により，難治性の二次性副甲状腺機能亢進症がコントロールできるようになり，副甲状腺摘出術を受ける患者が激減しました．

具体的には，血清 iPTH を 60 pg/mL～240 pg/mL に保つよう用量調整します．CKD 患者さんでは PTH レセプターが減少しているので，健常者よりも高い目標値になっています．

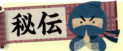

CKD-MBD の治療

- CKD-MBD の治療は，3 つの血液指標（Pi・Ca・PTH）で行う．
- Pi のコントロールは，P 制限食と P 吸着薬で行う．
- P 制限食では，食品添加物や保存料に多く含まれる Pi を減らすことが重要．
- PTH のコントロールは，透析患者においては，Ca 受容体作動薬によって行う．

FGF-23 とクロトー遺伝子

　　FGF（線維芽細胞増殖因子）は，1973 年に Armelin〔Proc Natl Acad Sci USA. 1973；70（9）：2702-2706〕によって下垂体抽出物中に発見された多機能性タンパクで，発生の過程に関与し，血管新生や線維芽細胞の増殖を促して創傷治癒に関与するなど，多様な効果を発揮します．

　　FGF ファミリーとしてすでに 23 種類が同定されていて，ヘパラン硫酸との結合力が強い FGF は，組織中にとどまってパラクリン的に局所作用を発揮し，一方，ヘパラン硫酸との結合力が弱い FGF-19，21，23 は血流に乗って離れた組織（腸，肝臓，腎臓，脂肪組織，骨など）に作用します．

　　骨は，血清 P 濃度が高くなると FGF-23 を盛んに放出し，「リンは足りてます！」というメッセージを発します．腎臓（近位尿細管）にはこの FGF-23 を受け取る受容体があり，メッセージは遺伝子まで届きます．その結果，P トランスポーターやビタミン D 合成を抑制して，P や Ca 濃度の上昇を防ぎます．このように，骨と腎臓は FGF-23 を介してクロストークしています（骨腎連関）．

　　実は，この FGF-23 受容体の設計図となっているのが，長寿遺伝子とも言われる「クロトー（Klotho）遺伝子」です．クロトー遺伝子をノックアウトしたマウスの腎臓には FGF-23 受容体がありませんから，骨からの「リンは足りてます！」というメッセージを受け取ることができません．その結果，マウスの腎臓は P をうまく調節できずに，老化が加速してしまうのです．

　　このように，クロトー遺伝子は FGF-23 受容体を介して P 濃度を調節して，動物の寿命に影響しているのです．

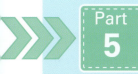

第11章 慢性腎臓病（CKD）

Part 5 食事療法・生活指導

 CKD 患者に薦める「十分な水分摂取」ってどれくらいですか？

　日本腎臓学会の CKD 診療ガイドから「生活指導・食事指導」の部分を以下に抜粋しました．

12-1　生活指導・食事指導：成人

- 水分の過剰摂取や極端な制限は有害である．
- 食塩摂取量の基本は 3 g/日以上 6 g/日未満である．
- 摂取エネルギー量は，性別，年齢，身体活動レベルで調整するが 25〜35 kcal/kg 体重/日が推奨される．一方，肥満症例では体重に応じて 20〜25 kcal/kg 体重/日を指導してもよい．
- 摂取たんぱく質量は，CKD ステージ G1〜G2 は，過剰にならないように注意する．
- ステージ G3 では 0.8〜1.0 g/kg 体重/日のたんぱく質摂取を推奨する．
- ステージ G4〜G5 ではたんぱく質摂取を 0.6〜0.8 g/kg 体重/日に制限することにより，腎代替療法（透析，腎移植）の導入が延長できる可能性があるが，実施にあたっては十分なエネルギー摂取量確保と，医師および管理栄養士による管理が不可欠である．
- 24 時間蓄尿による食塩摂取量，たんぱく質摂取量の評価を定期的に実施することが望ましい．
- 肥満の是正に努める（BMI＜25 を目指す）．
- 禁煙は CKD の進行抑制と CVD（心血管病）の発症抑制のために必須である．
- 適正飲酒量はエタノール量として，男性では 20〜30 mL/日（日本酒 1 合）以下，女性は 10〜20 mL/日以下である．

（日本腎臓学会編「CKD 診療ガイド 2012」より抜粋）

➡ 尿の濃縮障害と希釈障害

　CKD 患者さんに，「腎機能が低下しているので，十分な水分を摂ってください」と指導したところ，「十分な水分ってどれくらいですか？」と聞かれ，言葉に詰まってしまったことがあります．CKD 診療ガイドには「水分の過剰摂取や極端な制限は有害」とありますが，実際，どれくらいの水分が「必要にして十分」なのでしょうか？　一緒に考えてみま

しょう．

　CKDの進行に伴って，CKDステージG4以降になると，尿の濃縮能と希釈能が障害され，尿浸透圧の変動幅は狭くなります．その結果，①尿の濃縮障害のため夜間頻尿になり，早朝に脱水をきたします（特に発汗量の多い夏は要注意）．また，②尿の希釈障害のため，過剰飲水によって低Na血症になり倦怠感や食欲不振が生じたりします．

➡ 尿量の許容範囲

　1日に負荷される溶質（600 mOsm）を最大尿濃縮能と最大尿希釈能で割ると，尿量の許容範囲（負荷される溶質をすべて排泄でき，低Na血症を起こさない尿量）が求められます．

　CKDステージG3（かつeGFR 60〜30）までは，尿量の許容範囲は0.5〜12 Lと広いので，「水分を多めに摂ってください」という大まかな指導でも問題ありません．しかし，ステージG4（eGFR 30〜15）の後期に進行してしまうと，最大尿濃縮能は600 mOsm/kg H_2O なので，600 mOsmの溶質を排泄するためには1 L（600÷600）以上の尿量が必要になります．一方，最大尿希釈能は100 mOsm/kg H_2O ですから，6 L（600÷100）以上の尿量では自由水が排泄できず低Na血症を生じます．なので，尿量の許容範囲は1〜6 Lと狭くなります．

　透析導入直前のステージG5（eGFR＜15）後期では，尿量の許容範囲は1.5〜3 Lと，さらに狭くなってきます．この時期の患者さんは，透析を避けようとするあまり，熱心に水を飲み過ぎて低Na血症になることがあります．

　この時期には，「尿量が最低でも1.5 L以上出るように，でも3 Lを超えないように」と，飲水指導するのがコツです．

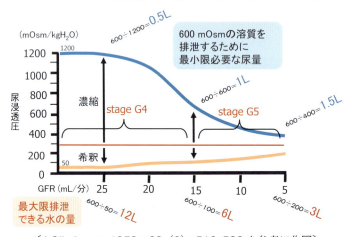

〔J Clin Invest. 1959；38（3）：516-523を参考に作図〕

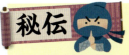

水分摂取の指導

- 早朝の脱水と，過剰飲水による低Na血症に注意する．
- 早朝の脱水対策として，夜間排尿後にコップ1杯の飲水を勧める．
- CKDステージG4では1日尿量1L以上，ステージG5では1日尿量1.5L以上3L未満を目安に飲水指導する．

 CKD患者ではNaの排泄能が低下しているため，食塩制限が基本です．

➡ NaとKの制限

　CKD診療ガイドでは，「食塩摂取量の基本は3g/日以上6g/日未満」となっています．

　進行したCKD患者では，Naの排泄能が低下しているため，食塩の過剰摂取は，細胞外液量過剰により浮腫と高血圧を引き起こします．これを予防するために普段から減塩食を勧めます．

　しかし栄養指導だけでは，実際に減塩が達成できているかどうかわかりません．そこで，24時間蓄尿により尿中食塩排泄量（≒食塩摂取量）を評価し，患者さんにフィードバックするのがコツです．

 CKDのタンパク制限は栄養障害のリスクを伴うので，必要な患者さんだけに指導します．

➡ タンパク制限

　CKD診療ガイドでは，「ステージG4～G5ではタンパク摂取を0.6～0.8g/kg体重/日に制限することにより，腎代替療法（透析，腎移植）の導入が延長できる可能性がある」となっています．これは，成人男性においてタンパク摂取量40g/日の制限に相当します．

　タンパク制限については，動物実験で腎保護効果が認められているものの，ヒトでのエビデンスは乏しく，その理由としてコンプライアンスの悪さ（被験者が研究デザインどおりのタンパク制限を守れない）が影響していると考えられます．

　最近増加している高齢CKD患者では，サルコペニア，フレイル，タンパク・エネルギー代謝障害（PEW：protein-energy wasting）などの栄養障害が問題になるので，本当にタンパク制限が必要かどうか，よく見極める必要があります．また，十分なカロリー摂取にも気を配る必要があります．

　実際に，外来で尿中尿素窒素排泄量からタンパクの摂取量を示すタンパク異化率（PCR：protein catabolic ratio）を計算してみると，70歳以上の高齢者で和食中心の患者さんの多くは40g/日程度になっています．

第 11 章　慢性腎臓病（CKD）

　このような患者さんにタンパク制限を行うことは，無意味であるばかりでなく，上記栄養障害の発症につながるので，栄養指導に先立って必ず蓄尿による PCR を計算し，必要な人だけにタンパク制限指導を行うことがコツです．

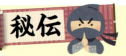 **タンパク異化率（PCR）**

- 定常状態では，タンパク異化率≒タンパク摂取量なので，タンパク異化率から，タンパク摂取量を推定できる．
- タンパク異化率（g/日）＝〔尿中尿素窒素排泄量（g/日）＋0.031×体重（kg）〕×6.25＋尿タンパク（g/日）

第 11 章　慢性腎臓病（CKD）

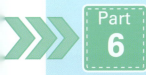# CKD の悪化要因

　脱水，利尿薬の過剰，NSAIDs，腎性貧血，高尿酸血症，アシドーシス，肥満，喫煙などが CKD の悪化要因になります．逆に，これらの悪化要因を除去することによって，CKD の進行を抑制できます．さらに，「腎の適応力」をうまく引き出すことができた場合には，腎機能が改善に向かうこともあります．

　これを柔道に例えれば，「ワザあり一本！」とまではいかないものの，「有効」を重ねて判定勝ちに持ち込むことは十分可能であり，これが CKD 診療の醍醐味です．

 代謝性アシドーシスの改善が骨や筋肉を保持し，CKD の進行を抑制します．

➡ CKD における経口アルカリ療法

　H^+ の蓄積（慢性代謝性アシドーシス）は，骨の Ca^{2+} 喪失，筋タンパクの崩壊，尿細管間質の線維化を招くので，広い意味では「尿毒素」の一種と考えられます．

　代謝性アシドーシスに対しては，不揮発酸の発生源となる食事のタンパクを制限するとともに，重炭酸 Na（$NaHCO_3$）を経口投与し，積極的に補正します．重炭酸 Na とは，ケーキを作るとき加える"ふくらし粉"（重そう）のことです．

【経口アルカリ療法の実際】
① HCO_3^- 必要量の計算

　$NaHCO_3$ の分子量は 84 なので，60 mEq の $NaHCO_3$ の重量は，84×60/1,000≒5 g です．

　1 日に摂取する不揮発酸が 60 mEq と仮定しましょう．そのすべてを排泄できないとしても，同等量の $NaHCO_3$（5 g）を毎日投与すれば中和できます．ただし，タンパク摂取量が多いとより多くの $NaHCO_3$ が必要になるので，タンパク制限（40 g/日程度）がアシドーシス治療の基本です．

② $NaHCO_3$ の投与法

　$NaHCO_3$ 3 g/日程度から投与開始し，外来で繰り返し測定できる「静脈血ガス」で，pH と HCO_3^- をモニターしながら pH＞7.3 程度を目標として増量します．苦い薬なのでオブラートに包んで服用します．

③ Na の負荷量

　5 g（60 mEq）の $NaHCO_3$ は 3.5 g〔Na，Cl の原子量は 23 と 35.5 なので，60 mEq の NaCl は（23+35.5）×60/1,000≒3.5 g〕の食塩負荷に相当するので，浮腫や血圧上昇

に注意しましょう．

アミノ酸由来の尿毒素を活性炭で除去すると，腎機能低下を抑制できます．

➡ 保存期の尿毒症に対する治療

アミノ酸由来の尿毒素であるインドキシル硫酸は，線維化促進因子産生，酸化ストレス亢進，Klotho 遺伝子発現低下による細胞老化などを介して腎機能を悪化させます．また，血管内皮を障害して心血管病を誘導します．

そこで，保存期 CKD 患者に対しては低タンパク食と同時に「球形活性炭」が使われます．これは，尿毒素を吸着して便中に排泄する薬剤で，血中インドキシル硫酸や p-クレゾール硫酸などの低下と透析導入遅延効果が報告されています．

かつては粉末製剤しかなく，非常に飲みにくかったのですが，最近，口内のざらつきを抑えた錠剤タイプが発売され，アドヒアランスが向上しています．

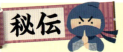
球形活性炭の服用方法

・インドキシル硫酸などの尿毒素を吸着排泄することで，腎機能低下を抑制する．
・他の薬剤も非選択的に吸着するため，他剤服用後，1 時間以上空けて服用する．

NSAIDs による腎障害の特徴は，サイレントに進行する GFR の低下です．

➡ NSAIDs による CKD の増悪

NSAIDs による腎障害としては腎前性 AKI，AIN，タンパク尿などが知られていますが，圧倒的に多いのは，サイレントに進行する GFR の低下です．

その理由は，NSAIDs によって PG 合成が阻害され，輸入細動脈が収縮すると，その後に続く糸球体と間質の血流が減り，それが長引けば間質線維化によって腎臓が萎縮してゆくからです．しかも，検尿異常や疼痛などの症状がなく，サイレントに進行するので，腎臓にとっては「サイレントキラー」ともいうべき

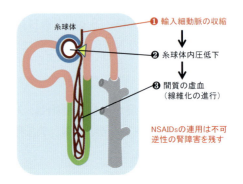

NSAIDsの腎障害メカニズム

❶ 輸入細動脈の収縮
❷ 糸球体内圧低下
❸ 間質の虚血（線維化の進行）

NSAIDsの連用は不可逆性の腎障害を残す

怖い薬でもあるのです．

➡ 高齢者に多い NSAIDs 腎症

　GFR は，健常人であっても加齢に伴って低下してゆきます．高血圧や高脂血症，肥満などの心血管病リスクファクターを有する場合は，動脈硬化による「腎硬化症」が重なってきます．つまり，高齢者はほとんど CKD 患者と言っても過言ではありません．このような高齢 CKD 患者の多くが，関節痛などの慢性疼痛を有し，NSAIDs を常用しているのが現状です．そして，高齢者にはもともと腎硬化症があるので，NSAIDs 腎症が生じても，「腎硬化症の増悪だろう」として見逃されてしまいがちです．

　そこで，高齢者で原因不明の腎障害（eGFR＜60）を発見したら，他科処方や市販薬の服用歴をしっかり聴取して，NSAIDs 腎症を見逃さないようにしましょう．もし NSAIDs を飲んでいれば中止し，代替薬として PG 合成を阻害しないアセトアミノフェンや中枢性鎮痛薬に変更します．

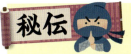

NSAIDs 腎症

- NSAIDs は，尿細管間質の虚血線維化により CKD を増悪させる．
- 高齢者は NSAIDs を服用していることが多く，腎硬化症として見逃されることが多い．
- CKD 患者では，NSAIDs をアセトアミノフェンや中枢性鎮痛薬に変更する．

第 12 章

糖尿病性腎症 (DN)

同時多発的に起きる腎病変の
暴走にブレーキをかける

第12章　糖尿病性腎症（DN）

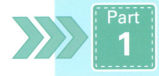
DN の臨床経過

DN は「同時多発性」疾患です．

➡ 3つのキーワード

　日本の糖尿病人口は 300 万人以上とも言われ，年間透析導入患者の 43.7％（16,072 人）が糖尿病性腎症（DN）を基礎疾患としています．

　DN は，もともとは増殖性糸球体病変（メサンギウム増殖による結節性病変など）を特徴とする病理学的概念なので，糸球体疾患と思われがちです．しかし実は，糸球体のみならず，血管も尿細管間質も同時に侵される「同時多発性」を特徴としています．

　また臨床的特徴としては，一線を越えると後戻りできないという意味の「Point of no return」と，末期まで見られる「腎腫大」が挙げられます．

　この3つをキーワードとして，DN の謎に迫りたいと思います．

DKD は，DN よりも広い概念です．

➡ DN と DKD

　前述のように，DN は本来病理学的概念ですが，すべての患者に腎生検を行うことは非現実的です．そこで，糖尿病歴と「典型的な症状」（アルブミン尿の増加，GFR 低下，高度血尿なし，網膜症や神経症の合併）を伴い，他の腎疾患が否定的な場合に DN と臨床診断してきました．

　ところが近年，アルブミン尿の増加を伴わないまま，GFR が低下する患者が増えていることが明らかになりました（エビデンスに基づく CKD 診療ガイドライン．日本腎臓学会編，東京医学社，2018）．そこで，従来の DN に代わり「非典型的」な糖尿病関連腎疾患をも含め，糖尿病性腎臓病（DKD）という病名が使われるようになりました．

　DKD が増加している背景には，腎硬化症を有する高齢糖尿病患者の増加があります．実際，アルブミン尿が軽微であるにもかかわらず GFR が急速に悪化して紹介されてくる患者さんには，腎動脈硬化による腎萎縮の進行が高頻度に認められます．

DKD 病期分類と CKD ヒートマップを重ね合わせると，わかりやすくなります．

➡ DKD 病期分類と CKD ヒートマップの関係

　「DKD 病期分類」も「CKD 重症度分類（ヒートマップ）」も，GFR が低下するほど，ま

たタンパク尿が多いほど，心血管病や末期腎不全発症リスクが高くなるという疫学研究の成果に基づいて作られました．

そこで，この2つを重ね合わせることによって，腎臓専門医と糖尿病専門医が同じ土俵で議論できるようになったのです．

【DKDの病期分類】（2014改訂版　糖尿病性腎症合同委員会）
・eGFR 30までは，タンパク尿の程度により第1〜3期に分ける．
・eGFRが30未満になると，タンパク尿の程度にかかわらず第4期とする（非典型的経過をとる患者の増加を反映）．
・5期は透析療法期

CKD重症度分類とDKD分類の関係

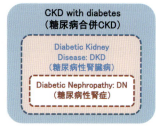

(p275参照)

DKDは典型的な糖尿病性腎症に加え，顕性アルブミン尿を伴わないままGFRが低下する非典型的な糖尿病関連腎疾患を含む概念である．さらに糖尿病合併CKDは，糖尿病と直接関連しない腎疾患（IgA腎症，PKDなど）患者が糖尿病を合併した場合を含む，より広い概念である（糖尿病性腎症，DKD，糖尿病合併CKDは現時点で厳密に鑑別することは必ずしも容易ではなく，境界は破線で示した）．

➡ DKDの謎を解くための2つの視点

ここでは，「典型的な」DNの例を見ていきましょう．

症例は61歳男性で，1か月前からの下肢浮腫，全身倦怠，食欲不振を主訴として受診してきました．すでに5〜6年前に糖尿病を指摘されていたのですが，そのまま放置していました．各所見は，以下のとおりです．

理学的所見：160 cm，60.5 kg（以前55 kg），BMI 23.6，血圧 160/100 mmHg，両下腿浮腫（2+）
眼　　底：単純性網膜症
血液生化学：TP 5.2 g/dL，Alb 2.6 g/dLとネフローゼ症候群を認めた．
　　　　　　BUN 22 mg/dL，Cr 1.1 mg/dL，eGFR 54.2 mL/分/1.73 m^{2}と腎機能は中等度低下．病期分類ではDKD第3期に相当します．
　　　　　　血糖 175 mg/dL，HbA1c 9.1%と高血糖を認めた．免疫学的検査は異常なし．
検　　尿：タンパク（4+），糖（2+），潜血（±）

第12章 糖尿病性腎症（DN）

画像検査：胸部レントゲンにて両側胸水と心拡大を，腹部CTにて両側性の腎実質腫大を認めた．

腎生検：糸球体の直径は正常の2倍ほどに腫大し，尿細管径も拡大していた．メサンギウム増殖と間質線維化を認めた．免疫染色は陰性．以上より，糖尿病性腎症と診断された．

これらの多彩な病変はなぜ生じるのでしょうか？

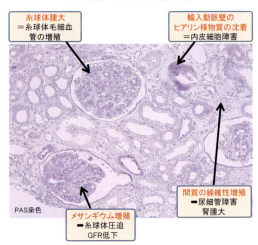

【腎生検像と腹部CT像】

腎生検で尿細管の分布を比較すると，ネフロンが保たれている領域（左側）では，尿細管は保たれています．一方，ネフロンがつぶれている領域（右側）では，間質の線維性増殖により尿細管の間隔が開いています（ミクロレベルの腫大）．

また腹部単純CT像を見ると，著明な腎腫大が起きています（マクロレベルの腫大）．

どうやら，糸球体の腫大や尿細管の拡大に加えて，間質の線維性増殖もマクロレベルの腎腫大に寄与しているようです．何らかの増殖因子が作用しているのでしょうか？ Part 3でさらに考察します．

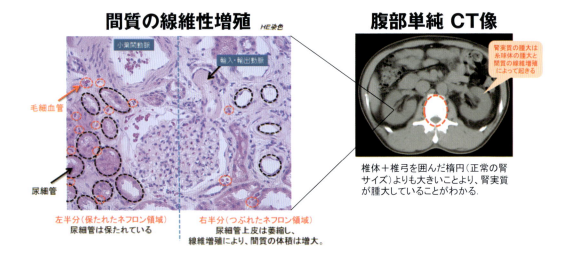

Part 1　DN の臨床経過

臨床経過：3 年の間，血糖降下薬にて血糖は HbA1c＜7 と良好にコントロールされ，血圧や脂質のコントロールも良好だったが，腎機能は低下しつづけ，治療開始から 3 年後に透析導入となってしまった．

　血糖は言うまでもなく，血圧・脂質のコントロールも良好でした．にもかかわらず，腎機能は低下し，最終的には透析療法の導入に至ってしまいました．こうした謎めいた経過は，実は DN でよく見られるものです．

　そこで，視点を 2 つに絞って DN の謎に迫りましょう．

【2 つの視点】

①Point of no return の謎：血糖コントロール良好なのに腎不全が進行するのはなぜ？
②腎腫大の謎：末期腎不全になっても腎が腫大したままなのはなぜ？

第 12 章　糖尿病性腎症（DN）

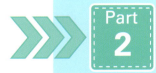

Point of no return の謎

顕性タンパク尿期には，血糖コントロール良好でも腎不全は進行します．

➡ Point of no return

　「Point of no return」はDNの特徴をうまく言い表した言葉で，「ある時点を過ぎてしまうと，血糖コントロールが良好であっても元には戻れない」という意味です．「Point of no return を過ぎているから，仕方がないよ」などと，患者さんや自分を慰めるときにも使われます．

　「峠を下る貨物列車」をイメージしてみるとわかりやすいでしょう．

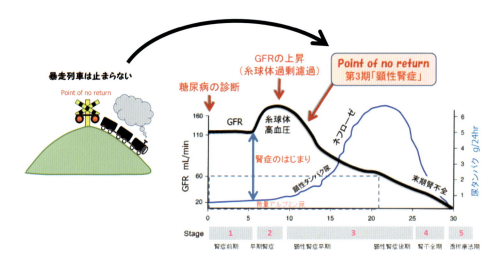

　他の腎疾患（慢性糸球体腎炎や腎硬化症）では，原因（炎症や高血圧）をコントロールすれば，腎障害の進行にブレーキがかかります．ところが，DNでは血糖を正常化してもブレーキが効かず，まるで下り坂で加速してゆく"暴走列車"のように，GFRは低下してゆきます．この，峠の頂上が「Point of no return」で，ここを過ぎるともう腎障害の進行を止めることが難しくなってしまいます．それが，DNでは第3期（顕性タンパク尿）に相当します．

　血糖コントロールが良好であるにもかかわらずGFRは低下してゆくわけですから，高血糖以外に腎障害の推進力があるはずです．そこで次に，「Point of no return」をキーワードとしてDNを考えてみましょう．

「微量アルブミン尿」は，早期腎症のバイオマーカーです．

➡ 微量アルブミン尿

　前掲図のグラフは，腎症の経過を GFR とアルブミン尿から捉えたものです．早期腎症では，「糸球体高血圧」により GFR が上昇し，アルブミン尿が見られるようになります．実はこのとき，"暴走列車"は坂を上り切り，いよいよ下り坂に差しかかっているのです．さらに「糸球体上皮細胞障害」が加わって，尿タンパクが増加して，検尿スティック法で陽性になると顕性腎症です．このときすでに「Point of no return」は過ぎてしまっていますから，暴走（腎障害の進行）を止めるのは難しくなります．

顕性腎症になると，タンパク尿増加と GFR 低下が同時に進行します．

➡ 顕性腎症における GFR 低下とメサンギウム増殖

　顕性腎症になると GFR は減少するのですが，糸球体高血圧によって GFR がいったん増加した地点から低下してくるので，GFR の低下は目立ちません．ところが，すでにこの時点では腎症特有の病理所見が進行しているのです〔Nephrol Dial Transplant. 2018；33（1）：138-148．Kidney Int. 2016；90（1）：149-156〕．

　病理所見でよく知られているのはメサンギウム増殖です．メサンギウム細胞は，平滑筋に似て actin・myosin・α-actinin などのマイクロフィラメントを持ち，突起を伸ばして GBM を橋渡ししています．耐圧膜である GBM に覆われていないので，糸球体内圧の上昇（糸球体高血圧）はメサンギウム細胞を伸展してストレッチレセプターを刺激します．その結果，メサンギウムは種々のメディエーターをオートクリン，パラクリン様に分泌して増殖し（結節性病変），毛細血管を周辺に圧排するために GFR が低下します（Brenner & Rector's The Kidney. Elsevier, 2015）．

【メサンギウム増殖のメディエーター】
　糸球体高血圧によってメサンギウム細胞が進展すると，NF-κB（炎症性関連物質の転写因子），ICAM-1（接着分子），MCP-1（単球走化因子），TGF-β（TGF-β の合成は，ATⅡによっても誘導されます）などのメディエーターが産生され，メサンギウムの増殖や炎症を引き起こします．

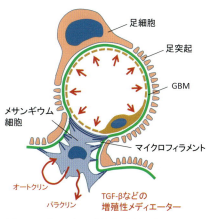

（Comprehensive Clinical Nephrology. 5 ed, Saunders, 2014 を参考に作図）

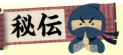

腎症における GFR 低下

・糸球体高血圧がメサンギウム細胞を伸展し，メディエーターを介してメサンギウムを増殖（結節性病変）させ，GFR を低下させる．
・顕性腎症では，糸球体高血圧により GFR 低下がマスクされているので，GFR が正常でもすでにメサンギウム増殖が進行している．

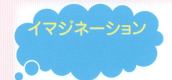

腸管と尿細管は兄弟？

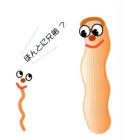

　ここは，少し"宮沢賢治風"に書いてみます．

　お日様の光が葉っぱの先にキラキラ宿る朝のことでした．
　「尿細管坊や」が縁側でそれを眺めていると，「腸管兄さん」が大きなあくびをしながら二階から下りてきました．
弟：兄さん，こないだ僕どうしても不思議に思って母さんに聞いてみたんだ．
　　「兄さんと僕とはちっとも似てないね」って．そしたら母さん困った顔してたよ．ねえ兄さん，僕たち本当に兄弟？
―兄さんはあくびの途中で眼をまん丸くして，しばらく黙っていましたが，やがて，弟の顔をじっと見て言いました．
兄：そうだよ．坊は，ごはんを毎日食べるだろう．兄さんも一緒さ．
　　食べ方もこんな風に――ほーら，一緒だろう？
　　兄さんはなんでもグングン食べるよ．食べたものがいろんなところを巡って，坊の所にいくのさ．僕らは「ケッカン」っていう管でつながってるからねえ．
弟：ああ，兄さんは食いしんぼうだから，そんな風に体が大きくなったんだね．
　　僕は食いしん坊じゃないから，兄さんみたいに大きくなれないね……．
兄：坊が兄さんみたいな食いしん坊だったら大変だよ!! きっと，食べものが体中にあふれちゃうよ．坊が必要なものだけ食べてくれるから，家族みんなが幸せに暮らせるのさ．
―ふたりは顔を見合わせてニッコリ笑いました．それから，柔らかな光のなかで，お母さんの作ってくれたおいしい朝ご飯を，仲良く食べました．

【補足】
　「食べ方も一緒」：腸管も尿細管も，Na^+-K^+ポンプで作り出した細胞内外の Na 濃度差を利用して吸収する（二次能動輸送）．
　　　グルコース⇒Na 共輸送体（SGLT），アミノ酸⇒Na 共輸送体，Na 交換輸送体，
　　　水⇒浸透圧差による輸送（細胞間隙またはアクアポリンを介して）
　「兄は食いしん坊」：腸管はホルモン調節を受けず，何でも手あたり次第に吸収する．
　「弟は食いしん坊じゃない」：尿細管は，ホルモンなどによる調節を受け，摂取量と排泄量が等しくなるように吸収する．調節因子は以下のとおり（詳細は各章を参照）．
　　　Na：ALD と ANP（拮抗），K：ALD，
　　　Ca：ビタミン D，Pi：PTH，FGF-23，水：ADH

第12章　糖尿病性腎症（DN）

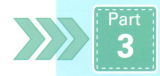 腎腫大の謎

 糸球体高血圧と微小炎症と酸化ストレスが腎腫大をもたらします．

➡ 腎腫大のメカニズム

　前述のように，DN患者では早期に糸球体内圧維持機構が障害され，糸球体高血圧が生じます．その結果，過剰濾過によって糸球体が腫大し，尿細管径も拡大します．さらに，伸展されたメサンギウムが分泌する増殖因子がメサンギウムを増殖させます．

　またDN患者では，炎症性サイトカインや活性酸素種（ROS）が，血中・尿中に増加することから，微小炎症（micro inflammation）や酸化ストレスが亢進していることがわかりました．

　微小炎症や酸化ストレスは，上皮細胞を障害し，タンパク尿を増加させるのみならず，TGF-βを介してメサンギウムや間質線維芽細胞を増殖させて，腎腫大をもたらします．

　以上のように，糸球体・尿細管・間質など，ネフロンのすべての要素が増殖することがDNに特徴的な腎腫大を引き起こすのです．

➡ 微小炎症/酸化ストレスのメカニズム

　では，糸球体高血圧/微小炎症/酸化ストレスを引き起こすものは何でしょう？　以下のものが想定されています．

①AGE（Advanced Glycation Endproducts）

　高血糖が続くと，輸入動脈・糸球体・メサンギウムにAGEが沈着します．メサンギウムに沈着したAGEは，メサンギウム細胞のAGEレセプター（RAGE）に結合し，活性酸素シグナルを介して炎症性サイトカインや増殖因子を産生させて，メサンギウム増殖を起こします．

　AGEとは，タンパクにグルコースが非酵素的に結合したもので，重合して難溶性となり組織に沈着して，長期間にわたりRAGEを刺激し続けます．糖尿病の指標に用いるHbA1cは，Hbにグルコースが結合してAGEの一歩手前の状態になったものです．

②過剰なグルコース再吸収と細胞内高血糖

　高血糖により糸球体で濾過されるグルコースが増えると，近位尿細管のグルコース再吸収が増加し，それに伴うATP消費（酸素消費）も増加します．その結果引き起こされる尿細管上皮細胞内の高血糖と低酸素は，ミトコンドリア電子伝達系における電子のうっ滞を招き，ROSが発生します．

　SGLT-2阻害薬はこの過程を阻害するので，血糖降下作用を介さない腎保護作用を有す

ると考えられています．

③メタボリックメモリー

　ミトコンドリアの電子伝達系にROSが結合すると，電子伝達の異常をきたし，さらにROSが発生するという悪循環を形成します．このように高血糖の悪影響が長期間続くことを「メタボリックメモリー」と言います．

 腎症は，細動脈・糸球体毛細血管・メサンギウム・尿細管などに「同時多発」します．

➡ 腎症の引き金と弾丸

　以上をイメージでまとめておきましょう．

　まず，AGE沈着・細胞内高血糖・メタボリックメモリーなどが「引き金」を引いて，微小炎症や酸化ストレスという「砲弾」が打ち出されます．砲弾は，細動脈，糸球体毛細血管（内皮・上皮），メサンギウム，尿細管などに命中し，さまざまな機能障害や病理変化を「同時多発」的に引き起こします．

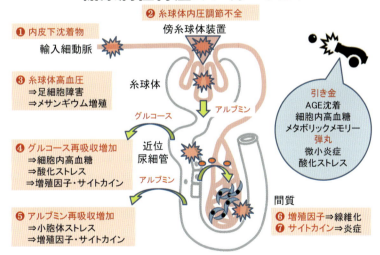

 腎腫大の主因の1つは，間質の線維性増殖です．

➡ 尿細管障害と間質線維化の「負のスパイラル」

　DNにおける腎腫大の原因は，糸球体腫大（メサンギウム増殖）や尿細管径の拡大と言われてきましたが，実はそれに加えて，前述のように，腎実質の大部分を占める間質線維化（線維性増殖）も重要であることがわかりました．ミクロレベルの線維性増殖が，マクロレベルでの腎腫大になるわけです．

尿細管障害と間質線維化＝負のスパイラル

《酸化ストレスと間質線維化が形成する負のスパイラル》

- 細胞内 ROS は，Apoptosis シグナルや炎症性シグナルに変換され，炎症性サイトカインや増殖因子の産生が亢進する．
  増殖因子は線維芽細胞に作用してこれを増殖させ，また間質の腎線維芽細胞を筋線維芽細胞に形質転換させ，増殖させる．
- その結果，毛細血管が圧迫され，毛細血管-尿細管の距離が離れるため，さらに尿細管内皮細胞の低酸素が進行する．
- このような「負のスパイラル」により，間質の線維化が進行してゆく．
- この線維化を抑制できれば，DKD の進行を抑制できる——ということで，線維化メカニズムの解明と治療薬の開発が，DKD 研究のトレンドになっている．

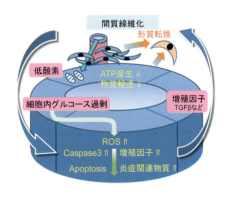

　ここに，「負のスパイラル」ができ上がります．すなわち，酸化ストレスや微小炎症は，間質の線維芽細胞を増殖させます．すると，間質線維化によって尿細管への酸素供給が減少しますから酸化ストレスは亢進します．その酸化ストレスによって，線維性増殖がさらに進行することになるわけです（負のスパイラル）．

第 12 章　糖尿病性腎症（DN）

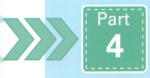

DN の治療

 第 2 期までに良好な血糖コントロールを達成しないと，"暴走列車"を止められません．

➡ 暴走列車の推進力は強い

　Part 1 に示した症例の 61 歳男性は，悪化要因（血糖値・血圧・脂質・尿酸・脱水・NSAIDs など）を完璧にコントロールできていました．しかし，"暴走"は止められず，3 年で末期腎不全に至ってしまいました．

　暴走列車の推進力は，とても強力なのです．推進力となるのは，AGE の沈着・細胞内高血糖・メタボリックメモリーなどによって生じる微小炎症や酸化ストレスで，それらが糸球体障害や間質線維化を引き起こします．

　暴走列車を止める方法はまだないのが現状です．なので，暴走が始まる前（微量アルブミン尿期）に積極的に介入し，血糖を良好にコントロールするのが肝要です．また，RAS 阻害薬や SGLT-2 阻害薬にはアルブミン尿減少や腎保護効果が認められているので，これらを活用します〔Lancet Diabetes Endocrinol. 2017；5（8）：610-621〕．また最近では，ROS の消去系を強化する薬剤の開発が進んでいます．果たして"暴走"を止めることができるのか，今後の研究に熱い視線が注がれています．

➡ 暴走列車は止められる!?

　1 型糖尿病による顕性腎症患者 8 人に膵移植を行い，血糖を完全に正常化したところ，5 年間は腎組織にあまり変化はなかったものの，10 年後にメサンギウム増殖性病変が著明に改善したとの報告があります〔N Engl J Med. 1998；339（2）：69-75〕．

　筆者は，このデータを患者さんを勇気づける（エンパワーメント）ために活用しています．実際，良好な血糖コントロールを達成後，顕性腎症早期から微量アルブミン尿へ改善した症例を何例か経験しています．

秘伝　DN 治療のコツ

- 微量タンパク尿期に積極的に介入し，「Point of no return」を越えさせない．
- 血糖，血圧，脂質など多面的に介入し，腎不全や心血管病を予防する．
- 長期間（少なくとも 5 年以上）血糖値を正常化すれば，"暴走列車"を止められるかもしれないという「希望」を患者さんに語る（エンパワーメント）．

第13章

尿毒症と腎代替療法

敏感なアンテナを持つ人々との接し方

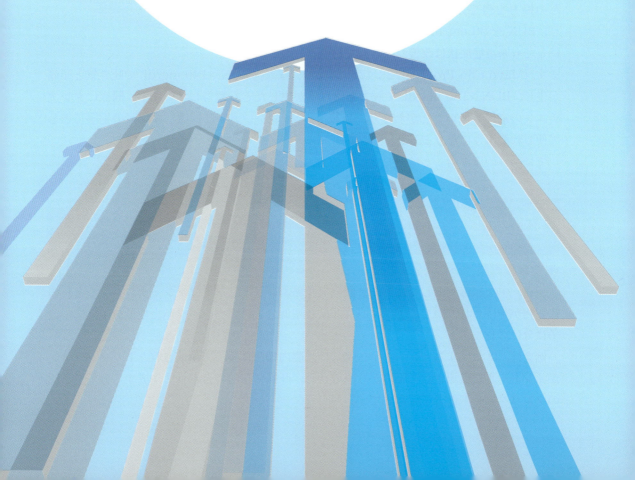

第 13 章　尿毒症と腎代替療法

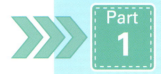

尿毒症

🔄 BUN やクレアチニンは，真の尿毒素の「指標」です．

➡ 尿毒素と尿毒症

腎機能の低下に伴い，体内に蓄積してさまざまな症状を引き起こす物質を尿毒素（Uremic toxins）と言い，それによって生じる食思不振・吐気・全身倦怠感・精神神経症状などの症状を尿毒症（Uremia）と言います．

尿毒素と言えば，真っ先に頭に浮かぶのが尿素ですが，実は尿素の毒性は低いようです．

1972 年 Johnson らは，腎不全患者さんの協力を得て尿素含有透析液で透析し，BUN を 90 mg/dL という高値に維持しても尿毒症症状は改善したとしてい

尿毒症の症状

- 中枢神経系
- 消化器系
- 循環器系
- 腎性貧血
- 高K血症　アシドーシス
- 低Ca血症、高P血症　二次性副甲状腺機能亢進症

ます（Mayo Clin Proc. 1972；47：21-29）．また，BUN＞140 mg/dL で吐き気と頭痛が生じ，BUN＞180 mg/dL で脱力と倦怠感が生じたとも報告しています．同様にクレアチニンの毒性も低いことがわかり，以後，BUN やクレアチニンは「尿毒素の指標」として使われるようになりました．

では「真の尿毒素」とは何でしょうか？

🔄 インドキシル硫酸などの「真の尿毒素」が腎機能を低下させ，心血管病を誘発します．

➡ 主な尿毒素

現在，主な尿毒素としてはアミノ酸（アルギニン・トリプトファン・チロシンなど）の代謝物が挙げられていて，①タンパク非結合型低分子，②タンパク結合型低分子，③中分子に分けられます．

例えば，②に属するインドキシル硫酸は，腸内細菌によって生成されたトリプトファンがインドールに代謝されて腸管から吸収され，肝臓で硫酸抱合されて生成する分子量 213 のタンパク結合型低分子尿毒素です．

Part 1 尿毒症

インドキシル硫酸は，線維化促進因子産生，酸化ストレス亢進，クロトー（Klotho）遺伝子発現低下による細胞老化などを介して糸球体硬化や間質線維化を促進してCKDを進行させます．また，血管内皮障害により心血管病を誘導します．これらの尿毒素を除去するのが「腎代替療法」です．えっ？「そもそもタンパクに結合している尿毒素は糸球体濾過されにくいはずなのに，なぜ健常な腎臓は排泄することができるの?!」ですって？　確かにちょっと説明を要しますよね．実は，健常な腎臓はこれらを尿細管分泌によって排泄することができるのです．なので，腎不全では尿細管分泌が低下して，これらの尿毒素が蓄積するわけです．

【尿毒素の種類】
①水溶性タンパク非結合型低分子量尿毒素
　尿素
　アルギニン代謝産物（グアニジン・ADMA＝非対称性ジメチルアルギニンなど）
②タンパク結合型低分子量尿毒素
　インドキシル硫酸
　p-クレゾール硫酸
③中分子量尿毒素
　副甲状腺ホルモン
　β_2ミクログロブリン
　終末糖化生成物（AGEs）

主な尿毒素の生成

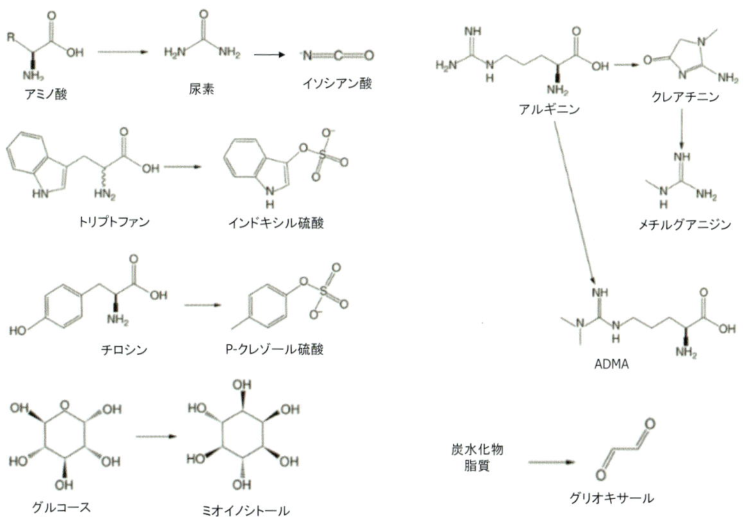

（Brenner & Rector's The Kidney. 9ed, Saunders, 2011 を基に作図）

第13章　尿毒症と腎代替療法

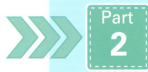
腎代替療法開始までの流れ

 適切な時期に十分な情報提供をすることが，患者さん・医療者双方の負担を減らします．

➡ 腎代替療法の情報提供

　適時に十分な情報提供を行うことによって，患者さんと家族の不安を除去し，腎代替療法の「待機的導入（動静脈シャント作製術などの事前の準備）」が可能となります．これによって，重症尿毒症に対する「緊急透析」を回避するとともに，危険な導入期合併症を減らすことができ，患者さんと医療者双方の負担軽減につながります．

　eGFR 15〜30 mL/分/1.73 m²に至った時点で，3つの腎代替療法（腎臓移植・血液透析・腹膜透析）の概略を情報提供し，これらを組み合わせた「包括的腎代替医療」のコンセプトを伝えます．

腎代替療法の特徴

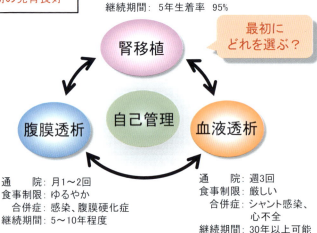

腎代替療法は，腎移植・腹膜透析・血液透析の3つです．

➡ 腎代替療法
腎代替療法のそれぞれに，以下のようなメリットとデメリットがあります．

①生体腎移植（家族からの提供）
3つの腎代替療法のなかでは唯一（タンパク結合型尿毒素も含めて）トータルに尿毒素を除去でき，ホメオスターシスを正常化できる治療法です．食事制限がほとんどなく，QOLや生命予後が良いのが利点です．透析導入前移植（preemptive transplantation）も可能です．一方，生涯にわたり免疫抑制薬を服用する必要があります．

②腹膜透析（PD）
残存腎機能を大切に活用する治療法であることが最大の特徴です．残存腎機能がある数年間は食事制限が少なく，QOLや生命予後が良いのが利点です．塩分制限は必要ですが，K除去に勝れているので果物や生野菜は自由に摂れます．カテーテル出口部の消毒を毎日行う必要があり，腹膜の劣化による合併症を予防するため，5年程度で徐々に血液透析への移行を検討する必要があります．

③血液透析（HD）
3つの治療法のうち最も長い実績のある治療法で，40年以上の長期生存患者さんもおられます．通院による束縛があり，食事の制約（塩分，K，水分）が多く，残存腎機能は早期に廃絶してしまいます．自己管理（体重増加・血圧・リン制限など）の良し悪しが長期予後（心血管合併症）を決定するので，「おまかせ」の姿勢ではいけません．

秘伝　包括的腎代替医療

- コンセプトは，「3つの腎代替療法を組み合わせて，長期間良好なQOL・生命予後を達成する」こと．
- そのためには，まずpreemptive腎移植またはPDから開始し，残存腎機能に合わせてPDを漸増する（incremental PD）．
- その後PD-HD併用（ハイブリッド療法）を経てHDに移行する．
- 高齢や合併症により通院不能になれば，再びPDに移行する（PDラスト）．

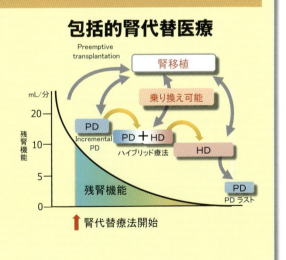

GFR＜15 mL/分/1.73 m²になった時点で，腎代替療法の準備に入ります．

➡ 腎代替療法の療法選択

包括的腎代替医療について理解していただいたうえで，医療者が医学的なアドバイスを行い「どの治療法からスタートするかを患者さん自身が選択する」ことを原則とします．

特に心機能は重要で，左室駆出率（EF）30～40％以下の患者さんでは，HDによる合併症が多いことから，心負荷のないPDを薦めます．腎代替療法の準備は，GFR＜15 mL/分/1.73 m²になった時点（腎代替療法導入の数か月前）で開始します．

①生体腎移植を希望される場合は，移植施設に早めに紹介して，透析導入前の先行的腎移植（Preemptive Kidney Transplantation）の可能性を検討してもらいます．
②PDを希望される場合は，腹膜カテーテルの挿入を計画的に行います．
③HDを希望される場合は，ブラッドアクセスの作製を透析導入の少なくとも1か月前に行います．

➡ 透析導入のタイミング

進行性に腎機能の悪化を認め，eGFR＜15になった時点で透析導入を検討します．尿毒症・ADL低下があり，栄養状態不良ならば，透析療法以外に治療手段がないと判断されたときが透析導入のタイミングです（日本透析医学会「維持血液透析ガイドライン：血液透析処方」2013）．

ただし，真のGFR（イヌリンクリアランス法）とeGFRが乖離する症例も存在します．したがって，eGFRだけにとらわれず，患者の状態を総合的に判断して透析導入を検討します．

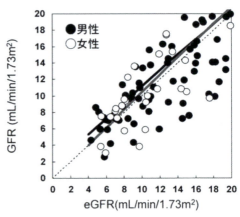

推算GFRと実測GFRの関係

〔日本透析医学会雑誌．2011；44(1)：55-58〕

秘伝 透析導入のコツ

・筋肉量が少ない高齢者や脳血管障害患者では，血清Crが上昇しにくい．
・つまり，eGFRが真のGFRよりも高値になり，腎機能を過大評価することになるので注意が必要．
・eGFRにとらわれず，尿毒症，ADL，栄養状態を総合的に判断して透析導入する．

第 13 章　尿毒症と腎代替療法

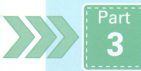

末期腎不全患者の 97% が HD を受けています．

→ HD の原理

日本では，末期腎不全患者の 97% が HD を受けています．HD の実際の方法は，ブラッドアクセスを穿刺し，ダイアライザー（多孔質の中空糸）内に血液を流し，外側に透析液を灌流させます．

このようにして，尿素などの小分子尿毒素や K を「拡散」で，水・Na や中分子尿毒素を「限外濾過」で除去します．

透析液は，水道水から不純物やエンドトキシンを除去した純水に，透析原液を混合して作ります．除去したい K や P は血液よりも低濃度に，補充したい Ca はやや高濃度に，変動させたくない Na やグルコースは等濃度に調整してあります．

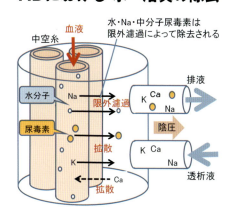

HDにおける 水・溶質の除去

→ 導入期と維持期

HD 導入期には，急激な小分子溶質除去により細胞内外の浸透圧較差が生じ，吐き気・頭痛などの「不均衡症候群」が起こりやすいので，膜面積の小さいダイアライザーを使用し，低血流量の短時間透析を頻回に行います．

HD 維持期には，週 3 回，4 時間，血流量 200 mL/分，透析液流量 500 mL/分の条件で行います．2 日間に蓄積した尿毒素・水・Na・K・P などを 4 時間で除去するため，体液量や体液成分の変動が，PD に比べて非常に大きいのが特徴です．

→ 抗凝固薬

体外循環には，抗凝固薬（ヘパリン，低分子ヘパリン，メシル酸ナファモスタット）などを使用します．ヘパリン使用開始後は，HIT（ヘパリン起因性血小板減少症）の発症に注意する必要があります．血小板の持続的減少や発熱があれば，ヘパリンを他剤（メシル酸ナファモスタットやアルガトロバン）に変更するとともに，HIT 抗体（抗ヘパリン–PF4 複合体抗体）をチェックします．

第13章　尿毒症と腎代替療法

➡ ブラッドアクセス

　ブラッドアクセスは，感染症リスクが低く長期開存しやすい動静脈シャントが一般的です．

　シャント作製困難な場合や緊急HDには，内頸静脈や大腿静脈にダブルルーメンカテーテルを留置します．自己血管の悪い高齢者や糖尿病患者の増加に伴い，人工血管（グラフト）が増加していますが，シャント感染や過剰シャントによる心負荷に注意が必要です．

 在宅HDは保険適用され，また大容量の血液濾過透析も急速に普及しつつあります．

➡ 在宅HD

　自宅にHD装置を設置して，患者自身で穿刺を行う在宅HDが1998年より保険適用となっています．本邦での普及率はまだ低いのですが，頻回かつ長時間の透析が行えるので，血圧・腎性貧血・高リン血症などの臨床指標の改善，薬の減量，長期予後の改善が期待されます〔人工臓器．2010；69（1）：68-71〕．

➡ 大容量の血液濾過透析（On-line HDF）

　インドキシル硫酸のような「タンパク結合型尿毒素」が厄介なのは，毒素自体は小分子でもタンパクに結合しているので，HDでもPDでも除去しにくいことです（健常な腎は，このような毒素を尿細管分泌によって排泄しています）．

　このような，タンパク結合型尿毒素の除去効率を上げる透析法として，大容量の血液濾過透析（On-line HDF）が開発され，急速に普及しています．

尿毒素の探求と
透析法改良の歴史

　血液透析の初期には，透析膜の素材はキュプロファン（セロファン）でした．キュプロファンでは，分子量数百より大きな溶質の除去は不可能でした．

　1960年代になると，Babbらが，重要な尿毒素が300〜2,000ダルトンの中分子領域にあるという「中分子仮説」を提唱し，1970年代になって透析膜の改良が進みました．それにより「中分子」の除去率は上がりましたが，患者の健康状態は改善しなかったことより，この「中分子仮説」は否定されてしまいました．

　そしてその後は，β_2ミクログロブリンなどの，より大きな分子の尿毒素に関心が移るとともに，中分子の定義も500〜60,000ダルトン（アルブミンと同じ）と再定義されることとなりました〔Kidney Int. 2003；63（5）：1934-1943〕．

　その後の研究対象がβ_2ミクログロブリンなどの大きな分子に移っていくなかで，インドキシル硫酸などの「タンパク結合型尿毒素」の重要性が再認識されるようになり，β_2ミクログロブリンとタンパク結合型尿毒素をターゲットとして，新たな膜素材や透析法が開発されました．

　その結果，目の粗い（pore sizeの大きい）透析膜を使用した血液濾過透析（HDF）が，これらの除去効率に優れていることから，大容量血液濾過透析（On-line HDF）へと発展し，今や標準的な透析方法の1つになりつつあります．

第 13 章　尿毒症と腎代替療法

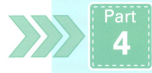

PDは，浸透圧較差により水を除去します．

➡ PDの原理

PD は，患者の腹膜を透析膜として利用する透析法です．

腹膜カテーテルを通して腹腔内に 1.5〜2 L の透析液を注入し，4〜6 時間貯留して血中の尿毒素や電解質を拡散させ，これを排出します．これを 1 日に 2〜4 クール行います．PD 液の組成は，基本的に HD に似ていますが，K を含んでいないなどの相違点があります．しかし，最も大きな相違点は，水を除去するために浸透圧物質（グルコースやイコデキストリン）が添加されている点です．水は，これらの浸透圧物質による「浸透圧較差」により除去されます．

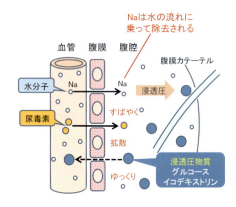

【PDの治療モード】
①CAPD（continuous ambulatory peritoneal dialysis）：透析液を常に腹腔に貯留しておき，透析液を 1 日数回交換する方法．
②APD（automated peritoneal dialysis）：就寝中に自動腹膜灌流装置により透析液を交換する方法．

➡ PDの利点

PD のメリットとして以下の点が挙げられます．
①在宅医療であり，通院回数が少なく（1〜2 回/月）日常生活の自由度が高い．
②残存腎機能を活用する治療であり，残存腎機能は数年間保たれる．一方，HD は脱水状態まで除水するため，残存腎機能は早期に廃絶してしまう．
③K の除去に優れ（腹膜透析液は K を含有しないため），野菜や果物が自由に摂れる．
④ブラッドアクセス作製困難な場合や，心機能が悪い患者にも施行できる．

PDは，順調であっても5年程度でHDへの移行を検討します．

➡ PDの合併症

①カテーテル出口部トンネルの感染症

②腹膜炎：細菌の侵入経路としては，カテーテル接合部からの侵入，カテーテル出口部トンネル感染症からの波及，内因性（腸内細菌の移動）などがあります．
接合部からの侵入予防には各種自動接合装置，熱溶着方式（テルモ社），紫外線照射方式（バクスター社）などの カテーテル自動接合装置が有効 です．また，出口部トンネル感染からの侵入予防には，3つのカフ（皮膚との接合部）を有する ロングシュートカテーテル® （筆者考案，ハヤシデラ社製）が有効です．

③長期PDによる腹膜劣化：主に，浸透圧物質として添加されたグルコースの毒性（AGEsの蓄積による慢性炎症）によります．腹膜劣化予防には低濃度グルコース液やイコデキストリン液の使用， PD-HD併用療法による「腹膜休息」が有効 です．
腹膜劣化が進行すると，被嚢性腹膜硬化症（EPS：encapsulated peritoneal sclerosis）に進展し，広範な腹膜癒着によりイレウスを起こします．腹膜保護のためには，PDが順調であっても，5年程度で 「PD-HD併用療法」などのクッション期間を経てHDへの移行 を検討します．ただし，タンパク摂取量が少なく運動量の少ない高齢者では，尿毒素の産生量が少なくPD液が低用量で済むので，腹膜の劣化が起きにくいとされます．したがって高齢者においては，負担の小さいPDを終末期まで継続することも選択肢の1つとなります（この考え方を「 PDラスト 」と呼びます）．

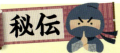 **PD-HD併用療法**

- 週1回のHDと週5〜6日のPDの併用療法は，PD単独よりも溶質の除去効率が高く，腹膜休息効果がある．わが国では2010年より保険適用．以下の場合に行う．
  ①残存腎機能が低下して，PDのみで透析不足になった場合
  ②PDで除水不十分の場合（腹膜の溶質透過性が高過ぎる場合）
  ③長期PDによる腹膜劣化の予防

第 13 章　尿毒症と腎代替療法

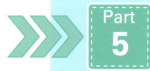

腎移植

> 腎移植は，すべての腎機能を回復させることができる治療法です．

➡ 腎移植の概要

　腎移植は，3 つの腎代替療法のなかで**唯一，内分泌機能を含めたすべての腎機能を回復**させることができる治療法です．現在では，免疫抑制療法の進歩により長期生着が期待できます．したがって，療法選択に当たっては必ず腎移植についても情報提供を行い，家族からの提供の可能性を検討しておくことが重要です．

　移植方法は，通常，ドナーの片腎をレシピエントの右小骨盤腔に移植します．

➡ 腎移植前の準備

　生体腎移植のドナー，レシピエントの条件は表のとおりです．

　リンパ球直接交差試験（direct cross-match）陽性の場合は，レシピエント血液中にドナー細胞に対する前感作抗体があることを示し，超急性拒絶反応を起こすので移植できません．

　ABO 型不適合は，事前に血漿交換により抗 AB 抗体を除去しておくことで移植可能です．**HLA 型**は，適合していなくても，免疫抑制療法の進歩により移植の障害にはなりません．

腎移植手術

1）レシピエントの腸骨窩（腹膜外）に収納．
2）腎動脈は、内腸骨動脈 or 外腸骨動脈と吻合．
3）腎静脈は、外腸骨静脈と吻合．
4）尿管は、膀胱と吻合．

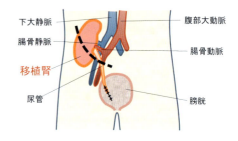

生体腎移植

【ドナーの条件】
- 70歳以下の成人で、6親等以内の血族、3親等以内の姻族．
- 肝炎ウイルス，HIV，悪性腫瘍などの合併症なし．
- 片腎を摘出しても十分な腎機能が保持される．

【レシピエントの条件】
1）全麻手術に耐えられる．
2）感染症や悪性腫瘍がない．
3）ドナーとABO型が異なる場合は、移植前に「血漿交換による抗AB抗体の除去」を行う．
4）リンパ球クロスマッチ陽性の場合は、強い拒絶反応を起こすので移植不可能．
5）レシピエントにもC型肝炎がある場合は、C型肝炎ドナーから移植可能．

ABO型・HLA型が合わない夫婦間移植も可能

親子間や夫婦間の不適合移植も，免疫抑制療法の進歩により可能となりました．

➡ 移植後の免疫抑制療法

　腎臓の提供を受けやすいのは親子間または夫婦間移植ですが，ABO 型と HLA 型の適合率は高くありません．そのような「不適合移植」では，移植後の拒絶反応は程度の差はあれ必発です．そのため，生着率を上げるように免疫抑制療法の改良が重ねられてきました．その結果，生体腎移植生着率は年々向上し，2000 年以降の 5 年生着率はそれぞれ約 95％，89％となっています（日本移植未来プロジェクト「これを見ればすべてがわかる腎移植 2011 Q & A」東京医学社，2011）．

　移植後の免疫抑制療法に使われる薬剤としては，ステロイド薬（グルココルチコイド），抗リンパ球抗体（バシリキシマブ），カルシニューリン阻害薬，代謝拮抗薬などがあります．

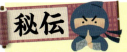

秘伝　腎移植

- すべての腎機能を回復させることができる治療法．
- 親子間や夫婦間の不適合移植も免疫抑制療法の進歩により可能．
- 生体腎移植の 5 年生着率は約 95％．

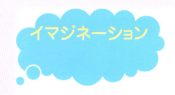

"敏感なアンテナ"を持つ人々

腎不全＝機能喪失と見ることの弊害

多くの腎臓病患者さんに出会いました．

幸いにも腎機能が良くなる場合は会話が弾みますが，治療しても徐々に腎機能が低下してゆく場合は，お互い気が重く会話が弾みません．「減塩も低タンパク食も努力してきたのにどうして？」という患者さんたちのやるせない気持ちは，ときとして医療不信につながったりします．

透析間近になるとNaやK排泄の代償が失われ，利尿薬やK吸着薬などが増えてゆくので，患者さんはますます気が滅入り，それが怠薬につながります．医師のほうもつい口調が紋切型になりがちです．

筆者は，これは腎不全を「機能喪失というネガティブ面」からのみ見ることで生じる弊害であろうと思っていました．でも，どうしたらよいのでしょう？　長い間わかりませんでした．

腎不全とは腎臓を理解する鏡

ここで，透析回診について少しご紹介します．

透析患者さんは一見健康そうに見えますが，食欲不振や風邪などのちょっとした体調の悪化が心不全や貧血増悪につながります．そこで，診察と採血で体調の変化を探り，ドライウェイト（DW）や，エリスロポエチン製剤（ESA）をこまめに調節します．

具体的には，かぜなどの感染症や食欲不振は，異化亢進（代謝水増加）によりうっ血性心不全をきたすので，DWを下げて予防します．また，肺炎などの感染症は鉄利用（造血）障害により貧血をきたすので，ESAを増量しなくてはなりません．こんなとき，「腎臓って，実に多くの機能を果たしているのだなあ・・・」と痛感します．そんなわけで，透析回診は結構忙しいのです．

でも，こういうことは腎機能が正常であれば考えずに済む話です．腎不全患者を診させていただいているがゆえに，腎臓の多様な役割に気がつくのです．ですから，「腎不全とは腎臓を理解する鏡」というわけです．

腎不全とは敏感なアンテナを手に入れること

あるとき，ハタと気づきました．「腎機能を失うということは，"敏感なアンテナ"を手に入れることなんだ！」と．

これは「逆転の発想」です．何かに行き詰ったとき，あえて逆の視点から見てみることで，ポジティブな見方をしてみようという，思考の方法論（Positive Thinking）です．

腎不全患者は，体液量や電解質，酸・塩基平衡を維持できませんから，それによりさまざまな病態が生じます．そのメカニズムを研究する学問が「腎生理学」です．そこから「ホメオスターシス（平衡）」という概念が生まれ，それを維持するネフロンセグメントの分子生物学が発展しました．

　ホメオスターシスを人工的に維持しようとすると，利尿薬やK・P吸着薬や透析など，実に多くの手間暇がかかります．そこで，より優れた薬剤や透析方法開発のための「腎薬理学」や「透析医学」という学問が生まれました．

　これらの腎臓医学は，患者さんの"敏感なアンテナ"があってこそ発展できたのです．

ポジティブ思考で前に進む

　これに気づいてから，患者さんに対する筆者の言葉がけはがらりと変わりました．

　保存期腎不全患者さんには――
「あなたの腎臓は，機能低下に適応しようと頑張っています．それをちゃんと見て応援してあげましょう」

　透析患者さんに対しては
「あなたは敏感なアンテナを持っているのです．だから，栄養不足や炎症が心不全や貧血という形で現れるのです．何も心配することはありませんよ」
という具合です．

　腎不全を「ポジティブ思考」で捉え，患者さんと共に明るく前に進んでゆきましょう．

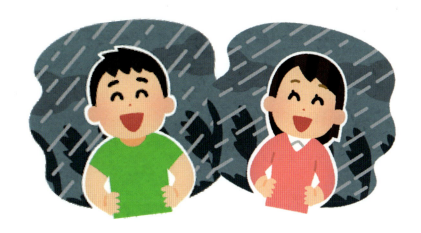

参考図書　一覧（順不同）

【書　籍】

- 堀田　修．IgA 腎症の病態と扁摘パルス療法．メディカル・サイエンス・インターナショナル，2008．
- イラストレイテッド生化学．原書 4 版．石崎泰樹，丸山　敬監訳．丸善，2008．
- AKI 急性腎障害のすべて―基礎から臨床までの最新知見．和田隆志，古市賢吾編．南江堂，2012．
- 谷口茂夫．考える腎臓病学．メディカル・サイエンス・インターナショナル，2011．
- サイトプロテクション―生体防御機構の解明と最先端医療への道．井上正康監．癌と化学療法社，2006．
- 今井裕一．酸塩基平衡水電解質が好きになる．羊土社，2007．
- 症例から学ぶ胃臓病学．冨田公夫編．東京医学社，2006．
- 腎疾患のとらえ方．伊藤貞嘉編．文光堂，2005．
- 今井裕一，編著．腎疾患を探る―シミュレーション内科．永井書店，2005．
- 腎臓ナビゲーター．浦　信行，他編．メディカルレビュー，2004．
- シュライアー 腎臓病と病態生理．南学正臣，奥田俊洋，監訳．メディカル・サイエンス・インターナショナル，2011．
- 腎臓・水電解質コンサルタント．深川雅史，小松康宏編．金芳堂，2009．
- 人体の正常構造と機能．改訂第 2 版．坂井建雄，川原克雅編．医事新報社，2012．
- 専門医のための腎臓病学．下条文武，他編．医学書院，2002．
- ジェームス・D・ワトソン．DNA（上/下）．青木　薫訳．講談社，2005．
- 須藤　博．Dr. 須藤の酸塩基平衡と水・電解質．中山書店，2015．
- 石橋賢一．Navigate 腎疾患．医学書院，2013．
- 南学正臣．南学 腎臓病学．中山書店，2017．
- New 専門医を目指すケース・メソッド・アプローチ 5 腎臓疾患．槇野博史編．日本医事新報社，2007．
- 病態から学ぶ新腎臓内科学．中尾一監，向山政志和編．診断と治療社，2011．
- 柴垣有吾．より理解を深める！　体液電解質異常と輸液．改訂 2 版．中外医学社，2006．
- 臨床に直結する腎疾患のエビデンス．第二版．小林正貴，他編．文光堂，2012．
- レジデントのための腎疾患診療マニュアル．深川雅史，他編．医学書院，2005．
- 打田和治，渡井至彦，後藤憲彦，他．これを見ればすべてがわかる腎移植 2011 Q ＆ A．東京医学社，2011．

- Pattison J, Fervenza F, Goldsmith D, *et al*. A Colour Handbook of Renal Medicine. Manson Publishing, 2004.
- Skorecki K, Chertow GM, Marsden PA, *et al*. Brenner and Rector's The Kidney. 10th ed, Elsevier, 2015.
- Rose BD, Post TW. Clinical Physiology of Acid-Base and Electrolyte Disorders. 5th ed, McGraw-Hill Education, 2000.
- Johnson RJ, Feehally J, Floege J. Comprehensive Clinical Nephrology. 5th ed, Saunders, 2014.
- Ronco C, Bellomo R, Kellum JA. Critical Care Nephrology. 2nd ed, Saunders, 2008.
- Fogo AB, Kashgarian M. Diagnostic Atlas of Renal Pathology. 3rd ed, Elsevier, 2016.
- Barrett KE, Barman SM, Boitano S, *et al*. Ganong's Review of Medical Physiology. 24th ed, McGraw-Hill, 2012.
- Harrison's Principles of Internal Medicine. 18th ed, Longo DL, Kasper DL, Jameson JL, *et al*. ed. McGraw-Hill, 2016.
- Coico R, Sunshine G. Immunology : A Short Course. 7th ed, Wiley Blackwell, 2015.
- Gilbert SJ, Weiner DE, Gipson DS, *et al*. National Kidney Foundation's Primer on Kidney Diseases. 6th ed, Elsevier, 2013.
- Asscher AW. Nephrology Illustrated : An Integrated Text and Colour Atlas. Franklin Book Co.,1982.
- Rennke HG, Denker BM. Renal Pathophysiology. 4th ed, Wolters Kluwer, 2014.
- The Washington Manual Nephrology Subspecialty Consult. 3rd ed, Cheng S, Vijayan A, ed. Lippincott Williams & Wilkins, 2012.

【雑誌掲載論文】
- 三浦 玲, 梶原健吾, 八木喜崇, 他. メトホルミン内服による乳酸アシドーシスに対し緊急透析にて救命しえた1例. 日本透析医学会雑誌. 2018；51(6)：395-399.
- 斉藤喬雄, 佐藤寿伸. 1. 蛋白尿と尿細管・間質病変発症機序. 日本内科学会雑誌. 1999；88(8)：1480-1485.
- 楊 國昌. 特集 糸球体上皮細胞障害の解明―小胞体ストレスの観点から. 日本腎臓学会誌. 2007；49(2)：72-76.
- 土井研人. V. 肺腎連関の臨床と基礎. 日本内科学会雑誌. 2017；106(5)：942-946.
- 宮本佳尚, 南学正臣, 土井研人. がん診療と急性腎障害. 日本腎臓学会誌. 2017；59(5)：615-618.

- 松尾清一. 慢性腎臓病（CKD）に対する取り組みと展望. 日本内科学会雑誌. 2016；105(9)：1600-1610.
- 鈴木健弘, 阿部高明. 尿毒素と腎線維化(AYUMI 腎線維化を伴う細胞群を探る). 医学のあゆみ. 2012；240(4)：309-314.
- 松井　勝, 斎藤能彦. 心腎連関の新展開. 日本内科学会雑誌. 2017；106(5)：911-918.
- 三島英換, 阿部高明. 見えてきた腸腎連関の存在. 日本内科学会雑誌. 2017；106(5)：919-925.
- 平川陽亮, 田中哲洋, 南学正臣. Nrf2 刺激薬. 腎と透析. 2016；80(4)：530-534.
- 日本透析学会. 維持透析ガイドライン：血液透析導入. 日本透析医学会雑誌. 2013；46(12)：1107-1155.
- 堀尾　勝, 今井圓裕, 安田宜成, 他. 糸球体ろ過量が 20 mL/min/1.73 m^2 以下の症例における血清 Cr, Ccr, 推算 GFR と実測 GFR の関係. 日本透析学会誌. 2011；44(1)：55-58.

- Knepper MA, Kwon TH, Nielsen S. Molecular physiology of water balance. N Engl J Med. 2015；372(14)：1349-1358.
- Almond CS, Shin AY, Fortescue EB, *et al*. Hyponatremia among runners in the Boston Marathon. N Engl J Med 2005；352(15)：1550-1556.
- Taketani Y, Koiwa F, Yokoyama K. Management of phosphorus load in CKD patients. Clin Exp Nephrol. 2017；21(Suppl 1)：27-36.
- Owen MR, Doran E, Halestrap AP. Evidence that metformin exerts its anti-diabetic effects through inhibition of complex 1 of the mitochondrial respiratory chain. Biochem J. 2000；348(3)：607-614.
- Zhou G, Myers R, Li Y, *et al*. Role of AMP-activated protein kinase in mechanism of metformin action. J Clin Invest. 2001；108(8)：1167-1174.
- Messerli FH. This day 50 years ago. N Engl J Med. 1995；332(15)：1038-1039.
- Nagata M. Podocyte injury and its consequences. Kidney Int. 2016；89(6)：1221-1230.
- Yoshida T, Hayashi M. Pleiotropic effects of statins on acute kidney injury：involvement of Krüppel-like factor 4. Clin Exp Nephrol. 2017；21(2)：175-181.
- Rosner NH, Perazella MA. Acute kidney injury in patients with cancer. N Engl J Med. 2017；376(18)：1770-1781.
- Kincaid-Smith P, McMichael J, Murphy EA. The clinical course and pathology of hypertension with papilloedema (malignant hypertension). Q J Med. 1958；27(105)：117-153.

- Sevitt LH, Evans DJ, Wrong OM. Acute oliguric renal failure due to accelerated (malignant) hypertension. Q J Med. 1971 ; 40(157) : 127-144.
- Bricker NS, Dewey RR, Lubowitz, *et al.* Observations on the concentrating and diluting mechanisms of the diseased kidney. J Clin Invest. 1959 ; 38 (3) : 516-523.
- Kumagai T, Ota T, Tamura Y, *et al.* Time to target uric acid to retard CKD progression. Clin Exp Nephrol. 2017 ; 21(2) : 182-192.
- Schmidt M, Mansfield KE, Bhaskaran K, *et al.* Serum creatinine elevation after renin-angiotensin system blockade and long term cardiorenal risks : cohort study. BMJ 2017 ; 356 : j791.
- Lichtnekert J, Kaverina NV, Eng DG, *et al.* Renin-angiotensin-aldosterone system inhibition increases podocyte derivation from cells of renin lineage. J Am Soc Nephrol. 2016 ; 27(12) : 3611-3627.
- Akizawa T, Asano Y, Morita S, *et al.* Effect of a carbonaceous oral adsorbent on the progression of CKD : a multicenter, randomized, controlled trial. Am J Kidney Dis. 2009 ; 54(3) : 459-467.
- Schulman G, Berl T, Beck GJ, *et al.* The effects of AST-120 on chronic kidney disease progression in the United States of America : a post hoc subgroup analysis of randomized controled trials. BMC Nephrol. 2016 ; 17(1) : 141.
- Fioretto P, Steffes MW, Suntherland DE, *et al.* Reversal of lesions of diabetic nephropathy after pancreas transplantation. N Engl J Med. 1998 ; 339(2) : 69-75.
- Furuichi K, Yuzawa Y, Shimizu M, *et al.* Nationwide multicentre kidney biopsy study of Japanese patients with type 2 diabetes. Nephrol Dial Transplant. 2018 ; 33(1) : 138-148.
- Klesse CQ, Woutman TD, Veraar KA, *et al.* An autopsy study suggests that diabetic nephropathy is underdiagnosed. Kidney Int. 2016 ; 90(1) : 149-156.
- Cherney D, Lund SS, Perkins BA, *et al.* The effect of sodium glucose cotransporter 2 inhibition with empagliflozin on microalbuminuria and macroalbuminuria in patients with type 2 diabetes. Diabetologia. 2016 ; 59(9) : 1860-1870.
- Wanner C, Inzucchi SE, Lachin JM, *et al.* Empagliflozin and progression of kidney disease in type 2 diabetes. N Engl J Med. 2016 ; 375(4) : 323-334.
- Johnson WJ, Hagge WW, Wagoner RD, *et al.* Effects of urea loading in patients with far-advanced renal failure. Mayo Clin Proc. 47(1) : 21-29 1972.
- Vanholder R, De Smet R, Glorieux G, *et al.* Review on uremic toxins : clas-

sification, concentration, and interindividual variability. Kidney Int. 2003；63(5)：1934-1943.

【ガイドライン】

・日本透析医学会．維持血液透析ガイドライン：血液透析処方．日本透析医学会雑誌，2013；46(7)：587-632．
・日本透析医学会．維持血液透析ガイドライン：血液透析導入．日本透析医学会雑誌，2013；46(12)：1107-1155．
・エビデンスに基づく CKD 診療ガイドライン　2018．日本腎臓学会編．東京医学社，2018．
・日本高血圧学会．高血圧治療ガイドライン 2014　JSH2014．2014．
・糖尿病治療ガイド 2016-2017．日本糖尿病学会編．文光堂，2016．
・バゾプレシン分泌過剰症（SIADH）の治療の手引き．厚生労働省，2012．

索　引

※主要キーワード（中見出し，強調語）による索引

和文

あ

アクアポリン 2　56, 87, 109
悪性高血圧　264, 268
悪性腫瘍　154, 242
アシデミア　168, 171
アシドーシス　134, 168, 171
　慢性——　175
圧調節能力　28
圧利尿　104
アニオンギャップ（AG）　172
アルカレミア　168
アルカローシス　134, 168
アルドステロン（ALD）　54,
　55, 131
　——作用　140, 141
　——症　141, 143
　——受容体阻害薬　55, 209
　原発性——症　143
　二次性——症　143
　偽性——症　145
イオン化カルシウム　188
維持輸液　199
イタイイタイ病　50, 51
一次能動運動　45, 48
溢水　81, 102, 234
イヌリンクリアランス　69
陰イオン　82, 172
陰性荷電　33
飲水指導　93
インドキシル硫酸　296, 314
エネルギー消費　42, 43, 44
エフェクター　80, 107
エプレレノン　210
エリスロポエチン（EPO）　7,
　282
横紋筋融解　137
オスモライト　117

か

解糖系（TCA サイクル）　31
外部環境　6, 10
カットオフ特性　35
カテコラミン　133
カルシトニン　156
間質　14
　——浸透圧勾配　51
　——線維化
　　208, 226, 283, 309
　——毛細血管　253
甘草　145
嵌入　42
偽性低 Na 血症　116
偽性アルドステロン症　145
基底膜（GMB）　63
揮発酸　162, 164
逆漏出　251
弓状動脈　27
球形活性炭　296
急性腎障害（AKI）　236, 256
　腎前性——　236, 256
　腎後性——　236, 256
　腎性——　236, 256
急性腎不全（ARF）　234
急性尿細管壊死（ATN）　234,
　250
急速進行性糸球体腎炎症候群
　（RPGN）　219, 249
橋中心髄鞘崩壊症（CPM）
　118
筋原反応　38
筋線維芽細胞　284
筋力低下　140
グルコース・インスリン療法
　（GI）　139
クレアチニンクリアランス
　36, 314
クロストーク　8, 29, 38
　——の暴走　10
　臓器間——　8, 235

経口補水　100, 111
経口アルカリ療法　295
血液吸着　252
血液透析　284, 316, 317
血液濾過透析（on-line
　HDF）　252, 320
血尿/タンパク尿フィルター
　244
血漿アルブミン　84
血漿交換　223
血漿浸透圧　84, 87, 107
　——センサー　108
血漿張度　85, 96
血漿膠質浸透圧　83, 102
結節性病変　305
ケモカイン　219
下痢　97, 111, 143
限外濾過　319
嫌気性解糖　177
顕性腎症　305
原尿　27, 36
原発性アルドステロン症　143
原発性副甲状腺機能亢進症
　154
顕微鏡的血尿（MPA）　62, 225
口渇多尿　140
高 K 血症　135
　薬剤性——　137
高血糖　206
好気性解糖　177
抗基底膜（GBM）抗体　34, 225
工場選別方式　22, 47
高浸透圧性低 Na 血症　206
高張液　86
高張性脱水　97
高張尿　93, 239
高 Na 血症　86, 125, 134
抗 RANKL 抗体（デノスマブ）
　156
抗利尿ホルモン不適合分泌症候
　群（SIADH）　115

— 333 —

索 引

抗好中球細胞質抗体
　（ANCA）　225
呼吸性代償　170, 185
呼吸性アシドーシス　164
呼吸性アルカローシス　164
骨粗鬆症　151
コルチゾル　145
血糖コントロール　304

さ

サイアザイド系利尿薬　53,
　55, 150, 158, 209, 213
サイズバリア　35
最大尿希釈能　87, 92
最大尿酸性化能　164
最大尿濃縮能　87, 92
在宅 HD　320
サイトカインストーム　10
細胞外液　81, 83, 99, 114,
　117, 200, 202
細胞円柱　251
細胞内液　81, 83, 99, 117,
　200, 202
細胞容積　118
挫滅症候群　234, 252
酸・塩基平衡
　——異常　140
　——の調節　6
酸化ストレス　308, 310, 311
酸素分圧　45, 46
残存ネフロンの代償　136
糸球体
　——基底膜（GBM）　33, 63,
　　219
　——疾患　216
　——上皮細胞　33, 36
　——腎炎　34, 217, 221,
　　273
　——内圧　4, 38
　——内皮細胞　33
　——高血圧　29, 278, 305,
　　308
　——硬化　278

糸球体性血尿　34, 62, 64
糸球体濾過量（single nephron
　GFR）　29, 36, 39, 68, 292,
　305
視床下部-下垂体-集合管系
　108, 112
重炭酸 Na　295
重炭酸-二酸化炭素緩衝系
　6, 163, 169, 176, 188
循環血液量　99
常染色体優性多発性囊胞腎
　（ADPKD）　211, 212
静注アルカリ療法　180
上皮性 Na チャンネル（ENaC）
　209
情報ネットワーク　8
小葉間動脈　27
腎
　——移植　316, 324, 325
　——血流量　27
　——腫大　253, 300, 308,
　　309
　——乳頭　24
　——の画像診断　26
　——不全　326
　単乳頭——　24
　多乳頭——　24
腎芽　24
心筋リモデリング　151, 288
心血管イベント　274
心血管病（CVD）　151
腎サイズ/Ga フィルター　245
心腎連関　235
腎性尿崩症　242
腎性貧血　285
腎臓
　——血管の圧変化　28
　——の5つの機能　6
　——の代償反応　2, 272
　——の微小循環系　28
　——のマクロ構造　2
　——のミクロ構造　2
腎代替療法　315, 316, 317

浸透圧　6
　——較差　322
　——ギャップ　174
　——勾配　49, 56, 75
　——センサー　108, 110
腎動脈狭窄　144
真の GFR　70
真の尿毒素　7, 314
腎葉　24
スピロノラクトン　210
スリット膜　35, 36
スルホサリチル酸法　65
推算糸球体濾過量（eGFR）　69
生体腎移植　317, 325
生理食塩水
　98, 156, 198, 202
赤血球多型　62
線維芽細胞増殖因子 23（FGF-
　23）　8, 151, 287, 290
全ネフロン壊死　237
臓器間クロストーク
　8, 11, 235
臓器連関　235
そら豆型　24

た

耐圧膜　33, 34
体液
　——コンパートメント
　　81, 82, 96, 202, 206
　——量調節　7, 80
　——の管理者　10
　——の防御　96
体液量センサー　110
対向流増幅系　4
　——メカニズム　51
代謝
　——性アルカローシス
　　144, 188, 195
　——性アシドーシス　176,
　　184, 295
　——性代償　170
多臓器不全　252

索引

脱水　81
　　──症　96
多尿　91
多発性骨髄腫　66
タンパク異化率（PCR）　7, 294
タンパク尿　65, 72, 279
緻密斑　3, 53
チャージバリア　35
直血管　28
低 K 血症　94, 140, 145
低 Ca 血症　157
低張液　86, 97
低張性脱水　98
低 Na 血症　94, 110, 112, 134
　　偽性──　116
　　急性──　117
　　慢性──　117
テタニー　157
電解質組成　98
電解質濃度差　82
電子伝達系　31
糖衣（glycocalyx）　35
透析患者　273, 300
透析不均衡症候群　89
等張液　86, 97
等張性脱水　97, 205
等張尿　93, 239
糖尿病性腎症（DN）
　　14, 36, 300
糖尿病性ケトアシドーシス
　　145, 179
糖尿病性腎臓病（DKD）　300
トルバプタン　114, 211, 212

な

内科的血尿　62
内部環境　6, 10
肉眼的血尿　62
二次性アルドステロン症
　　141, 144
二次能動輸送　45, 48
乳酸アシドーシス　175, 178,
　　187

尿
　　──浸透圧　92, 93, 128
　　──中ケトン体　180
　　──沈渣　62
　　──の希釈　90
　　──量　292
尿 AG　173
尿細管輸送　48
尿細管セグメント　48
尿細管-糸球体-フィードバック
　　3, 38
尿試験紙法　63, 65
尿素の浸透圧　84
尿タンパク　65
尿毒症　314
尿毒素（uremic toxins）　314,
　　321
ネフローゼ症候群
　　36, 218, 221, 223, 226
ネフロン　11
　　──の減少　68
　　──の代償　272
脳腎連関　235
脳浮腫　117
脳ヘルニア　117

は

肺腎連関　235
バソプレシン　56, 87
半月体　34, 220
　　──形成性腎炎
　　34, 218, 249
微小炎症　308, 311
微小変化型ネフローゼ症候群
　　36
ビスホスホネート薬　156
微繊毛　42
ビタミン D　7, 43, 53, 149,
　　155, 156
微量アルブミン尿　305
泌尿器科的血尿　62
フィードバックループ　106,
　　108

不感蒸泄　97
不揮発酸　162
不均衡症候群　319
副甲状腺ホルモン（PTH）　7
腹水コントロール　210
腹膜透析　317
不適合移植　325
浮腫　102, 113
　　全身性──　104
ブラッドアクセス　320, 322
分別収集方式　22, 47
包括的腎代替医療　316, 317
傍糸球体装置　3, 7, 12, 38,
　　40, 53
乏尿　91
補正化 Ca　153, 157
補体カスケード　219
ホメオスターシス（恒常性）　6,
　　10, 106, 234
　　──の破綻　14

ま

膜性腎症　36, 218, 223, 227
マクロ構造　2
末期腎不全　274, 319
慢性アシドーシス　174
慢性糸球体腎炎症候群　219
マンニトール　115, 206
ミオグロビン
　　──尿症　252, 257
ミクロ構造　2
水中毒（低 Na 血症）　91, 92
水・電解質の調節　6, 106
水・Na 異常マトリックス　113
水利尿薬（トルバプタン）　207
ミトコンドリア
　　31, 42, 45, 58
ミネラル代謝異常（MBD）
　　287
無尿　91
メサンギウム　218, 309
　　──細胞　38
　　──増殖　278, 302, 305

索 引

メタボリックメモリー　309
免疫複合体（IC）　217
免疫抑制療法　325
毛細血管
　――網　27
　――静水圧　102

や

輸出細動脈　27, 29
輸入細動脈　27, 29
溶質　90, 91
　――排泄　90
有効でない溶質　75, 85
有効な溶質　49, 75, 85
溶血/血小板フィルター　245
溶質浸透圧　84
有効循環血液量　81, 110,
　114, 241
葉間動脈　27
陽イオン交換樹脂　139
溶血性尿毒症症候群/血栓性血
　小板減少性紫斑病（HUS/
　TTP症候群）　269

ら

リサイクル　22, 47
　――臓器　22
　――名人　23
利尿薬　48, 207
良性家族性血尿　34
ループス腎炎　218
ループ利尿薬
　53, 55, 156, 208, 213
レニン
　――の分泌　3
レニン-アンジオテンシン
　――アルドステロン系
　（RAS）　7, 28
老排物　22
ロングシュートカテーテル
　323

数字・欧文

数字

1/3生食, 1/4生食　200
5%グルコース液
　97, 126, 198, 203
24時間CCr　69

A

ACE阻害薬　279
ADH　56, 87, 109, 114, 125
　――分泌　110
ADPKD（autosomal dominant
　polycystic kidney disease）
　211, 212
AGE（advanced glycation
　endproducts）　308
AGEレセプター（RAGE）　308
ALD（aldosteron）　55, 132
Alport症候群　34
ANCA（antineutrophil
　cytoplasmic autoanti-
　body）　225
ANP　55
ARB（angiotensin II receptor
　blocker）　279
ATP　32, 44, 48, 179
　――産生　45
　――濃度依存性Kチャンネル
　136
Bartter症候群　141
Bertin柱　24
Ca再吸収　150, 209
CCr　37
Chvostek徴候　157
CKD–MBD　287
CKD
　――重症度分類　275
　――のコンセプト　276
　――の管理目標　277
CPM（central pontine myelin-
　olysis）　118

D

DAMPs（damage–associated
　molecular patterns）　252
eGFR　69, 275
ENaC（上皮性Naチャンネル）
　54, 143, 209
　――阻害薬（トリアムテレン）
　210
EPO　7
ESA（erythropoietic stimulat-
　ing agent）　286
ESA低反応性貧血　286
Fanconi症候群　50
FENa（fractional excretion of
　sodium）　239, 240
FEUN（fractional excretion of
　urea nitrogen）　240
FGF（fibroblast growth
　factor）–23　151, 287, 290
GBM　33
GFR（glomerular filtration
　rate）　37, 39, 40, 68, 222,
　281, 305, 318
Gitelman症候群　141
glycocalyx　35
Goodpasture病　34, 225

H

Henderson–Hasselbalch式
　169
Henderson式　169
HUS/TTP症候群，溶血性尿毒
　症症候群/血栓性血小板減少
　性紫斑病　269
IgA腎症　218, 230
intact PTH（iPTH）　155
K保持性利尿薬　55, 209
MAC（membrane attack com-
　plex）　219
micro inflammation（微小炎
　症）　308
MPA（microscopic polyangi-
　tis）　225
Na共役輸送　23, 45, 49

— 336 —

Na 共輸送体　23, 42, 49
Na・グルコース共輸送体
　（SGLT）　16, 58
Na 再吸収　48, 54
Na 能動輸送　43
Na 濃度勾配　32, 44, 48, 58
Na 分画排泄（FENa）　239
Na 利尿薬　115, 207
NCC　52
Na^+-Cl^-共輸送体（NCC）
　16, 52, 209
Na^+-K^+交換
　7, 54, 132, 209
Na^+-K^+ポンプ
　44, 48, 83, 133
Na^+-K^+ ATPase
　32, 48, 59
NKCC2 阻害薬　52
$Na^+-K^+-2Cl^-$共輸送体
　（NKCC2）　16, 52, 208
NSAIDs　241, 260, 296

O

OAT-1（organic anion
　transporter-1）　208
ORT（oral rehydration
　therapy）　100
PAMPs（pathogen-associated
　molecular patterns）　252
PCR（protein catabolic ratio）
　294
PD-HD 併用療法　323
Point of no return　304
PTH（parathyroid hormone）
　7, 149, 150
　intact——　155
PTHrP(parathyroid hormone-
　related protein)
　155
RANK（receptor activator of
　NF-kappa B ）　150
RANKL（receptor activator of
　NF-kappa B ligand）　150
RAS（renin-angiotensin

system）　40, 53, 104, 111
RAS 阻害薬　29, 242, 278,
　281, 311
RPGN（rapidly progressive
　glomerulonephritis）　249
SGLT　58
SGLT-2 阻害薬　311
SIADH（syndrome of inap-
　propriate section of ADH）
　115
single nephron GFR　29, 68
Starling の法則　103
TCA サイクル　31
TGF　39, 40, 104
TMA（thrombotic microangi-
　opathy）　247
Trousseau 徴候　157
TTKG（trans tubular K gradi-
　ent）　142
tubuloglomerular feedback
　（TGF）　3, 38, 40, 104
V_2 受容体　211

謝　辞

　本書出版にあたって，多くの方々にお世話になりました．謹んで御礼申し上げます．

　特に，道に迷うたびに導いて下さった二人の恩師，松尾清一先生と今井裕一先生に深甚の感謝をささげます．日本腎臓学会，日本透析医学会，日本腹膜透析医学会，全国腎疾患管理懇話会の先生方，そして多くの患者さんたちが，私の経験を培って下さいました．「皆様に恩返ししたい」と思っていたとき，尊敬する友人である高木　篤先生の御紹介で本書が実現しました．日並加保先生や透析室スタッフ，インスピレーションをくださった陶芸家の寺田　潤，直美先生ご夫妻，三年間温かく見守ってくれた妻や家族，本書を美しく仕上げて下さった編集部の宮川様に深謝いたします．

山川正人拝

【著者略歴】
1980 年　名古屋大学医学部卒業　1983 年より同分院内科入局
2007 年　愛知医科大学腎臓・リウマチ膠原病内科　非常勤講師（2016 年まで）
2013 年　腹膜透析用「ロングシュートカテーテル®」を考案
現職：　みなと医療生活協同組合　協立総合病院　腎センター長
　　　　学校法人名古屋医専　非常勤講師
　　　　全国腎疾患管理懇話会　世話人
資格：　日本腎臓学会専門医・指導医，日本透析医学会専門医

腎臓ナビ
腎臓が好きになる　総合診療のためのガイドブック

2019 年 6 月 15 日　第 1 版第 1 刷 ©

著　　　者　山川正人
発　行　人　小林俊二
発　行　所　株式会社シービーアール
　　　　　　東京都文京区本郷 3-32-6　〒 113-0033
　　　　　　☎ (03)5840-7561　(代) Fax (03)3816-5630
　　　　　　E-mail／sales-info@cbr-pub.com
　　　　　　ISBN 978-4-908083-41-9　C3047
　　　　　　定価は裏表紙に表示
印 刷 製 本　三報社印刷株式会社
　　　　　　© Yamakawa Masahito 2019

本書の内容の無断複写・複製・転載は，著作権・出版権の侵害となることがありますのでご注意ください．

JCOPY　＜(一社) 出版者著作権管理機構　委託出版物＞
本書の無断複製は著作権法上での例外を除き禁じられています．
複製される場合は，そのつど事前に，(一社) 出版者著作権管理機構
（電話 03-5244-5088，FAX 03-5244-5089，e-mail: info@jcopy.
or.jp) の許諾を得てください．